# MINDSET DO CORAÇÃO

## CARO LEITOR,

Queremos saber sua opinião sobre nossos livros.
Após a leitura, curta-nos no facebook/editoragentebr,
siga-nos no Twitter @EditoraGente e
no Instagram @editoragente e visite-nos no
site www.editoragente.com.br.
Cadastre-se e contribua com sugestões, críticas ou elogios.

Boa leitura!

# Suryavan Solar

# MINDSET DO CORAÇÃO

Mude a sua maneira de amar
e ver o mundo para viver
a felicidade e a realização

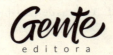

**Diretora**
Rosely Boschini

**Gerente Editorial**
Rosângela Barbosa

**Assistente Editorial**
Audrya de Oliveira

**Controle de Produção**
Fábio Esteves

**Projeto Gráfico e Diagramação**
Vivian Oliveira

**Capa**
Vanessa Lima

**Preparação**
Andrea Vidal

**Revisão**
Luciana Figueiredo

**Impressão**
Gráfica BMF

Copyright © 2019 by Suryavan Solar
Todos os direitos desta edição são
reservados à Editora Gente.
Rua Wisard, 305, sala 53,
São Paulo, SP – CEP 05434-080
Telefone: (11) 3670-2500
Site: www.editoragente.com.br
E-mail: gente@editoragente.com.br

Dados Internacionais de Catalogação na Publicação (CIP)
Angélica Ilacqua CRB-8/7057

Suryavan, Solar
    Mindset do Coração: mude sua maneira de amar e ver o mundo para
viver a felicidade e a realização / Suryavan Solar. - São Paulo: Editora
Gente, 2019.
    176 p.

    ISBN 978-85-452-0325-4

    1. Técnicas de autoajuda 2. Emoções 3. Felicidade I. Título

19-0940                                                           CDD 158.1

Índice para catálogo sistemático
1. Técnicas de autoajuda

# AGRADECIMENTOS

Agradeço ao meu Mestre Cóndor Blanco
E a todos os meus Mestres e Mentores
Que me mostraram o Caminho,
Me ajudaram a atravessá-lo
E me inspiram a ensiná-lo...
Aos Xamãs Andinos,
Aos Mestres da Índia,
E ao Dalai Lama.

Agradeço à Sol, minha filha,
Por me apoiar em todos esses anos
Coordenando Cóndor Blanco,
E por tocar o coração de
Milhares de pessoas.

À Yamilen e Lashtari,
Que me apoiaram a
Transcrever esta obra.
À Taranisha, pela tradução.

À Editoria Gente
E a todos que contribuíram
Para esta publicação.

# SUMÁRIO

PRÓLOGO. A NAVE DO CORAÇÃO ........................................9

INTRODUÇÃO. O CENTRO EMOCIONAL ..........................21

1. LONGE DO CORAÇÃO ...........................................39

2. RETORNANDO AO CORAÇÃO ................................ 47

3. OS CORAÇÕES NEGATIVOS ..................................57

4. COMO LIMPAR O CORAÇÃO .................................87

5. OS CORAÇÕES POSITIVOS ..................................103

6. COMO CHEGAR AO BODHISATTVA ....................121

7. OS 5 PORTAIS DO CORAÇÃO ..............................135

8. OS DESAFIOS DO AMANTE ................................149

9. O CAMINHO DO AMANTE ..................................159

PRÓLOGO

# A NAVE DO CORAÇÃO

*O extraterrestre Al-Yar estava fazendo sua ronda rotineira acima da Terra, próximo dos espaços de Natureza, para buscar algumas riquezas para seu mundo. Procurava materiais que ajudariam os de sua antiga raça (um pouco desgastada pelo excesso de conforto) a inventar tecnologia, confeccionar vestimentas e manipular energias que potencializariam seus poderes mentais. Sua raça sabia que, aqui na Terra, havia alguns elementos preciosos que no mundo deles já se estavam extinguindo...*

Shanti Lariny caminhava para seu "Retiro de Contemplação".

Ela havia se preparado o ano todo para ir naquele verão à Montanha, com a esperança de que seria maravilhoso, melhor ainda do que nas vezes anteriores. E, dessa vez, ela faria um retiro com Imersão total no bosque, ao lado do rio que vinha das Montanhas nevadas... Ela poderia banhar-se todos os dias; estava feliz.

Dessa vez também entraria em uma "Cápsula de Contemplação". Não sabia bem o que era aquilo que tinha inventado seu Mentor, o *Homem da Montanha*... Entretanto, ela havia escutado tanto sobre essa Estrutura de Meditação suspensa no ar que imaginava algo como um ninho de beija-flor ou uma nave espacial...

*Caminhava com decisão, com grata alegria. Caminhava com calma e uma visão otimista do seu futuro. Dessa vez, limparia toda a sua Terra Interna e seu corpo... Purificaria sua Água Interior de seus dramas... Limparia a fundo o Ar de sua mente e suas nuvens internas... E acenderia seu Fogo Interior.*

**A primeira vez que Shanti Lariny fez um Retiro de Meditação foi para conectar-se com a Terra, mas sentiu frio.** O que a salvou foram os Movimentos secretos Surya Kai, que seu Mentor lhe entregou. E, com eles, ela teve magníficas experiências.... Havia sentido medo da solidão, mas, com os sábios Movimentos secretos, sua energia subiu tanto que ela venceu o frio da Alma. Ela também descobriu suas raízes... As raízes que a conectam à Natureza e a seus ancestrais.

E conheceu, despertou, sentiu e ativou essa outra Energia, a que provém da Mãe Terra. A Força de Omkin Kai. E, desde esse dia, ela nunca deixou de exercitar os Movimentos Surya Kai...

*Foi uma Busca de Propósito e Determinação. Ela aprendeu a Agradecer à Vida e conheceu algo maior do que a segurança de uma casa... Conheceu o Poder da Autonomia.*

**Na segunda vez em um retiro nas montanhas, ela foi buscando Calma... Mas chorou de Tristeza,** porque seu namorado a havia abandonado depois de sete anos. Mas Shanti Lariny havia nascido para triunfar, e de novo a salvaram os Movimentos energéticos. Ela teve a fortuna de receber a bênção do Segundo Nível dos famosos Movimentos Energéticos, chamados neste nível de "Surya Kin", que aumentam o campo Magnético. Fazendo os exercícios, ela conseguiu tanta energia que saiu da infância e cresceu... Curou suas feridas e entrou em uma espécie de maturidade jovem e saudável.

Sentiu um pouco de raiva de si mesma e de seu destino, por ter perdido tanto tempo com estupidezes... Mas era jovem, estava com 33 anos. Ainda tinha muitos anos pela frente e jurou nunca mais desperdiçar seu tempo...

Logo recordou o Ensinamento da "Chakana da Paz" (*Apreço, Calma, Atenção e Foco nas Prioridades Sagradas*) e começou a Apreciar a si, o lugar onde estava e sua vida... Soube também Agradecer... E então chorou, como quando era pequena, por um dia inteiro e quase toda a noite... e finalmente dormiu. Na manhã seguinte, ao olhar o bosque e o Sol, começou a entoar um Mantra e a rir como uma adolescente...

Ela tinha sentido a pior tristeza, depois uma alegria extraordinária e, finalmente, tinha aprendido a rir. Nunca tinha sentido tamanha alegria: sem música, sem festa, sem drogas, sem álcool e sem namorado... E uma calma mágica a invadiu por todo aquele ano. Soube como limpar seu coração. E submergir-se nas Águas Claras... *Shanti Lariny tinha conhecido algo maior que um namorado, o Amor-Próprio.*

**Na Terceira vez que fez um retiro, foi para uma Visão Clara, e estava com dúvidas...** Meditou e, mais uma vez, se apoiou nos Movimentos de Poder, até que conseguiu ter a visão que buscava. O terceiro nível de exercícios secretos, ou Movimentos Energéticos "Surya Lam", é apenas para alguns discípulos especiais de Meditação e para Treinadores... Ela os havia aprendido e praticado com seu Treinador, então estava preparada para fazê-los durante o retiro.

E depois de um dia todo fazendo-os cada vez mais lentamente, ela ficou muito quieta. Não sabia como havia se aquietado. Ela era hiperativa e não parava de mover-se, com ou sem propósito; mas, dessa vez, nada foi capaz de alterá-la... De repente, percebeu como escutava o Vento... E teve visões de algumas vidas passadas. Mas não ficou ali, seduzida pelo passado. Entendeu seu Karma, seu medo, seu Ego e sua sombra... Viu a astúcia do Ego e da falsa identidade; viu a armadilha da Autoimportância e da História Pessoal. Ela entendeu a estrutura da Matrix e soube que ela não era seu corpo... Soube que era a Árvore, o bosque, um animal, um bando de aves brancas, uma flor, um perfume... *era tudo e nada ao mesmo tempo.*

*Depois de entoar centenas de vezes os Mantras do retiro, ela conseguiu o que importava ali: a Autoconsciência e a Atenção no Prioritário.*

**Agora ela caminhava pelo bosque rumo ao seu quarto retiro.** Dessa vez, ela queria conquistar tudo. Era seu quarto retiro na Montanha, mas era seu primeiro Retiro de Contemplação ao lado do rio!

Seu Mentor lhe havia permitido, finalmente, ir a um "Retiro de Contemplação" para onde todos os amigos e amigas dela sonhavam ir. E aqueles que já tinham ido contavam maravilhas. Meditar ao lado do rio, com possibilidades de banhar-se e secar-se ao Sol por sete dias... Que emoção!... Realmente sentiu mais alegria naquele momento do que quando tinha ido com seu namorado a Cancun por sete dias, "all-Inclusive"...

Ela não só estava muito contente, como também tinha um bom pressentimento. Sentiu que dessa vez algo muito, mas muito especial a esperava. E sabia que fazer um retiro nessa Montanha é como receber um Banho do Bosque constante... E, além disso, dessa vez teria a Cápsula de Contemplação, desenhada por seu Mentor e construída por Shanaro, um antigo estudante e veterano Yaikin* da Montanha... Tinha certeza de que a cápsula a ajudaria a integrar-se ao quarto e ao quinto elementos...

Quando chegou ao seu lugar, sua amiga de apoio e seu Supervisor de retiro se despediram e a deixaram só. A primeira coisa que ela fez foi saudar aos Espíritos Invisíveis do lugar. Falou com a terra, com as pedras, as plantas, as árvores e os seres do bosque; fez algumas oferendas e logo permaneceu contemplando a paisagem e escutando o rio...

Depois começou a fazer seus Movimentos Mágicos do quarto nível, os Surya Rham, que só se entregam a estudantes muito avançados. E passou a tarde meditando com o primeiro Mantra desse retiro: *"Eu não sou este Corpo"*.

Logo depois de anotar em seu "Diário de Retiro" um resumo de suas experiências, adormeceu e, naquela noite, sonhou que viajava pelo espaço em uma cápsula, como uma mininave. Seu corpo, porém não era igual; era um corpo mais evoluído e adaptado para diferentes dimensões e espaços. Era um corpo magnífico. E era como se fosse de outro mundo!

No dia seguinte, depois de se lembrar do sonho, começou a questionar se era ficção ou realidade. Sem pensar mais, fez a oração

---

* Pessoa que mora na reserva florestal de Cóndor Blanco, aprendiz avançado de Suryavan Solar. (N.E.)

e a oferenda do amanhecer, e, depois de fazer os Movimentos e de comer algumas frutas e nozes, começou a Meditar com o Mantra recomendado para o segundo dia: *"Não sou minhas emoções"*...

Depois de duas horas, os raios do Sol entravam em sua Cápsula de Contemplação e tocavam seu peito. Seu coração elevou sua vibração e se acendeu, com emoções nunca sentidas, especialmente com tal intensidade. Era Amor puro, um Amor que nunca havia sentido.

Detrás disso, sempre em seu coração, havia uma espécie de vazio. Agora ela havia parado o mundo e o ruído de sua mente e encontrado a paz, que inalava como uma substância aromática em sua respiração... ela nunca havia respirado assim. Nunca seu coração havia batido assim. Seu mundo se encheu de luz e ela chorou sem soluços, só com lágrimas, que pareciam pérolas que caíam lentamente por seu rosto... ou gotas de orvalho que se fundiam com as estrelas. Shanti Lariny pôde sentir o significado de seu nome, de quem era e de viver uma Vida Valiosa. E esse sentimento tão Nobre pôde definir como Amor.

Naquela noite não dormiu; ficou contemplando as estrelas do céu. Como podia dormir e perder um tempo valioso, se ela se sentia "viva" pela primeira vez? Sentia que formava parte de tudo... Ela se lembrou daquele filme... *Avatar*... Sempre havia pressentido que estávamos na Terra para cumprir uma missão e depois voltar para casa. Naquela noite o céu estava muito limpo e milhares de estrelas brilhavam. Ao olhar tantas estrelas, ela se perguntou qual delas seria sua casa...

Apesar de ter passado a noite toda contemplando as estrelas, ao amanhecer, no seu terceiro dia de retiro, Shanti Lariny se sentia melhor do que no primeiro dia. Desceu até o rio para tomar banho, refrescou-se e ficou recebendo a luz do Sol, sobre uma rocha, onde começou a repetir o terceiro Mantra recomendado por seu Mentor: *"Eu não Sou meus Pensamentos"*.

Depois de repetir o Mantra várias vezes, decidiu seguir sua prática na Cápsula de Contemplação. Dentro dela, depois de repetir 108 vezes o Mantra, sentiu Paz... Uma mistura de Gratidão, Calma, Atenção, Clareza e Devoção... Naquele dia de verão silencioso na Montanha, a mente havia perdido seu "protagonismo"... Shanti Lariny se sentia tão relaxada que entrou em um estado de total presença, sem passado e sem futuro.

Seguiu em sua cápsula, meditando, contemplando. E quando chegou a noite, sem perceber, ela adormeceu com um quase sorriso... E teve um sonho com sua Origem Cósmica. Viu os mundos pelos quais havia passado... e as Trilhas, Vias ou Caminhos percorridos. E se viu nas naves de seu grupo espacial...

**SEMPRE HAVIA PRESSENTIDO QUE ESTÁVAMOS NA TERRA PARA CUMPRIR UMA MISSÃO E DEPOIS VOLTAR PARA CASA.**

Ela pôde compreender que, com um grupo de mulheres de outros mundos, havia vindo à Terra para ajudar a semear Amor... Refiro-me a semear o verdadeiro Amor, em seus vários níveis. A expandir primeiro as bases do Amor: Humildade e Coragem, Respeito, Confiança, Honestidade e Compromisso... Logo a semear *Apreço e Gratidão, Gentileza e Amabilidade, Carinho e Admiração, para chegar ao Amor e à Compaixão...*

Quando ela acordou, não se atrevia a acreditar em seu sonho. No entanto, teve as respostas que havia buscado a vida toda. Então, escreveu tudo em seu caderno de notas e fez desenhos dos mundos e das cidades que viu...

Seus lábios começaram a mover-se e, sem querer, sua boca começou a pronunciar, alto e claro, algo que nem sequer recordava... O Quarto Mantra recomendado por seu Mentor: *"Eu Sou o que Sou"*...

E, mesmo que ainda não o entendesse bem, entrou nela a Completude. Ativaram-se o Apreço, a Calma, a Atenção Plena e a Clareza... ela foi Abençoada pela Terra e pelo Céu e, naquele instante eterno, seus Caminhos se abriram para o resto de sua vida...

*Naquele momento, em um tempo paralelo, algo ocorria.*

Em outra dimensão superior, passava por ali a nave do comandante Al-Yar, com sua capa de invisibilidade. Era a mesma nave que buscava tesouros materiais naqueles mundos. Deteve-se naquele bosque porque avistou algo interessante em seus monitores e decidiu estacionar para ver melhor. Decidiu pousar a nave em uma clareira no bosque, próximo a um rio. Era um bom lugar, pois não havia ninguém naquele bosque nativo, salvo algumas aves. Com seu traje espacial, Al-Yar saiu de sua nave e começou a explorar.

Shanti Lariny, suspensa em sua Cápsula de Contemplação, sentia que seu corpo se enchia de uma Energia Luminosa. Nunca havia visto seu Campo Magnético. Era um Ovo cheio de energia, mas, agora, vibrava de maneira diferente. Sentia que sua Aura e sua Cápsula de Meditação, construída com gravetos do bosque, começaram a brilhar.

Al-Yar, o extraterrestre, viu uma luz intensa, com muitas cores, que só recordava ter visto em seu planeta de origem. Curioso, ele se deslocou naquela direção, pensando que encontraria um grande tesouro mineral ou uma mina de ouro... Entretanto, ao chegar mais perto, viu que não era ouro nem eram cristais de quartzo

## A NAVE DO CORAÇÃO

(que são úteis para o funcionamento tecnológico das naves), mas o brilho de um ser humano. Ele se assustou, porque havia observado os seres humanos por centenas de anos e sabia que não brilhavam assim. Ele nunca tinha visto algo parecido na Terra nem em seus três séculos de serviço, em que extraiu tesouros para seu mundo. Ele achou muito curioso e ficou sem saber o que fazer... Não quis ir-se dali naquele momento. Decidiu regressar à nave e esperar.

Al-Yar era um explorador intergaláctico e sabia defender-se dos reptilianos e de outros inimigos do seu mundo. Era muito hábil e conhecia aquele planeta como a palma da mão. Havia estacionado sua nave nos mares mais profundos, em bases submarinas, em colônias ou bases sob a Terra, em lugares ocultos nos Polos... Na selva, nos desertos, nas montanhas mais altas e até em vulcões.

Shanti Lariny seguia em seu retiro. Havia estado bastante tempo no rio e, quando chegou a tarde, foi para onde estavam suas coisas. Meditou por mais tempo sobre uma rocha e, ao cair da noite, subiu para sua Cápsula de Contemplação para dormir. Naquela noite, teve o sonho mais inesperado.

Sonhou que um ser a tomava em seus braços, subia com ela em uma nave pequena e a levava a uma maior, onde começava a analisá-la... Ele e outros seres a passavam por uma série de aparelhos, como escâneres muito sofisticados, que mostravam seus dados e fatores históricos, biológicos, emocionais e mentais, de maneira integral.

Estavam buscando algo nela, mas não conseguiam encontrar.

Seguiam analisando-a e passado-a por máquinas ultratecnológicas, sem chegar a nenhuma conclusão. Então, eles a colocaram de novo na nave pequena e a devolveram ao lugar onde estava. Quando Shanti se sentiu em sua cápsula de contemplação, abriu os olhos e viu no céu a estrela do amanhecer. Estava muito grande, como se fosse um sinal. Ela ficou contemplando a estrela e, com uma sensação diferente, revisou seus pensamentos... Aquele sonho havia sido real demais.

Estava começando seu penúltimo dia de retiro... Decidiu repassar os exercícios e mantras... Comeu cerejas, pêssegos e nozes... E tudo o que queria era banhar-se e ficar em silêncio o resto do dia. E assim o fez.

Passou grande parte do dia banhando-se no rio e tomando sol, sem movimentar-se muito. Sentiu em seu coração os últimos mantras "Não Sou este Corpo", "Não Sou minhas emoções", Não sou meus Pensamentos"... E ela ficou "presa" na repetição espontânea do último Mantra "Eu Sou o Ser que Sou"...

E, de repente, desapareceu no Infinito. Passadas algumas horas, ela sentiu que seu Mestre veio visitá-la. Ela também se sentiu visitada pelos Mestres de outros Caminhos que teve em vidas passadas e que chegaram até ali. E transcendeu a Matrix. Era uma unidade pessoal inexplicável, que era a mesma Unidade do Cosmos... A partir daquele momento, ela soube o que ou quem era, de onde vinha e o que teria de fazer até seu último dia de vida.

De longe, Al-Yar, o E.T., observava a jovem.

Saiu de sua nave outra vez para observá-la mais de perto, pois o brilho da jovem era algo extraordinário. Aproximou-se da humana e sentiu aquela Energia Preciosa. Era a vibração mais magnífica que havia detectado naquele mundo, nem se comparava a todas as coisas que havia roubado ou extraído daquele planeta, tampouco se comparava às suas ciências e artifícios do futuro.

Os chacras e a aura de Shanti Lariny vibravam e ela via a Criação expandindo-se... Ela quis abrir os olhos para seguir

# A NAVE DO CORAÇÃO

com aquela experiência, mas contemplando o interno e o externo ao mesmo tempo...

Ao perceber os sinais de que ela ia abrir os olhos, Al-Yar saiu dali e entrou em sua nave, que deixou na modalidade invisível, o que lhe permitiu ficar por perto. Ele ainda não queria ir embora... Queria fazer algo mais.

Shanti Lariny soube que havia vivido o que tinha ido buscar. Já estava se sentindo mais do que completa. Só conseguia seguir o ritmo de sua respiração, estática ali, por horas, contemplando a vida.

A Contemplação não é como a Meditação, não tem tantas regras; podia fazê-la com os olhos abertos, sem diferença entre a paisagem externa e a interna. Não sabe se dormiu ou não, mas, justo antes do amanhecer, quando a mesma estrela brilhava no céu, teve sua última grande experiência, inesperada e inexplicável. Ela viu ao longe um ser aproximando-se. A primeira coisa que sentiu foi um tremor natural, pois estava seminua. Cobriu-se com sua manta colorida.

Ela quase saiu de sua Meditação, mas havia aprendido a centrar-se no Agora. Soube que estava em Superconsciência e que nada de mal lhe sucederia. O ser aproximou-se até poder vê-la a poucos metros de distância. Os dois puderam se comunicar sem abrir a boca, só com a mente.

A saudação deste ser veio em som de paz, de alívio. Ficou tranquila e escutou:

— O que acontece com você, que a faz tão diferente?

Shanti Lariny, ao olhar para aquele ser, viu que faltava algo em sua alma... E naquele momento escutou o ensinamento de seu Mestre ecoando dentro dela:

— Eu sou um ser com Alma, e com a Alma desperta.

Al-Yar, um ser milenar, que tinha uma vida plana, sem graça. Estava rodeado de tecnologia mas não sabia sentir, entendeu que estava na frente de uma humana diferente. Ela tinha Alma, o "Sopro da Vida", e estava "desperta", não adormecida. Ele conhecia os altos e baixos da história da raça humana, com suas civilizações douradas, catástrofes e guerras. Havia estudado tudo através dos monitores da nave. Mas, naquele dia, compreendeu o que era a Alma... Porque, quando Shanti Lariny lhe respondeu, algo acendeu dentro dele... E pela primeira vez ele sentiu.

> **SOUBE QUE O QUE REALMENTE BUSCAVA NO UNIVERSO ERA SENTIR...**

Soube que o que realmente buscava no Universo era sentir... E esse "sentir" não podia ser copiado nem roubado, nem imitado, nem inventado, nem podia ser construído de maneira sintética. Não! Muito menos clonado ou com a Inteligência Artificial que conquista os mundos.

Ele quis despedir-se, quis apagar as memórias dela para não alterar seu Processo Evolutivo, mas só a deixou com certa sonolência, ficou quieto e logo voltou à nave, regressando a seu mundo.

Naquela manhã, Shanti Lariny despertou tendo certeza de todas as suas experiências e daquele encontro. Sentiu sua Alma e soube que era um "ser humano desperto". Faltava um dia de retiro. Chegaram mais frutas e nozes. Ela precisava comer, mas ainda não tinha fome... Estava totalmente nutrida pelo alimento da Contemplação. Shanti estava agradecida, calma, alerta e conectada a seu Ser...

INTRODUÇÃO

# O CENTRO EMOCIONAL

"Seu Amor e sua Sabedoria são
os que lhe mostrarão a Verdade."

*Omraam Mikhaël Aïvanok*

Com todos os avanços tecnológicos desta nova era, estamos vivendo em um mundo muito direcionado ao fazer e ao ter. Nós nos esquecemos do Ser. Nossas maiores preocupações são ter um bom trabalho, estabilidade financeira, comprar uma casa, um carro, um bom celular, fazer pelo menos uma boa viagem por ano.

E para as pessoas que não podem fazer isso, essa é a meta, e elas vão querer conquistá-la da maneira que for: tirando de quem tem, roubando, enganando... A sociedade de consumo e os consumistas estão mais vigentes do que nunca.

O sistema da Matrix nos controla e nos escraviza através de cinco grandes áreas:

1. Dinheiro
2. Saúde
3. Alimento
4. Educação
5. Energia

Essas áreas nos controlam muito bem ao manter-nos intoxicados, assustados, anestesiados, mal informados, distraídos e adormecidos com remédios e comidas transgênicas ou industrializadas, com as pessoas cada vez mais dentro de casa, com notícias ruins e informações fúteis, e com propósitos banais para existir. Assim, tais áreas nos deixam viciados às ilusões e ao Sobreviver; nos distraem das Prioridades Evolutivas ao fazer com que busquemos desesperadamente dinheiro, prazer, poder e fama.

**Vivemos intoxicados fisicamente**, porque nos debilitam e pioram nossa saúde com alimentos modificados geneticamente, agrotóxicos, alimentação industrializada e, especialmente, carne. E a única saúde possível parece vir do uso cada vez mais constante dos remédios alopáticos, produzidos por uma medicina voltada à doença, e não à saúde.

**Vivemos assustados, estressados e anestesiados emocionalmente**, pois nos mantêm escravos do dinheiro ou endividados, amarrados a trabalhos chatos, que não nos trazem alegria. Além disso, recebemos informações intimidadoras a cada dia, vemos constantes notícias de desastres, guerras, mortes, sofrimento em todo o mundo... E, para fingir que estamos bem, tomamos remédios para dormir. Ou dizemos: "Que dó!" quando vemos uma criança passando fome na África, mas não fazemos nada e voltamos a comer nosso almoço contundente. Assim, seguimos evitando sentir, porque seria muito doloroso ter de lidar com nós mesmos e com tudo isso.

**Vivemos distraídos e confusos mentalmente**, porque manipulam nossas mentes com informações tendenciosas, uma educação repetitiva que não nos motiva a ter iniciativa, a ser criativos, espontâneos e livres, mas sim a atuar como cordeiros, que seguem um comando. Além de nos bombardearem com distrações constantes, como redes sociais, Youtube, Netflix, cinema, compras. As indústrias que mais ganham dinheiro no mundo são a de entretenimento e a de armamento.

**E vivemos adormecidos espiritualmente**, porque nos distanciam do nosso propósito maior, nos desconectam da nossa alma, nos levam a destruir o meio ambiente, a passar por cima do outro para triunfar, sem consciência de que somos uma só humanidade, um só planeta, de que estamos juntos em uma mesma missão. Seguimos separados, segregados, vivendo sob a antiga lei do "olho por olho, dente por dente", com medo uns dos outros, perpetuando o sistema de ganhar-perder. E isso acontece nos níveis individual, familiar, regional e global.

Mundialmente, observamos constantes disputas de países e grandes corporações por território; a não disponibilização de tecnologia e fontes de energia limpas; quilos e quilos de alimento sendo jogados fora ou dados para animais enquanto pessoas morrem de fome; indústrias de roupa contaminando rios e utilizando mão de obra semiescrava, entre muitos outros exemplos, tudo para manter um sistema piramidal de poder político. E isso repercute em toda a humanidade, por isso é tão desafiador mudar.

Felizmente, já entramos na Era de Aquário... Era de um signo que naturalmente se conecta com o espiritual, com os demais, que busca um propósito mais elevado da existência. Então, de modo global, também está ocorrendo um movimento em prol do ser. Já vemos vários grupos de crescimento pessoal, muitos centros de ioga, Meditação, retiros. Pessoas buscando defender a causa dos animais ou do meio ambiente. O que antes era quase inexistente, ou muito pouco buscado, hoje já está mais acessível, e esperamos que essa tendência cresça.

Se olharmos o mundo como um todo, porém, ainda é um movimento pequeno em contraste com a grande máquina de adormecimento e destruição do ambiente e dos valores humanos.

Para sobreviver em uma sociedade construída dessa maneira, nós nos vemos praticamente obrigados a adotar estilos de vida mais relacionados ao externo, a bens materiais, com relações superficiais e distrações. Ainda nos custa separar um tem-

O CENTRO EMOCIONAL

po para sentir, aprofundar, silenciar, olhar para dentro. E para fazer Retiros de Contemplação...

Esta é justamente uma das propostas e ensinamentos deste livro:

- Ajudar você a entrar em contato com suas emoções.
- Apoiar você a olhar para dentro.
- Aproximar você da sua Essência.

Todo Ser Humano funciona a partir de três centros: o Centro Instintivo, o Emocional e o Mental.

Os centros são nossas portas e janelas para interagir com o mundo. É o que nos ajuda a perceber o mundo e o outro, a perceber a nós mesmos no mundo e nas relações e a atuar da maneira que consideramos melhor.

Cada pessoa se identifica mais com um desses centros, que é seu centro principal. Nem sempre é o mais desenvolvido, mas é aquele que está mais relacionado e o que mais afeta a maneira como cada um percebe a si mesmo e de onde saem as respostas automáticas aos desafios que a vida nos traz.

Nosso centro principal também está relacionado com nosso Mindset principal, ou seja, com nosso conjunto de percepções. E, assim como há um Mindset (ou mentalidade) pessoal, há um Mindset familiar, de empresa ou grupo, e também um Mindset social. Como sociedade, temos dado mais força ao Centro Instintivo, ao reforçar a busca por sexo e dinheiro, e ao Centro Mental, ao incitar a capacitação profissional e o bombardeio de informações.

O Centro Emocional ficou, portanto, como o irmão mais novo: foi mais ignorado. Consequentemente, temos mais dificuldade de conviver com ele, decifrá-lo e administrá-lo. Vivemos as relações como negócios ou como um intercâmbio de interesses; a Emotividade, muitas vezes, é vista como um símbolo de debilidade; adotamos um estilo de vida mais masculinizado, direcionado a conquistar e obter coisas e posições, reforçando a mecanicidade e a robotização do ser humano. Tudo isso tem nos levado a um espaço no qual não se permite sentir. E assim vamos vivendo, desconectados do Centro do Coração.

> **A BASE DO MINDSET É O CORAÇÃO, E ESTÁ CADA VEZ MAIS COMPROVADO QUE ATÉ SUA SAÚDE FÍSICA DEPENDE DE SEUS PENSAMENTOS.**

Uma das Propostas de Cóndor Blanco, a organização que fundei há quarenta anos, é apoiar as pessoas para que elas conquistem a Integralidade; para que possam ser Prósperas, Felizes, Conscientes e Livres. Para isso, é muito importante que aprendam sobre os centros Instintivo, Emocional e Mental e que reconheçam a influência de cada um deles em suas vidas, que aprendam a purificá-los, despertá-los, ativá-los e equilibrá-los... E, um dia, aprendam a integrá-los de forma natural, para utilizá-los de maneira espontânea.

Neste livro, trabalharemos mais com o Centro Emocional, entregando diversos ensinamentos e ferramentas para que você se conecte com seu coração e para que aprenda a viver a partir de um Espaço Essencial. Porém, já não é mais novidade que a mente e o coração estão intimamente ligados. A base do Mindset é o coração, e está cada vez mais comprovado que até sua saúde física depende de seus pensamentos. Ou seja, todos os centros precisam estar em bom funcionamento. Portanto, explicarei um pouco mais sobre cada um deles.

Cada um dos centros pode estar em desenvolvimento, ou em seu estado Baixo, Médio ou Evoluído; isso dirá muito de como vivemos a vida e o que buscamos como seres humanos. Para nos tornarmos seres humanos integrais, devemos não apenas reconhecer os centros, mas também levá-los de seu estado Baixo a seu Estado Superior ou Evoluído.

Os grandes sábios da Antiguidade diziam que, para ser livre, o Ser Humano deve sair do seu Estado Animal e viver a partir do Amor, do seu Homem Interno (ou sua Mulher Interna) até reconhecer sua Divindade, reconhecer o Deus que habita em cada um de nós. Para isso, devemos elevar nossos centros.

## O CENTRO INSTINTIVO

Sem Caminho, o Centro Instintivo nos domina.

O Centro Instintivo, como o nome o diz, governa os instintos, a parte física ou corporal de cada um. Sua fortaleza está na força física, na intenção, na ação, nos resultados.

As pessoas que têm como prioritário o Centro Instintivo, em geral, são aquelas que gostam de cultivar o corpo, de praticar atividade física, que se movimentam bastante, têm caráter forte, gostam das conquistas e dos cargos de liderança, de poder, de autoridade.

Sem Caminho Evolutivo, são movidas por dinheiro, pela fama e se preocupam com a sobrevivência. São decididas, sabem o que querem e lutam por isso. Geralmente são mais fortes, firmes, têm bastante energia. São territorialistas, competitivas, não gostam muito de compartilhar o que conquistaram. Gostam de mandar e serem as donas de sua própria vida. Buscam dinheiro e segurança financeira. Fazem bem a elas a constância e a permanência.

Os maiores desafios das pessoas com Centro Instintivo predominante são o dinheiro, o sexo, a preguiça, a falta de resultados ou o mau uso de sua força ou poder. Podem tornar-se arrogantes, raivosos e tiranos. Seu veneno principal é a raiva, porque é a maneira que elas têm de defender-se; é o corpo mostrando sua fortaleza.

Devem aprender a lidar com a ira e transformá-la em ação produtiva.

Para um "Instintivo", é recomendável manter-se ocupado, mas de preferência com uma ação clara, direcionada, focada e eficaz.

Um bom Caminho para os Instintivos é o Caminho do Líder. Eles são muito bons trabalhando a Terra e o Fogo. E, quando conseguem domar seus instintos, estes se transformam em Intuição, então naturalmente sabem o que fazer e para onde ir, e com isso eles parecem ter muita boa sorte na vida.

Em seus diferentes níveis, o Centro Instintivo se comporta assim:

## INSTINTIVO BAIXO:

Falta de força de vontade, falta de decisão, presença de automatismos. Não cria nenhuma ação nova, segue o que o corpo lhe manda, não confronta os desejos, sequer os reconhece. É preguiçoso, rebelde, reclamador e não se move, não sabe como gerar energia, e usa a pouca energia que gera de maneira agressiva ou destrutiva.

Para evoluir, um Instintivo Baixo necessita de uma "Temporada de Superação".

## INSTINTIVO MÉDIO:

Tem força de vontade e decisão, tem iniciativa para começar as coisas. Mas não consegue manter-se no tempo, porque não tem determinação; não tem ritmo nem energia para concretizar.

Tem capacidade e energia suficientes para vencer obstáculos e romper com alguns padrões. Reconhece seus desejos e consegue superar-se naturalmente. Mas, se a vida ficar muito difícil, pode cair no Instintivo Baixo e desistir.

Para evoluir, necessita focar sua energia, ter ritmo, disciplina, estabelecer e seguir as verdadeiras prioridades, gerar uma estrutura inquebrantável.

### INSTINTIVO EVOLUÍDO:

Tem bastante força vital para mover-se, conquistar muitas coisas, obtém grandes resultados. Não se intimida nem se detém diante de adversidades, obstáculos, críticas, oposições etc. Tem muita energia e força de vontade, disciplina. Consegue inspirar ou arrastar os demais. É um líder nato.

Para continuar evoluindo, deve passar ao "outro nível", ao Desenvolvimento Emocional, e trabalhar com a generosidade, conseguir a excelência no trabalho de equipe e na liderança.

Para equilibrar-se com mais facilidade, o Instintivo Evoluído deve contar com o apoio de uma pessoa emocionalmente sã e também com as indicações de uma pessoa com Centro Mental Evoluído.

## O CENTRO MENTAL

Sua grande fortaleza está na razão e nos pensamentos.

O Centro Mental está todo relacionado ao intelecto e à mente racional e irracional, ao Estudo, ao Entendimento, à reflexão, ao Conhecer e aprender e ao Saber para ensinar. Sua busca é pelo Conhecimento, pela Sabedoria, pela Verdade, pela Consciência.

## MINDSET DO CORAÇÃO

Os "Mentais" são pessoas que estão sempre dedicadas a aprender algo novo. Buscam um interesse mental. São bastante solitários e querem saber tudo. Pensam e estudam bastante e, por isso mesmo, às vezes se tornam muito metódicos ou indecisos.

Têm muitos padrões e conceitos; lhes custa fluir com a vida, atuar de maneira espontânea. Mas são muito bons aprendizes e professores, investigadores e criativos.

Se estão negativos, podem tornar-se muito rígidos e perfeccionistas, com uma mente fria e calculista. Devem aprender a cultivar a mente com estudos mais profundos e manter-se positivos e abertos.

Seus maiores desafios são justamente a percepção e os conceitos, as estruturas mentais, os padrões e condicionamentos, as visões fixas sobre o mundo e as pessoas, as ilusões que a mente é capaz de criar e, claro, o Ego. Custa-lhes sair do Mindset fixo e de seus conceitos, e, sem Caminho, geralmente terminam desenvolvendo uma Mente Obtusa.

Gostam de ter a última palavra em tudo, a não ser que consigam deixar o Ego de lado e viver uma vida mais experiencial, a partir do Ser e da Consciência, não somente a partir de uma ideia.

Seu elemento principal é o Ar e, às vezes, o Éter.

O Veneno principal dos Mentais é o Medo, que se camufla como Arrogância Ególatra e se materializa em forma de Dúvida. Temem não saber algo ou tomar a decisão errada. Faz bem a eles tomar decisões e assumir as consequências, para que desenvolvam segurança em si mesmos. E, um dia, deveriam fazer escolhas a partir da intuição ou do sentir, e não com a razão, que é como uma muleta que lhes dá segurança.

Em seus diferentes níveis, o Centro Mental se comporta assim:

## MENTAL BAIXO:

Tem muita atividade mental e um festival de ideias, mas não tem estrutura nem "consciência" mental, por sua baixa capacidade de administrar ou controlar o turbilhão de pensamentos. Portanto, esgota aos demais, porque rapidamente queima o combustível da mente e necessita vampirizar, chamando a atenção.

Ainda que pense, não sabe exatamente o que está pensando, porque não consegue concentrar-se, e, se tem que resolver um problema ou analisar uma situação, se perde facilmente. Tende a ser pouco criativo, porque não tem tanta capacidade de desenvolvimento. Copia as ideias dos demais, não vai além do que captou ou absorveu.

Tem pouca capacidade de análise, visão, não consegue processar as informações que recebe. É bastante obtuso: só vê as coisas de um ponto de vista (o que compreendeu). Não tem muito entendimento, tampouco quer entender. Fica no conhecimento externo e teórico.

Para evoluir, necessita calar-se e escutar, bem como exercitar a mente para deixar a preguiça mental e aprender a focar. É recomendável fazer algo diferente todos os dias e exercícios que gerem novas sinapses no cérebro.

## MENTAL MÉDIO:

Consegue pensar algumas coisas por si mesmo.

É bem racional e analítico, mas tem pouca criatividade e tende a fazer uma "salada" com o que aprende. Analisa a informação, mas não consegue organizá-la e criar a partir da própria experiência. Mas analisa bem, com resumos, e chega a conclusões. Tem mais energia e estrutura mental, então se mantém focado em um mesmo assunto por um tempo. Naturalmente gosta de ler, ir a palestras etc., mas mistura tudo.

Problema: Aprende e Cresce com o Conhecimento, mas ainda não tem capacidade mental para gerar Sabedoria para ensinar de verdade, porque não vai além da memória. Não transforma suas experiências em sabedoria. Fica no conhecimento... Tem certo nível de entendimento, mas precisa juntar todos os pontos para compreender. É o tipo perguntador, e o arrogante mental também está nesse grupo... Crê saber muito, é presunçoso, mas a verdade é que fica na superfície.

Para Evoluir, deve buscar o Autoconhecimento e o conhecimento das Verdades Universais.

## MENTAL EVOLUÍDO:

Manifesta criatividade e capacidades mentais como: foco, análise, pensamento abstrato, complexo. É bom escritor, artista, poeta, filósofo.

Entende as coisas muito rápido, processa a informação. Pode manter-se muito tempo no mesmo assunto e, com pouca informação, consegue fazer muito.

Tem um nível de entendimento muito grande. Sabe muito e não necessita presumir. Consegue transformar o que vive em sabedoria. Gera experiências únicas e é capaz de fazer conexões, ver uma situação de vários ângulos etc.

Tem compreensão, não apenas Entendimento. Busca um conhecimento mais elevado e, para continuar evoluindo, deveria compartilhar o que sabe, visto que assim continuará aprendendo mais e mais, até conectar-se com a Sabedoria Universal.

Os Mentais podem apoiar-se nos Instintivos para colocar seu conhecimento em prática; e também nos Emocionais, para não se tornarem frios e calculistas e para considerarem os demais, para abrirem o coração.

## O CENTRO EMOCIONAL

O que o Centro Emocional mais busca é dar e receber Amor.

Sua grande fortaleza é sua capacidade de Amar. Então, sua busca está relacionada a manifestar esse Amor através das emoções e das relações.

Os que têm o Emocional como seu principal centro buscam pertencer. Sentir-se parte de uma família, de um grupo de amigos, de uma equipe, da humanidade. E naturalmente priorizam a "parte humana", e se preocupam com os demais (não tanto com os Resultados ou com o Conhecimento).

São aquelas pessoas mais doces, amáveis, harmoniosas, que gostam de estar na companhia de outros. São mais acolhedoras, gostam de trabalhar em equipe, cooperar, e não são tão competitivas, porque se movem pela busca da Felicidade, mais do que por dinheiro ou ideais.

Quando desativadas ou desequilibradas, as emoções os afetam muito; eles ficam sob um *tsunami* de lágrimas, devastados ou deprimidos. É importante para um Emocional conhecer suas emoções e aprender a trabalhar com elas. Deve conhecê-las, despertá-las, ativá-las corretamente e aprender a equilibrá-las com a serenidade. Em vez de responder a partir de suas feridas, devem aprender a curá-las e a surfar nas emoções, sempre buscando os sentimentos mais elevados.

Seu veneno é a tristeza, que eles transformam em drama, vitimismo, choro. Têm medo de não se sentirem amados e de serem rejeitados, por isso estão sempre buscando agradar (ainda que isso implique não agradar a si mesmos, especialmente se são Emocionais Desequilibrados). Devem aprender a cuidar de si mesmos e ser felizes com suas vidas, para não correrem o risco de entrar em depressão.

Quando eles estão bem, são naturalmente felizes e gratos. Levam alegria e harmonia aos lugares por onde passam.

Seu elemento principal é a água, por isso são bons para conter os demais. São fluidos e transparentes, têm dificuldade de esconder seus sentimentos, e isso, em um mundo onde não há espaço para sentir, pode ser muito difícil. Devem lembrar-se sempre de que sua fortaleza é justamente o Amor, o sentir, para que não se deixem levar pelo externo e fechem seu coração.

Os Emocionais podem beneficiar-se muito dos Instintivos saudáveis para sair do drama e entrar em ação, assim como para fazer algo de concreto com o que sentem.

Também podem beneficiar-se dos Mentais saudáveis para sair de seu exagero emocional e alcançar objetividade em relação a suas emoções.

Em seus diferentes níveis, o Centro Emocional se comporta assim:

### EMOCIONAL BAIXO:

Não tem "inteligência emocional".

Sente várias emoções, mas está tudo muito misturado.

As emoções o dominam e ele carece de energia ou força para dirigi-las. Tem pouca capacidade emocional, portanto, tem pouca empatia e vive mais em seu próprio mundo, vendo

O CENTRO EMOCIONAL

suas emoções como se fossem o centro de tudo ou demandando atenção.

Não consegue pensar nos demais, uma vez que sequer reconhece as próprias necessidades e desejos.

Para evoluir, é importante que aprenda a conviver com suas emoções e a responsabilizar-se pela própria vida e por sua felicidade.

## EMOCIONAL MÉDIO:

Está mais acostumado ao sentir.

Reconhece algumas de suas necessidades e desejos e pode ter empatia com os demais.

As emoções ainda o dirigem, mas consegue fazer coisas produtivas com elas, tanto as positivas como as negativas. O detalhe é que somente consegue fazer isso depois que a emoção passou, porque, se tenta parar ou mudar a emoção quando ela está ocorrendo, não consegue.

Quer o bem do outro, porque tem uma certa estrutura emocional; não é só "me dê, me dê". Mas ainda não está pronto para compartilhar incondicionalmente. Tem que receber algo em troca; precisa de reciprocidade emocional para sentir-se bem.

Tem mais empatia com as pessoas próximas. Para Evoluir, pode começar a ampliar seu círculo de amizades e também servir ao próximo, fazer trabalhos voluntários. Dessa maneira, abrirá mais o coração.

## EMOCIONAL EVOLUÍDO:

Tem muita capacidade emocional e tanta estrutura que pode se dar emocionalmente, sem esperar nada em retorno; não necessita que os demais o alimentem. Sabe entrar no mundo do outro e a maneira de dirigir suas emoções para o que quer. Sente, porém com domínio das emoções.

É uma pessoa que naturalmente motiva, encanta e se conecta com os demais, que se apaixonam ou se encantam por elas. Pode ser um bom instrutor, orador e consultor, porque toca o coração das pessoas. Sabe lidar com as massas e tende ao altruísmo de maneira natural. Não limita seu Amor ou serviço aos mais próximos, busca amar a todos da mesma maneira.

Para continuar evoluindo, deve buscar manter-se na frequência das emoções elevadas e dos altos níveis de Amor, e transformá-los em compaixão.

*Todos temos um Centro Principal, um Centro de Apoio e um Centro Esquecido...* E todos somos afetados por esses três centros, que podem estar despertos ou adormecidos, ativos ou não, equilibrados ou desequilibrados, em seus níveis baixo, médio ou evoluído. Quando aprendermos a administrá-los, equilibrá-los e integrá-los, nos tornaremos pessoas integrais e capazes de criar um *Quarto Centro*, que busca a realização.

## O QUARTO CENTRO

O Quarto Centro só aparece quando somos integrais.

Seres Integrais são muito raros de encontrar, porque são aqueles que já descobriram seu Centro Principal, seu Centro de Apoio e seu Centro Esquecido.

Os "Integrais" já aprenderam a trabalhar e harmonizar os três centros e, finalmente, os integraram em sua vida cotidiana, dominando-os e usando-os de maneira positiva nas situações correspondentes. Os "Integrais" também são mais espirituais.

Sua orientação real está em direção ao invisível, ao desconhecido, ao sagrado.

O *primeiro passo* para todos, antes de buscar ser Integral, é saber reconhecer seu Centro Principal, ativá-lo e aprender a lidar com ele. E logo passar a despertar e a lidar com os outros centros, para harmonizá-los e, então, integrá-los.

Isso requer um Processo de Treinamento e implica levar à Consciência o que está inconsciente, ou seja, tornar-se responsável por suas ações, emoções e pensamentos; buscar ter Ações produtivas e desenvolver um senso de proteção; cultivar Emoções positivas e apoiar os demais; usar a Mente para aprender, pensar e projetar uma Vida Valiosa.

Esse processo também implica sair do Animal, chegar ao Homem e, então, a Deus. E isso só acontece quando damos atenção ao Centro Emocional, ao nosso coração, porque é no coração que está nossa parte Essencial, nossa Alma. Somente quando abrimos o coração somos capazes de acessar esse espaço e realmente chegar ao Ser.

> SOMENTE QUANDO ABRIMOS O CORAÇÃO SOMOS CAPAZES DE ACESSAR ESSE ESPAÇO E REALMENTE CHEGAR AO SER.

Neste livro, você conhecerá a Roda Evolutiva do Coração, com a "Chakana" do coração, ou os Passos Secretos necessários para limpar, aumentar e fazer brilhar seu coração.

Você aprenderá como entrar em contato, conhecer e curar seu coração para amar a si mesmo e aos demais.

Cada um de nós tem uma história, uma maneira de amar e de ser amado, um tipo de coração. Mas, no fundo, todos compartilhamos a mesma essência, o mesmo Amor, a mesma "Mandala do Coração".

# 1

# LONGE DO CORAÇÃO

"Seu Coração sabe o Caminho.
Corra nessa direção."

*Rumi*

# MINDSET DO CORAÇÃO

Em nosso interior, guardamos uma Semente Original, que é o Amor Incondicional. Nós podemos ativá-la se nos lembrarmos de que todos somos Filhos do Universo, de que viemos de uma mesma fonte, de que nascemos do Amor.

Quando um bebê nasce, esse é um Momento Sagrado. Ainda que seus pais não o percebam, é o momento de formação de um novo ser, e isso é mais do que Especial.

Os bebês nascem muito conectados com os Mundos Superiores, mas caem em uma realidade muito diferente, uma realidade com a qual nos acostumamos e que nos faz viciados no "Mundo Visível", onde todos Sobrevivemos.

Como seres humanos, deveríamos ser capazes de sobreviver e depois viver, de ser e um dia transcender. Mas nos aferramos de tal modo ao mundo visível, externo, que passamos a vida inteira somente sobrevivendo.

Esse Mundo Visível é governado pelas leis materiais, segundo as quais, neste mundo, tudo é condicional, porque tudo é dual. Nessa realidade existem o Bem e o Mal, a Luz e a Escuridão, o correto e o incorreto, o apego e o desapego, o ganhar e o perder.

Como não vemos a realidade última, completa, contribuímos com essa dualidade e transformamos tudo em uma negociação. Tudo o que entregamos é para receber algo em troca, senão vamos sair perdendo. E o bebê, desde pequeno, aprende a negociar: se ele chora, lhe dão comida; se faz birra, lhe dão atenção; se um novo irmão nasce, ele faz de tudo para ser lembrado e continuar encantando seus pais.

A criança cresce presumindo que o mundo deve responder às suas expectativas e atendê-la o tempo todo, exatamente como quando ela era um bebê. E a mãe, que aparentemente desenvolve um Amor incondicional por seus filhos, um Amor muito profundo, porque eles estiveram dentro de sua barriga por nove meses, um dia ela se dá conta (ou não) de que também manipula o filho, gosta das coisas à sua maneira, contraria as vontades do outro.

As mães e os pais exigem que os filhos se comportem de determinada maneira, que fiquem quietos, silenciosos, que não façam bagunça nem birra. Que se encaixem e concordem com sua visão de mundo, com sua realidade. E, sem perceber, começam a condicionar os filhos ao bem e ao mal, ao certo e ao errado, segundo seus critérios. E os filhos vão perdendo a espontaneidade e se adequando ao mundo condicionado. Condicionado pelos pais, pelas escolas, pelas religiões, pela sociedade, pela mídia. E tudo os leva a focar no exterior e no inferior, no que o mundo tem a oferecer.

Começa, então, uma busca por ser o mais inteligente ou o mais esperto, o melhor nos esportes, o que ganha mais dinheiro ou consegue o melhor emprego. E isso só nos leva a querer conquistar mais e mais: mais dinheiro, mais prazer, mais conhecimento e mais poder.

O que é reforçado todos os dias pelas estratégias do Samsara, que lhe dizem que você precisa ter mais dinheiro, a melhor roupa, a melhor casa, o carro do ano, o celular de vanguarda. Qualquer coisa que indique, externamente, que você é o melhor, que está mais qualificado ou mais apto a sobreviver.

E assim seguimos dando mais importância ao externo do que ao interno, "objetificando" tudo o que nos rodeia. As relações tornam-se negócios e as pessoas, objetos. Existem para nos satisfazer ou atender aos nossos desejos ou vontades.

Em uma aparente troca, estamos sempre buscando pessoas que se encaixem nas especificações do nosso Ego. E o Ego busca conforto, poder, prazer, fama, dinheiro, conveniência. Condiciona tudo ao mundo externo e nos faz preferir pessoas com dinheiro, com comodidades, com *status*, com boa situação financeira, boa aparência, além de todas as outras regras.

Doar-se completamente para o outro e servi-lo não é possível para o Ego. Assim, deixamos de ver realmente quem está ao nosso redor ou à nossa frente, e vamos diminuindo ou deixando de lado o coração.

Nesse quadro de grande mentira e hipocrisia social, os homens não podem chorar, por isso decidem esconder sua fragilidade e tristeza. Eles não podem mostrar-se como são realmente, como pessoas com uma parte forte e uma parte sensível, e isso os deixa menos reais, sofrendo mais pressão, muitas vezes com incapacidade ou dificuldade de sentir e expressar suas emoções.

As mulheres podem sentir mais, mas são incentivadas a depender do outro – pelo menos emocionalmente –, a buscar no homem seu "porto seguro". E então ficam mais dramáticas, mais frágeis, muitas vezes sentem-se sozinhas, incapazes ou insatisfeitas por não terem alguém a seu lado.

Ou, então, são incentivadas a ser "ultraindependentes", masculinizadas, eu diria, assumindo para si o modelo de patriarcado que experimentamos, disfarçando sua masculinidade com um feminismo desenfreado. Dessa maneira tampouco se sentem realizadas, porque não se permitem sentir ou ser vulneráveis, e isso lhes afasta do feminino real.

À medida que crescemos, esses padrões vão ficando mais fortes e não percebemos que estamos na superfície. Nem de uma maneira nem de outra nos ensinam a sentir e a administrar nossas emoções, e isso nos impede de amar de verdade, sejamos homens ou mulheres.

Simone de Beauvoir[*] expõe isso claramente quando diz:

*O dia em que seja possível para a mulher amar não por debilidade, mas sim por fortaleza, não por escapar de si mesma, mas sim para encontrar-se a si mesma, não para humilhar-se, mas para reafirmar-se, nesse dia o Amor será para ela como é para o homem, uma fonte de vida.*

O coração é um instrumento que, quando afinado, é Mestre na arte de amar. Mas, para atingir essa maestria, devemos estudar, praticar, estar em constante contato com nossos sentimentos e aprender a "tocá-los".

Se quiser ser um bom pianista, deve praticar muitas horas por dia; se quiser ser um bom orador, deve dar muitas conferências; se quiser ser campeão em um esporte nas Olimpíadas, deve treinar e dar o máximo de si.

Se não aprendermos a praticar com as emoções, nunca estaremos qualificados nem seremos competentes para orientar nossos próprios sentimentos. Estes sempre nos usarão à vontade e continuaremos tendo respostas automáticas diante das situações e pessoas, continuaremos atraindo situações e pessoas similares para nossas vidas, porque nosso Mindset já está programado para isso. Além disso, daremos sempre as mesmas interpretações e respostas.

Nesse contexto, continuamos dando mais atenção à mente do que ao coração e nos afastamos do sentir e de nós mesmos, porque é o coração que nos conecta ao ser, é o coração que está diretamente ligado à alma. E por algo ele tem 4 ventrículos.

---

[*] BEAUVOIR, S. *O Segundo Sexo*. Vol 2: A Experiência Vivida, Difusão Européia do Livro, 1967.

MINDSET DO CORAÇÃO

Se nos desconectarmos da nossa própria alma, ela se desconectará das outras almas e sempre teremos uma sensação de separação, de não pertencimento. Nesta vida é muito difícil sentirmos a verdadeira irmandade, a fraternidade, a unidade. Se quisermos nos unir como raça humana para construir um futuro melhor, devemos nos reconectar ao coração, à nossa alma.

No entanto, continuamos nos dividindo em raças, classes sociais, castas, ideais, costumes, religiões, crenças, gostos etc., que nos impedem de vencer essa barreira de separação e realmente sentir o outro, ver o outro, respeitar o outro, estar com o outro.

Se não aprendermos a abraçar as diferenças e nos conectar de alma com alma, coração com coração, não conheceremos o Amor e nunca poderemos pensar, sentir e agir a partir do Amor.

Aprendemos, a vida toda, a rejeitar o que julgamos que não é bom para nos sentir melhor, mas continuamos com um vazio interior e buscando ser amados. E isso faz com que nos afastemos do que achamos mau ou incorreto, de pessoas que não valorizamos, buscando aquilo ou aqueles que supostamente nos farão felizes.

Mesmo querendo a verdadeira felicidade, porém, não percebemos que estamos buscando uma felicidade falsa. E isso no melhor dos casos, porque a maioria de nós nem sabe o que busca, somente segue a corrente.

O Centro Emocional inferior do ser humano aprende por imitação. Então, desde pequenos, imitamos nossos pais e as pessoas ao nosso redor, e vamos formando dentro de nós um referencial do que é bom ou ruim, do que é aceitável ou não, do que é certo ou errado, e também do que é amar e ser amado.

É no Centro Emocional inferior que estão os sentimentos mais básicos, que perpetuam a "dualidade emocional", a condicionalidade emocional. Ou seja, aprendemos a nos aproximar de quem nos convém, a "amar" quem nos convém, a amar aqueles com quem nos sentimos seguros, aqueles que não incomodam nosso Ego. Contudo será que podemos realmente amar nessas condições? Isso é abrir-se para o Amor? Lao-Tsé disse que ser amado profundamente nos dá forças, enquanto amar profundamente alguém nos dá coragem.

Passamos a vida toda sendo condicionados e condicionando o outro aos nossos padrões, expectativas e desejos, e vamos nos tornando cada vez mais rígidos, ou mais insensíveis, ou mais dramáticos. E assim quase nunca aprendemos a entrar em contato profundo com as emoções ao ponto de desenvolver o coração e o Centro Emocional superior.

Com um coração pequeno e não desenvolvido, nos afastamos ainda mais do ser e da essência. E, mesmo que muitas pessoas pareçam felizes porque têm coisas materiais – a casa ideal, o trabalho ideal, o companheiro aparentemente ideal... – será que essas pessoas conseguem ficar sozinhas por cinco minutos e continuar felizes? Será que são de fato felizes consigo mesmas, sem precisar de nada externo?

> SER AMADO PROFUNDAMENTE NOS DÁ FORÇAS, ENQUANTO AMAR PROFUNDAMENTE ALGUÉM NOS DÁ CORAGEM.

Há pessoas que são naturalmente mais dramáticas, ou intensas; em alguns casos, a neurose das pessoas as desequilibra. E quando elas buscam médicos ou psicólogos, estes tratam de anestesiá-las com remédios, pois as farmácias necessitam vender suas pílulas coloridas, ou tentam adaptá-las à sociedade, devolvendo-lhes uma "normalidade" aceitável pelo *samsara*. Contudo, esses médicos ou psicólogos que não vão mais fundo quase nunca percorreram um Caminho Espiritual.

O tema do coração é muito amplo e há muitas abordagens e perspectivas sobre ele. Algumas dessas abordagens fazem um trabalho maravilhoso tentando resgatar o ser humano por meio do contato com a Natureza, com terapias mais saudáveis, constelações familiares, entre outras ferramentas.

Este livro não tem o propósito de descartar outros caminhos de acesso ao coração. É um convite para que você entre em contato com seu coração e seus sentimentos, se permita abrir ao mundo das emoções e a uma nova experiência de vida...

Quando se vive a partir do coração, tudo ganha um novo sentido. Nascem novas possibilidades de ser, de relacionar-se, de crescer, de reencontrar-se.

O Caminho do Coração não é fácil, mas pode-se dizer que é muito gratificante. Quando você conseguir fazer nascer uma gota de Amor Incondicional e experimentar esse Amor, vai querer o Oceano Inteiro, vai querer fundir-se em Amor e Compaixão. E nesse momento nascerá o verdadeiro Amante Servidor.

# 2

# RETORNANDO AO CORAÇÃO

"A única maneira de relaxar é abrir seu coração. Então, você tem a oportunidade de ver quem você é. Essa experiência é como abrir um paraquedas. Quando salta de um avião e abre o paraquedas, você está ali, no firmamento, por si. Às vezes é muito assustador, mas, quando você dá esse passo, toda a situação, toda a viagem adquire sentido."

*Chögyam Trungpa*

Está comprovado que o campo elétrico do coração é 40 a 60 vezes superior ao campo elétrico gerado pelo cérebro e que seu campo magnético é 4.000 a 5.000 vezes mais potente que o do cérebro, podendo medir até 3 metros. Ou seja, somos seres que sentem, antes mesmo de pensar, e esses sentimentos não só ditam nosso comportamento, mas definem nosso Mindset. Mas continuamos acreditando que a mente é mais importante...

Retornar ao coração não é tarefa fácil, pois para isso precisamos vencer uma resistência pessoal e social, o que implica uma grande mudança: mudança de padrão, de hábito e de foco. E, se continuamos a ignorar as emoções, não aproveitaremos todo o seu potencial nem conseguiremos conhecer e entender a nós mesmos para crescer e nos tornar seres humanos melhores.

Retornar ao coração é o grande Caminho para chegar a nós mesmos e ao Amor. Ao Amor-Próprio, ao Amor à Natureza, ao Amor aos demais e ao Amor a Deus.

Quando retornamos ao coração, somos capazes de entregar e receber Amor, de senti-lo e compartilhá-lo. Quando abrimos a porta do coração, começamos a perceber o Amor que está no ambiente, em toda parte. Nós nos damos conta de que nossa vida já estava rodeada de Amor, banhada em Amor. Começamos a ver que o mundo e as pessoas não estão contra nós; ao contrário, vemos que as situações acontecem para nos apoiar, para nos ajudar a nos descobrir, a nos reencontrar, a ser pessoas melhores e, sobretudo, a ser quem somos.

Para retornar ao coração, o primeiro passo é permitir-se sentir. Isso implica deixar-se sentir todo tipo de emoções, não importando se são emoções fáceis ou difíceis de assimilar. É permitir-se sentir raiva, medo, tristeza, ciúmes, inveja, ressentimento, desânimo, e também sentir alegria, felicidade, motivação, euforia.

Sentir é deixar-se decepcionar pela vida e pelas pessoas, e também deixar-se surpreender pela vida e pelas pessoas. É permitir que seu coração se lembre.

Na cultura atual, degradada, focada no fazer e no ter, temos a tendência de deixar as emoções de lado, de maneira consciente ou inconsciente, de não prestar atenção no que sentimos. Às vezes, preferimos ignorar as emoções para não sofrer, porém isso não nos ajuda a compreendê-las nem a lidar com elas. Ou tendemos a dar atenção às emoções difíceis e voltar a elas uma vez ou outra. Mas, em geral, acabamos não vivendo essas emoções completamente e elas ficam presas em nós na forma de cansaço, desânimo, doença ou negatividade.

Quando nos permitimos sentir as emoções de maneira completa, o Corpo Emocional se exercita e se nutre. Por isso, **o primeiro passo** é aprender a sentir. E, quanto mais conscientemente o fizermos, melhor.

**Em segundo lugar**, devemos aprender a lidar com as emoções; a identificar de onde elas vêm; quais são seus gatilhos, suas causas. Também devemos identificar como tratamos a nós mesmos e aos demais quando sentimos essas emoções (bem, mal, com indiferença, ferindo os outros, sendo mais produtivos, nos fechando...).

Com atenção constante, podemos reconhecer nosso percurso emocional e aprender com ele; ver como nossas emoções são impulsionadas por situações externas e também o que as move por dentro. Podemos entender qual é a ferida, a dor, a interpretação, a falta de atenção, isto é, o que gera a emoção e qual é o seu resultado, como respondemos ao que nos acontece.

**A terceira etapa** desse trabalho é atuar conscientemente sobre o resultado da emoção. Quando aprendemos a sentir, quando já vimos como uma emoção nos afeta e como tratamos a nós mesmos e aos demais, somos capazes de começar a mudar essa resposta.

Por exemplo, se, em geral, quando sentimos raiva, gritamos com os demais e os maltratamos, da próxima vez podemos mudar essa reação e aproveitar a energia da raiva para fazer algo produtivo, como correr, praticar atividade física, construir algo, entrar nas águas geladas de um rio...

Se sentimos tristeza e ficamos desanimados, podemos aproveitar para levantar nossa energia lendo um livro como este, vendo um vídeo motivacional, participando de um seminário novo, buscando um Coach ou um Treinador, tomando um banho de ervas, recebendo uma massagem...

Também é uma boa ideia ativar nosso Amor-Próprio, ou seja, aprender a Arte de Agradecer e praticar a Gratidão Natural em vez de reclamar; e dar Amor a nós mesmos em vez de ficarmos sentados ou na cama o dia todo deprimidos, esperando um milagre ou que alguém venha nos salvar.

Quando aprendemos a mudar as consequências das emoções, naturalmente a emoção começa a nos mudar. Percebemos isso quando certas coisas que antes nos deixavam de um jeito já não nos afetam mais. E então entramos no estágio do Caminho da Emoção, que é o desapego da emoção em si.

Nós nos damos conta de que nos sentir mal não nos leva a lugar algum. Assim, mesmo que a emoção surja, podemos escolher como responder a ela, saber o que fazer depois que a emoção nos invade. No início, pode ser uma luta, mas, pouco a pouco, ao aprender a responder de maneira consciente à emoção negativa, ela já não encontra espaço para se manifestar... E o desapego surge de maneira natural.

Deixo aqui passos simples para que você possa voltar ao coração e sentir de verdade. Podem parecer desafiadores, porque não estamos acostumados a nos fazer responsáveis por nossa vida emocional, sequer por nossa vida material, mental e muito menos espiritual.

Se os relacionamentos vão mal, culpamos o outro; se temos um prazo para entregar algo e nos atrasamos, culpamos o chefe, o governo, o cachorro, a esposa ou o esposo, o clima, mas não assumimos nossa responsabilidade de má gestão do tempo; se a empresa vai mal, responsabilizamos a crise, os clientes, a concorrência, mas não vemos nosso erro; se queremos emagrecer, praticamos atividade física, mas aumentamos o consumo de doces, logo não vemos resultados e responsabilizamos o *personal trainer* e não vemos a realidade com a nova dieta de sorvete de baunilha; se nos sentimos tristes, a culpa é do namorado ou da namorada, que não atende, não liga, não traz presente e, então, sentimos raiva porque nos sentimos maltratados.

> QUANDO APRENDEMOS A MUDAR AS CONSEQUÊNCIAS DAS EMOÇÕES, NATURALMENTE A EMOÇÃO COMEÇA A NOS MUDAR.

Há muitos outros exemplos, mas escrevi esses para mostrar que, se nos custa pensar que somos 100% responsáveis por nossas ações e resultados, nunca vamos conseguir pensar que somos responsáveis por nossas emoções e sentimentos. E continuamos vivendo decepcionados ou desiludidos, culpando os outros por frustrar nossas expectativas e querendo que todos ao nosso redor supram nossas necessidades, nos deem o que queremos.

É mais fácil culpar e nos decepcionar do que olhar para nosso coração e para as feridas da nossa alma. A má notícia é que você terá que cuidar de si mesmo, responsabilizar-se por seus sentimentos. A boa notícia é que assim você poderá curar sua vida definitivamente.

Com este trabalho de "Gestão Emocional", podemos aumentar o Amor-Próprio em quatro passos:

1. Autorrespeito
2. Autocuidado
3. Autoadmiração
4. Amor-Próprio

*Esse trabalho claramente exige Auto-observação, Autoconsciência, Humildade e Coragem, porque você começará a olhar de frente para si mesmo.*

## I. AUTORRESPEITO

Vamos começar pelo Autorrespeito. Pare para pensar e veja quantas vezes ao dia você não se respeita. Não respeita suas horas de sono, não respeita sua alimentação saudável, sua disciplina, seus limites físicos, seus limites de trabalho, seus limites emocionais.

E, de repente, no Campo Emocional, você se dá conta de que pode estar em uma relação tóxica, na qual não há consideração, em que o outro não respeita você. Isso é consequência de sua falta de Autorrespeito.

Comece a mudar isso respeitando seu corpo, seus horários de trabalho, de descanso, de diversão, de sono... Respeite seu corpo com uma boa alimentação, com a prática de atividades físicas. Respeite seu lado feminino e seu lado masculino.

Aprenda a tolerar e a colocar limites. Você verá como as pessoas o respeitarão mais, ao passo em que você exigirá menos dos outros, porque você estará lhes entregando Autorrespeito.

## 2. AUTOCUIDADO

Ao aumentar o Autorrespeito, você desenvolverá de maneira natural o Autocuidado. Para trabalhá-lo, pode começar perguntando a si mesmo quantas vezes você se cuida ao longo do dia.

Pergunte a si mesmo se cuida do seu corpo, do seu coração, da sua mente; se você se dá atenção; se faz coisas que lhe dão prazer; se desfruta da própria companhia; se descansa; se você sabe contemplar a vida que tem.

Também pode observar quanto cuida dos demais, e se é saudável e equilibrado o que você faz; se você é muito egoísta e ensimesmado ou se só se dedica aos outros, afastando-se de suas necessidades.

Há mães que cuidam demais de seus filhos, inclusive quando já são maiores, mas não cuidam de si mesmas; e, para piorar, não os corrigem jamais. Com isso, elas os estragam, por não elevar seus "níveis de autoexigência".

Em contrapartida, há pais que arruinam o futuro de seus filhos por não os elogiar jamais. Seus filhos trazem do colégio um boletim com a nota 9,5 e eles lhes perguntam: "E por que você não tirou um 10?". Assim, elevam muito seu "nível de autoexigência".

Em ambos os casos, os filhos nunca serão felizes, a não ser que um bom terapeuta os ajude a romper com o passado.

O Autocuidado é essencial, porque é dar-se Amor, dar-se atenção. Se você não fizer isso por si mesmo, exigirá que os outros façam por você. Mas você nunca se sentirá nutrido o suficiente e continuará infeliz ou buscando atenção 24 horas por dia.

O melhor é buscar a Felicidade da maneira correta, por dentro, sem esperar que outros o façam por você.

## 3. AUTOADMIRAÇÃO

Depois de Respeitar-se e Cuidar-se, é mais fácil Admirar-se. A Autoadmiração é parte da Autoestima; é admirar e estimar quem você é como ser. Para isso, você deve descobrir a si mesmo e conhecer suas qualidades, talentos e virtudes.

Autoconfiança é admirar suas capacidades, suas competências, seu trabalho, mas Autoestima, ou Autoadmiração, é admirar quem você é, sua parte interna, e não a parte externa.

## 4. AMOR-PRÓPRIO

O Amor-Próprio chega quando você já viveu o Autorrespeito, o Autocuidado e a Autoadmiração; se você percorreu bem esse Caminho, o Amor-Próprio chega naturalmente.

Nesse ponto, você se valoriza e se ama naturalmente; já consegue valer-se por si mesmo e não depende dos outros para ser feliz. Se você está sozinho, em casal, não importa; continua valorizando sua vida, seu propósito, cuidando da sua energia e do seu espaço, fazendo o que deixa você feliz.

O Amor-Próprio chega naturalmente quando se é autossuficiente e não espera que alguém venha fazer você feliz ou preencher o vazio de sua miséria.

**E o Amor-Próprio é a Porta Grande dos próximos níveis de Amor, porque, se você está preenchido, pode compartilhar.** Já não anda esperando ou pedindo algo em troca do que você dá. Você deixa o desespero de esperar pelo Amor dos outros e seu coração se abre. Você quer amar, mostrar esse Amor pelos outros, pela Natureza e por todas as formas de existência.

Ter Amor-Próprio é viver com o Coração Aberto. Talvez neste momento isso possa parecer uma realidade distante para você, mas, se fizer um movimento nessa direção, usando os passos anteriores, verá que é possível, que é simples.

Viver com Amor-Próprio requer aprender a ser grato, e agradecer todas as situações e pessoas que a vida lhe proporciona. Agradecer o que você tem e o que não tem, o que você já teve e o que não teve. Assim você entra no ritmo da existência, porque entra em sintonia consigo mesmo, com seu próprio coração, e esse coração bate em compasso com o Coração do Universo.

Amor-Próprio é Confiança Primordial, que nasce de uma profunda Aceitação. Não é uma Aceitação cega; você pode mudar o que não gosta ou melhorar alguns aspectos para gerar uma melhor versão de si. Entretanto, essa Confiança faz você entender que vale pelo que é, e não pelo que tem ou faz.

A Confiança Primordial relembra você de que tudo tem um tempo, um ritmo, uma razão, que tudo está vinculado a um Propósito maior, e isso traz muita Paz interior e abertura.

Acostumar-se com a Gratidão é a melhor maneira de abrir o coração de maneira gradual. Agradeça cada dia, cada amanhecer, cada coisa que lhe acontece, tudo o que você atrai para sua vida, as coisas pequenas e as grandes.

Sem Gratidão você não se encherá de alegria e não voltará ao coração. Se você não for capaz de Agradecer, releia este capítulo, siga os passos ou peça apoio a um Treinador de Água[*]. Porque algo deve estar muito ferido, doendo ainda dentro de você... E, ao começar a limpá-lo, você conseguirá curá-lo e finalmente soltá-lo.

Ao amanhecer, diga o seguinte:

*Hoje é um lindo dia sobre a Terra*
*E o viverei com alegria e Amor.*

E, antes de dormir, repita:

*Obrigado, obrigado, obrigado,*
*Hoje tenho muito a agradecer.*

---

[*] Em Cóndor Blanco temos um sistema de treinamentos que segue os 4 Elementos. Um Treinador Terra lhe ajuda a conquistar sua Prosperidade; um Treinador Água lhe apoia a chegar à Felicidade; um Treinador Ar lhe instrui na sua busca pela Consciência; e um Treinador Fogo lhe mostra o Caminho para a Liberdade.

# 3

## OS CORAÇÕES NEGATIVOS

"O Amor é a Lei de Deus. Ao viver isso, talvez você aprenda a Amar. Ao amar, talvez você aprenda a Viver. Nenhuma outra lição é pedida ao Ser Humano."

*Mijail Nuáima*

Será que somos saudáveis emocionalmente? Sabemos o tipo de coração que temos? Será que nosso coração é grande ou é pequeno; é um coração sem o brilho do Amor? Está traumatizado, machucado, quebrado, com fissuras ou manchas? Ou é um coração grande, amoroso, luminoso?

O estado natural do ser humano é o Amor. A maioria de nós foi criada com Amor e a partir do Amor Puro. Então, o Natural seria que todos nós tivéssemos um Coração Puro, grande, amoroso e vibrássemos em um espaço emocional positivo.

Mas, como vivemos muito afastados do coração, dando mais poder e atenção ao corpo e à mente, ou à tecnologia, nem sempre é assim.

No capítulo 4, vamos falar dos Corações Positivos, que seriam nosso estado natural. Mas neste capítulo vou explicar os tipos básicos de Coração Negativo que existem, a partir da perspectiva simples de Cóndor Blanco.

Vamos conhecer alguns tipos de coração negativo para observar se estamos presos a um destes estados emocionais ou tipos de corações.

Em resumo, são cinco os Corações Negativos:

1. Coração Sujo
2. Coração Amargurado
3. Coração Contaminado
4. Coração Aprisionado
5. Coração Enfeitiçado

Desenvolvemos esses tipos de coração porque, neste mundo com densidade baixa, nem sempre crescemos e convivemos em espaços positivos e amorosos, e nossas experiências ao longo de

## OS CORAÇÕES NEGATIVOS

nossas vidas vão deixando marcas, que podem ser mais superficiais, ou bem profundas (como os chamados *Samsakaras,* como os budistas denominam as gravações ou sulcos mentais).

Tais marcas podem ser físicas, emocionais, mentais ou espirituais. Mas o que têm em comum é que geralmente não somos conscientes delas, porém, elas nos influenciam de maneira direta no cotidiano; são as responsáveis por nossas respostas automáticas diante das situações e nos levam a desenvolver ou perpetuar traumas, relações turbulentas, pobreza, vícios, dramas...

Qualquer situação ou pessoa que toque nessa ferida, ou o menor "cheiro" que sentimos disso no ar, dispara em nós um gatilho mental: nós nos lembramos da dor e reagimos com nossa defesa pré-gravada em nosso subconsciente.

O Consciente é a parte visível da mente, a parte criativa, racional, que se propõe metas. E o Subconsciente é o que contém os registros, os programas fixos, ou as configurações e as ordens gravadas do piloto automático. E é o Subconsciente que governa cerca de 95% de nossas decisões e ações diárias. A Mente Consciente é como a ponta do *Iceberg*, e o Subconsciente é o restante do *Iceberg,* que fica debaixo d'água.

Mindset é um conceito criado por Carol Dweck, psicóloga de Standford, que o define como a capacidade humana de observar nossas Configurações Mentais ou Programações e crer que é possível uma Mudança para crescer, Superar-se e alcançar o êxito.

O Mindset é um reflexo do nosso Subconsciente. E, se queremos mudá-lo, a primeira coisa a fazer é mudar a raiz do Pensamento, ou seja, o Sentimento. E isso se faz com a intenção, a motivação e a estratégia corretas.

Dependendo do Mindset ou da Mentalidade, alguns parecem destinados ao estancamento e outros ao crescimento e ao progresso. Os primeiros ficam presos a vida toda em um mesmo lugar, ainda que tenham todas as possibilidades de Aprender; já os últimos crescem rápido ou evoluem, ainda que não tenham, aparentemente, nenhuma possibilidade.

As pessoas que têm o que Carol Dweck define como "Mentalidade Fixa", ou o que Gurdjieff[*] chamava de Fixações do Ego, possuem uma Configuração Limitada por um Molde Estreito. Ou seja, uma Mentalidade Obtusa ou fechada, com a qual lhe custará aprender e avançar, porque suas qualidades estão limitadas, já que elas creem que não podem ser nada além do que já são.

> **O MINDSET É UM REFLEXO DO NOSSO SUBCONSCIENTE. E, SE QUEREMOS MUDÁ-LO, A PRIMEIRA COISA A FAZER É MUDAR A RAIZ DO PENSAMENTO, OU SEJA, O SENTIMENTO.**

Aqueles com "Mindset de Crescimento", ou "Mentalidade Positiva" ou Evolutiva, nunca deixam de aprender, de crescer e de superar-se, tendo maiores probabilidades de adaptação, superação e êxito. Eles estão conscientes de seu Poder Pessoal, e, devido a sua Mentalidade Positiva e aberta a aprender, não veem limitações na idade, na educação, nos recursos... e confiam em si mesmos e na vida para alcançar seus objetivos.

Com um Mindset ou Configuração Negativa de pobreza emocional ou com histórias dolorosas, alimentamos a carência e evitaremos a Felicidade, porque, se nossa Mentalidade foi "configurada" com as feridas emocionais ou com moldes de rejeição, abandono, solidão, maus-tratos, humilhação e traição,

---

[*] George Gurdjieff foi um Mestre iluminado armênio, que ensinou entre os anos 1920 e 1950, na Rússia, França, Inglaterra e Estados Unidos.

vamos continuar atraindo isso de forma inconsciente e evitando relações mais profundas e nutridoras.

Esse *Samsakara*, terá como consequência uma Visão Incorreta, uma Mentalidade sem foco no Prioritário; e com ela buscaremos dinheiro, e não a Prosperidade; buscaremos prazer, e não a Felicidade; buscaremos informações banais, e não a verdadeira Cultura do Autoconhecimento; buscaremos liberdades básicas, e não a Liberdade Suprema.

Se também tivermos alguma "amarra espiritual", por algum Karma desta ou de outra vida, teremos dificuldade para encontrar a Felicidade, ou um Caminho correto e um Mestre, e para entregar-nos a uma Causa Nobre. E, assim, não despertaremos nosso "Mestre Interno".

Para nos dar conta dessas amarras ou karmas, devemos prestar atenção no que atraímos em nossas vidas em todos esses âmbitos: material, emocional, mental e espiritual. E, para nos libertar das amarras, devemos gerar Autoconsciência, aprender com as próprias experiências e as alheias, resgatar o positivo do passado e cortar o que já não nos serve mais para que o padrão não volte a se repetir.

Infelizmente, como eu disse nos primeiros capítulos, nos afastamos do coração e temos pouca Consciência do que se passa nos nossos relacionamentos e do nosso real Estado Emocional, então não conhecemos nosso coração nem nossos padrões emocionais.

Ao falar dos Corações Negativos neste capítulo, tenho a intenção de deixar-lhe um pequeno mapa para que tenha noção do seu mundo emocional e, se for o caso, de algumas de suas prisões emocionais. E para que possa começar a responder a estas perguntas:

*Quão ferido ou traumatizado estou? Será que sou emocionalmente saudável? Sei o tipo de coração que levo no peito? Será que meu coração é grande, pequeno, machucado, quebrado, com fissuras ou com manchas? Ou é um Coração Puro, Grande, Amoroso, Luminoso?*

Nos capítulos seguintes falarei sobre como limpar o coração e também explicarei sobre os corações, por isso não se preocupem... há solução. Mas tampouco se iludam...

Há muitos tipos de coração, porque há muitas pessoas neste mundo, que viveram muitas histórias diferentes, nesta e em todas as vidas anteriores. Sobre os Corações Negativos, pode ser que tenhamos um coração pequeno e endurecido, ou um coração congelado e preso, ou um coração amargurado e dominado por outro ser... Ou um coração flutuante, que às vezes é pequeno e noutras médio.

A classificação que vou mostrar aqui não traz as únicas opções que existem, mas são um bom mapa para encontrar seu tipo de coração ou algo que você ainda tenha que resolver no seu mundo emocional.

## I. CORAÇÃO SUJO

O Coração Sujo é o menor dos males... É um coração comum na humanidade deste mundo, especialmente na adolescência, quando experimentamos muitas flutuações emocionais e não definimos ainda o coração que teremos.

O Coração Sujo é basicamente um Coração Triste, o coração dos que sofreram alguma decepção ou dos que ficaram tristes por algum tempo. Não chega a ser uma depressão patológica e desafiadora de sair; é mais como um coração que começou a

## OS CORAÇÕES NEGATIVOS

conhecer os estados emocionais inferiores e, comovido, sofre, se lamenta e chora.

Os que têm um Coração Sujo buscam válvulas de escape para sua tristeza. Tentam fugir disso saindo com os amigos, vendo vídeos ou séries, ou com álcool, cigarro, drogas leves, sexo... para ver se passa.

No momento da decepção, se negam a crer na felicidade, porque o coração está sofrendo. Mas, como é um nível leve de sofrimento, a pessoa pode se recuperar com facilidade. Todos sujamos o Coração com a Tristeza quando terminamos um relacionamento, quando alguém de quem gostamos fica longe, ou quando perdemos um ente querido.

O coração se entristece pela comoção, pela dor, pela decepção, pela culpa, pela negação, pela raiva ou pela repressão... E isso é natural, pode acontecer. O perigo do Coração Sujo é manter-se na Melancolia por mais tempo do que o necessário; nesse caso, a tristeza fica presa e agrava o estado do coração.

De acordo com o nível de sujeira ou tristeza, é mais ou menos fácil limpá-lo. Se for baixo, a pessoa sentirá tristeza e logo alegria, as emoções serão flutuantes. Se a sujeira for maior, a pessoa ficará mais tempo nos estados melancólicos e a ferida começará a aumentar, o coração ficará cinza e poderá chegar a contaminar-se.

Para evitar o Coração Contaminado, que é o próximo tipo de Coração Negativo, mais denso e mais desafiador de curar, é recomendável iniciar as práticas para limpar o coração:

*a. Fugir de amizades tóxicas e estar próximo de pessoas que lhe fazem bem; buscar pessoas que motivam você e lhe dão*

# MINDSET DO CORAÇÃO

*alegria, para alcançar um ânimo mais elevado e ter apoio para mudar da tristeza para a alegria.*

Seu coração se sentirá muito melhor se você deixar para trás as amizades tóxicas, que não levam você a lugar nenhum.

b. *Buscar atividades e lugares que façam você feliz, que lhe tragam bem-estar. Ame-se mais, frequente ambientes ou encontre pessoas que o nutram gradualmente, e seu coração irá mudar seu estado emocional.*

c. *Praticar atividade física. Assim, você contribui com sua saúde e sua felicidade, gerando vitalidade, energia, alegria... e liberando serotonina.*

d. *Estar na Natureza. A Natureza é capaz de devolver-nos a tranquilidade e o bem-estar, renovando nossos corpos, nossa aura, nosso ser.*

Quando estamos em constante contato com a Natureza, é muito mais fácil descondicionar, se desprogramar do passado e se reconfigurar para assumir nosso Novo Mindset.

Se você passa algum tempo em meio à Natureza e, além disso, trabalha com a terra, Reconfigura sua Mentalidade e "reseta" suas velhas tristezas e manhas. Você se limpa de programações obsoletas que lhe dizem: "Não valho, não tenho, não quero, não posso, não sou".

e. *Tomar banhos e água com Consciência. Tomar banhos de rio, de mar, de lago, inclusive de chuveiro ou banheira com consciência ajuda muito a fazer fluir e limpar as águas in-*

## OS CORAÇÕES NEGATIVOS

*ternas estancadas que entristecem seu coração. Os banhos de ervas também são muito curativos.*

Além disso, é importante tomar bastante água durante o dia, com consciência, especialmente se é uma água natural das montanhas. Tome pelo menos 1 litro por dia, para que sua água interna continue fluindo com harmonia. Você também pode colocar um cristal rosa ou verde em sua água, e falar ou murmurar coisas positivas para a água antes de bebê-la...

*f. Carregar um Cristal Rosa no Peito por 3 meses. Você pode usá-lo por esse tempo e, depois, quando se sentir triste ou tiver caído no Pântano do Drama sem saída. Isso deixará seu coração com uma energia mais equilibrada, amorosa e tranquila.*

Há casos em que se necessita de um cristal lilás ou turquesa... Confirme isso com seu Coach de Cristais (ou com seu Treinador Visionário Integral CB, especialista nos 4 Elementos e em Observação e Restauração do Campo Emocional[*]).

*g. Trabalhar consigo mesmo, cuidar de si. Isso significa buscar sua autonomia, reforçar sua autoconfiança e sua autoestima, fazer cursos de autoconhecimento, desfrutar a própria companhia e desenvolver seu Amor-Próprio sem narcisismo.*

---

[*] Um Coach de Cristais entende sobre como os diversos tipos de cristais podem apoiar você a obter energia e conquistar o que você deseja. Um Treinador Visionário Integral de Cóndor Blanco é capaz de identificar, em pouco tempo, o que o impede de avançar e conhece as melhores técnicas práticas e místicas para que você dê os próximos passos.

## 2. CORAÇÃO AMARGURADO

O Coração Amargurado é o segundo Coração Negativo, e é mais denso do que o Coração Sujo. Ele nasce porque a pessoa guardou por muito tempo sua tristeza, raiva ou ressentimento.

O Coração Sujo sofre e quer deixar de sofrer; já o Coração Amargurado está preso à sua tristeza e não quer abandonar sua dor nem seu ressentimento; tem muita amargura com as pessoas, com a vida e consigo mesmo.

Se você tem um Coração Amargurado, não só se faz de vítima todos os dias, mas desce para sofrer no Poço da Autolástima e sente que a vida, as situações, as pessoas e tudo o que elas fazem é para ferir você.

Assim, você acredita que as pessoas fazem tudo com desamor, com intenção negativa, que não o consideram, não o amam. Se alguém se atrasa para uma reunião com você, sente que é porque não respeita, não ama você; se seu chefe não o cumprimenta de manhã é porque não o reconhece, não o ama; se seu companheiro não se reporta nem o elogia a cada vinte minutos é porque deixou de amá-lo como antes...

Com essas interpretações, você passa a vida sentindo-se inferior, menos valorizado, sem energia, sozinho e triste. E essa tristeza se torna reclamação, sofrimento e pode até transformar-se em uma grande raiva, em ódio venenoso, em ciúme ou inveja descontrolados. Ou em um desejo obscuro de vingança.

Se você continuar alimentando-se com esse veneno, pode chegar a formar parte do nível inferior a este, chamado de Coração Contaminado.

O Coração Amargurado é um prato cobiçado para integrar-se aos seres de Coração Escuro, porque estes começam a alimentar essa amargura para transformá-la em *Tristeza Suprema,* um caldo tóxico de raiva, medo, ódio e vingança.

Assim, muitos seres, por maldade e ignorância das consequências, vão rebaixando o coração e adquirindo os comportamentos daqueles que entregam seu coração à escuridão. Sua contaminação é quase impossível de interrromper, e esses seres começam a fazer mal aos demais.

Devemos prestar Atenção ao coração e respeitar a vida e as pessoas; estar atentos para tratar bem os demais (e a nós mesmos); e não alimentar sentimentos baixos de medo, ódio, vingança etc.

O trabalho de limpeza é mais desafiador nesse caso, porque um Coração Amargurado está cheio de feridas, traumas, dor e raiva, e está muito longe da Gratidão, que é como uma Clínica Interna de reabilitação e detox de venenos emocionais.

Todos podemos ter alguma ferida, como a Rejeição, o Abandono, a Humilhação, a Traição ou a Injustiça... Mas, com o Coração Amargurado, você provavelmente terá três feridas ao mesmo tempo, ou todas juntas.

As pessoas com Coração Amargurado sofreram nesta ou em outra vida uma decepção amorosa muito grande, seja pelo que fez um(a) companheiro(a), a mãe ou o pai... E ainda se sentem feridas e estão brigadas com a vida. Elas acreditam ter "o direito de ser negativas" e insuportáveis com as outras pessoas e pensam que sofrem mais do que todos.

A teoria do Mindset pode resumir-se assim: *Se você acredita que pode crescer, está aberto a crescer, é mais provável que cresça. Mas, se você está fechado, ao contrário, é mais provável que nunca mude.*

Quem tem o Coração Amargurado parece seguir a regra do Mindset fixo ou fechado: não importa o que os outros façam com uma pessoa de Coração Amargurado, ela sempre responde com rejeição, abandono, desamor... com alguma ferida, e nunca com Amor.

E como têm muita Autolástima, não conseguem perceber o que fazem. Só alimentam suas tristezas, amarguras ou ressentimentos e sua sensação é de que a vida lhes deu as costas.

Há pessoas que parecem firmes, mas que também carregam um Coração Amargurado. No fundo não são mais do que um cacto espinhoso; são fortes, mas sem amabilidade nem sorriso; fortes, mas desnutridas emocionalmente, com falta de afeto e Amor desde a infância.

Essas pessoas indiferentes, pálidas, muito magras, ossudas, sem calor e cheias de espinhos, guardam em seu interior um lago congelado, um rio estancado, um Oceano petrificado e imenso de Amor Divino, mas seu coração ainda não foi tocado pelo afeto cálido dos raios do Sol...

Essas pessoas distantes, secas, indiferentes, que fingem não se importar com o Calor Humano; essas pessoas, que vestem seu coração de tons cinzas para passar despercebidas pelo mundo, efetivamente passam insignificantes ao carinho, aos abraços, ao calor da estufa familiar. Essas pessoas, que são como plantas murchas, passam pelas ruas como sombras invisíveis e, como almas penadas, circulam indiferentes ao afeto, ao Amor, à ternura. Só fingem que não lhes importa o afeto, mas ardem por dentro para receber e dar Amor.

Essas pessoas chatas e Amarguradas carregam um coração angustiado, um passado doloroso. As cicatrizes doem com o frio e também com o calor humano da proximidade, porque seu Mindset é negativo e fixo. Por isso são pessoas amarguradas e agressivas, que oferecem ao mundo os espinhos que têm e avançam agressivas e solitariamente...

Sentem que sua vida não faz nenhuma diferença neste planeta. Sua alma já colapsou com o sofrimento, então elas preferem mostrar espinhos em vez de flores, porque suas táticas de convivência são mecanismos defensivos. No fundo, estão se protegendo da própria vulnerabilidade; aprenderam que, para sobreviver, precisam vestir uma armadura. Temem sentir de novo, amar e deixar-se amár, porque associam a exposição ao outro com o sofrimento e a dor. Negam-se a possibilidade de entregar-se, muito provavelmente por causa de uma experiência ruim do passado.

Essas pessoas amarguradas e golpeadas pela vida, que nunca receberam um abraço afetuoso, um abraço carinhoso, um colo acolhedor, suplicam por afeto sem declará-lo, só dão sinais disso com seus espinhos. Geralmente são essas as pessoas que mais precisam de afeto, mas não aprenderam a pedir, não sabem fazê-lo.

> **AS CICATRIZES DOEM COM O FRIO E TAMBÉM COM O CALOR HUMANO DA PROXIMIDADE, PORQUE SEU MINDSET É NEGATIVO E FIXO.**

Seja com o coração de uma pessoa mais dramática ou de uma pessoa mais seca, se você sente que tem o Coração Amargurado, necessita do apoio de alguém com as estratégias, os acordos e as ferramentas adequados.

Se você sente que não está nessa situação, colabore. Ame essas pessoas com o Coração Amargurado, essas pessoas secas e abandonadas e desterradas do mundo do afeto. Proteja-as, tenha paciencia com elas, dê-lhes contenção, espere por uma deixa e insista: com respeito, com confiança, com honestidade, com palavras ou silêncios, com abraços, com este livro e com o

*Workshop* "Coração Brilhante"*, com uma caminhada pelo bosque, com olhares afetuosos, com amizade sincera, com presentes positivos, como uma vela branca, uma essência ou incenso de jasmim, ou um coração rosa de cristal... E, sobretudo, com motivação e frases de Superação.

Veja, a seguir, algumas dicas de como curar um Coração Amargurado.

### A. APRECIAR

O primeiro passo é Apreciar. Só Apreciamos quando observamos o que tivemos no passado e o que temos agora, o que já vivemos e ainda viveremos; quando vemos que tanto o que vivemos de positivo como o que vivemos de negativo nos trouxeram até onde estamos, nos deram uma lição; quando compreendemos que estamos vivos, apesar de tudo; e, sobretudo, quando vemos que cada momento é único e que é bom estar presente para a vida, aqui, outra vez.

Apreciar é olhar ao seu redor e sentir-se bem com o que você vê... Sem comparações estúpidas, porque cada um de nós é único e atrai aquilo de que precisa para crescer. Apreciar é saber que nossa existência é guiada por uma força maior e que as coisas não poderiam ser diferentes se queremos realmente alcançar o que somos de melhor.

Apreciar nosso passado, nosso presente e nosso futuro nos ajuda a forjar de novo um coração limpo, disposto, uma página em branco. No entanto, isso não é possível se ficarmos presos ao passado, às feridas, ao desejo de vingança. Algumas pessoas, portanto, vão precisar do segundo passo: Perdoar e Soltar o Passado.

---

* Para mais informações sobre todos os workshops citados neste livro, acesse: www.condorblanco.com

## B. PERDOAR E SOLTAR PASSADO

A segunda prática para curar um Coração Amargurado é Perdoar e Soltar, deixar ir...

Perdoamos quando trazemos a pessoa, coisa ou situação ao nosso coração, abraçamos o ocorrido e valorizamos isso de uma maneira ou de outra, e conseguimos ficar em paz. Ao Perdoar de verdade, conseguimos soltar e, em algum momento, até esquecer que aquilo aconteceu. Aí estamos livres.

Para perdoar e soltar com mais facilidade, você deve aprender a contemplar o que chega e o que vai, como a água de um rio que flui; ou as ondas do mar, que vêm e vão; uma gota de orvalho caindo de uma folha; as gotas de chuva que se lançam ao vazio sem medo nem apego; ou as folhas secas de outono, que se desprendem das árvores com confiança, para ter um novo futuro, um novo destino.

Toda a Natureza e tudo o que é vivo, inclusive nós, está em constante mudança. A diferença é que a Natureza abraça a impermanência, permite que a magia da vida e do movimento se manifeste, crie e recrie. E nós ficamos apegados ao mesmo...

Aprender a soltar e a deixar algo para trás é saber Observar o Sol do Entardecer, que deixa o dia e dá lugar à Noite; ou observar o Amanhecer quando se vai a noite e deixar chegar o dia... Até que consiga ver e incorporar o grande ensinamento da Impermanência.

*Você só se afasta do Medo quando aceita e compreende que a Segurança é viver em paz com a Insegurança.*

## C. AGRADECER

Agradecer é a Terceira Prática e é buscar sempre o Positivo na vida, nas pessoas e em tudo o que nos ocorre...

Quando descobrirmos a Cultura do Apreço e formos capazes de encontrar o Ponto Positivo em tudo, seremos capazes de Agradecer e começaremos a treinar nossa Mente. Naturalmente, pensamos e esperamos o positivo, e mais adiante entenderemos a lição que deveríamos aprender, mas com gratidão.

A Gratidão é a chave do Portal; quando atuamos com Gratidão, o Universo nos responde com benevolência. Se mudarmos o Mindset ou a Mentalidade Escrava, Mesquinha, Negativa, Medíocre ou Conformista com a qual crescemos e forjarmos um Coração Puro com uma Mentalidade Positiva ou de Crescimento, isso nos dará infinitas oportunidades.

Ao Apreciar, Perdoar e Agradecer, nasce a alegria de viver, e a Amargura frente à vida começa a dissolver-se, porque já não tem lugar. Aqui estamos a um passo de Fazer o Bem e Abençoar.

## D. FAZER O BEM E ABENÇOAR

Fazer o Bem é tratar bem as pessoas e servir aos demais, fazer coisas para o outro, da mesma maneira que você gostaria de ser tratado e como gostaria que fizessem as coisas por você. Mas devemos estar contentes com isso, sem fingir.

Quando estamos amargurados, somos mais defensivos e egoístas, e não pensamos no outro. Entretanto, ao alcançar o Bem-estar Emocional, nos tornamos menos mesquinhos, negativos e ensimesmados, e somos capazes de prestar atenção no outro ou no ambiente... Essa lei de fazer o bem é muito simples, na verdade. É só seguir o que o coração naturalmente deseja e pensar no outro.

Buda, em suas últimas palavras, disse: *"Não prejudique, faça o bem e controle sua mente"*.

Ao melhorar nossos pensamentos, sentimentos, palavras e ações, seguramente teremos mudanças positivas em nossa vida e estaremos mais dispostos a fazer o bem para os outros.

Para ter ainda mais resultado, Abençoe. Abençoe sua própria vida e a vida de cada pessoa que cruzar seu Caminho. Você vai ver que, ao fazer o bem e abençoar, seu coração se abrirá de maneira instantânea, e muito provavelmente você receberá o mesmo dos outros, em algum momento, de alguma forma. E quanto mais você agradece, dá e abençoa, mais o Universo responde com a mesma moeda.

Em meus livros *Shanti Kai* e *Shanti Kai dos 4 Elementos*, falo de Paz, Apreço, Agradecimento, Perdão e Bênção. Se você quiser aprender bem esses temas, sugiro que consulte essas fontes.

## E. RODEAR-SE DE AMOR

Se você tem um Coração Amargurado, para que fique mais tranquilo e seu coração volte a esquentar, precisa rodear-se de Amor, de pessoas que você sente que o amam incondicionalmente.

Ainda que não consiga sentir esse Amor o tempo todo, procure estar perto do tipo de pessoa que gosta de você. Trabalhe com sua capacidade de receber Amor em todas as suas formas: carinhos, presentes, gestos, conversas...

Também é interessante que você se aproxime de crianças e se permita brincar com elas, divertir-se. As crianças, em geral, têm uma capacidade natural de abrir o coração para os outros e de tocar seu coração. É muito provável que sua criança interior não tenha vivido completamente a etapa infantil e ainda precise completá-la... Talvez a vida o tenha levado a tornar-se um adulto responsável antes da hora, mas ainda dá tempo de curar isso.

Aprenda a rir de si mesmo, a não levar a vida tão a sério. Você pode fazer uma Terapia do Riso ou um curso de palhaço...

E o mais importante: não tente afastar-se do Amor; fique perto dele. Essa atitude levará você naturalmente ao passo seguinte.

### F. CULTIVAR BOAS RELAÇÕES

Cultivar boas relações é como manter um jardim: é saber o que cada planta necessita em cada momento e ser capaz de oferecer isso com o coração aberto, sem esperar nada em troca... Somente querendo que a flor (ou a outra pessoa) cresça bem e floresça lindamente.

Cultivar boas relações, em algum momento, é algo que voltará para você de maneira natural, como um bônus natalino, e você certamente receberá isso com Apreço e Gratidão.

## 3. CORAÇÃO CONTAMINADO

O Coração Contaminado é muito mais negativo do que os anteriores, porque já se deixou contaminar pela cobiça, pela dor, pela negatividade, pela agressividade, pela confusão, pela loucura, pelo egoísmo, pelo ódio ou pelo desejo de vingança... e abriu espaço para a maldade, que se instalou.

O Coração Amargurado é um prato fantástico para os seres obscuros. Quando esse prato se enche realmente, nasce o Coração Contaminado, o caldo de cultivo para que nasçam os obscuros, porque é um Coração saturado de venenos e começa a atuar com a intenção de prejudicar os demais.

Todos queremos ser amados e felizes, e buscamos isso de um lado ou de outro. Quem está do lado luminoso, busca a felicidade

OS CORAÇÕES NEGATIVOS

de maneira saudável; já os que estão do lado obscuro creem que se sentirão melhor ao prejudicar e conquistarão o que querem.

O Coração Contaminado está cheio de sentimentos baixos, e é muito provável que tenha cobiça, avidez, raiva, ódio, ressentimento... A pessoa que tem um Coração Contaminado é muito agressiva, não tem paciência, é controladora e manipuladora; busca sua satisfação independentemente das consequências para os demais; seu coração está cheio de espinhos por fora e por dentro – fere os demais e a si mesmo. Já não é apenas uma couraça; o dano tocou a alma e, com isso, a energia da compaixão foi consumida.

Alguém com um Coração Contaminado sempre estará prejudicando os outros, seja de modo pessoal, seja de modo social, público. As mulheres geralmente o fazem de maneira mais oculta e silenciosa, mas muito venenosa; os homens preferem fazê-lo publicamente, para que o dano pareça maior ou para que reforcem mais ainda seu Ego.

Se essas pessoas não vivem algo que as leve a perceber que estão causando muito dano nos Mundos Internos e Externos, começam a desfrutar do que fazem e vão mais fundo na escuridão. E aí permanecem... Já não há volta.

É uma pena que a humanidade, por meio de guerras, corrupções, danos alimentares, divisão em territórios, em classes, em religiões etc., as máfias, os noticiários, entre outros, esteja contaminando a mente e o coração de milhares de pessoas.

Os Seres Humanos são seres sociais, que naturalmente vivem em harmonia com a Natureza, com outras formas de vida e uns com os outros. Entretanto, no Mundo como está hoje, tudo é vivido como se fosse uma luta pelo poder.

Se tivéssemos mais Consciência, não haveria necessidade de tanta guerra, de matarmos uns aos outros, ou de explorar uns

MINDSET DO CORAÇÃO

aos outros, por dinheiro, por petróleo, por território, para defender uma ideia ou uma crença.

Mas a Matrix nos implantou patriotismos, religiões, divisões sem sentido... Quando somos crianças, essas divisões não existem, porque nossa mente ainda não está programada. Crianças (e adultos) que não deixaram sua mente e seu coração se contaminarem com o Mindset da separação compartilham e convivem uns com os outros sem problemas.

Se colocássemos uma criança de Israel brincando com uma criança da Palestina, por exemplo, ou uma criança pobre brincando com uma criança rica, sem que ninguém lhes contasse que deveriam ser inimigas ou que não poderiam estar juntas, certamente brincariam por horas e horas sem nenhum problema.

No entanto, a partir do momento em que nascem as regras de uma sociedade hipócrita, dizendo que não é permitido amar pessoas de países diferentes, com crenças diferentes, de colégios diferentes, ou de outra classe socioeconômica, com outra cor de pele, começam a separação e o ódio.

Em ambientes miseráveis e precários, onde o ódio significa sobrevivência, lutar pela vida é mais importante do que manter um Coração Puro... Contudo nada é impossível, e certamente há vários exemplos de generosidade nos lugares onde as condições são adversas. Mas o que vemos hoje em dia é que, até nas melhores condições (ou, às vezes, justamente por elas), brigamos mais uns com os outros, encontramos motivos para nos odiar.

Se você está lendo este livro, provavelmente tem opções. Não deve viver em meio a tiroteios nem ter de caminhar por horas para conseguir um balde de água nem brigar por um pedaço de pão. Então, eu o convido a Sintonizar a Paz e não gestar mais guerras nem brigas desnecessárias.

◄ 76 ►

## OS CORAÇÕES NEGATIVOS

Se você perceber que está sentindo, dizendo ou fazendo algo que contribui com a separação ou com a divisão, ou que prejudica o outro de alguma maneira, mude sua atitude. Busque promover o Amor, a união, o companheirismo, a boa onda.

Os Corações Sujos necessitam ir à Natureza; os Corações Amargurados necessitam de Terapia; já os Corações Contaminados necessitam de muita Terapia, de uma Terapia profunda, além de deixar para trás pessoas e ambientes tóxicos, ir a retiros na Natureza, praticar os estilos de Meditação Shanti Kai e Shanti Kin, e aceitar a Bondade e a Beleza da vida.

A Natureza é positiva e nos lembra do Amor Incondicional o tempo todo. O fato de você estar em meio à Natureza renova e energiza seu corpo; renova sua água interna e acalma seu Coração; renova o ar de sua mente e deixa entrar a luz da Verdade; e renova seu ser, conectando seu Espírito.

As pessoas com um Coração Contaminado também precisam do apoio de pessoas que tenham muito Amor, Estratégia e Paciência, como as Matriarcas, os bons Xamãs, os grandes Terapeutas e, claro, os Grandes Mestres.

Se, porém, chegassem a conhecer um Grande Mestre com um Coração Contaminado, muito provavelmente iriam contra esse Mestre, não entendendo sua mensagem nem reconhecendo seu Amor Incondicional.

Se pessoas de Coração Contaminado e com Maldade conseguirem ver uma nova realidade, se alguém as ajuda a mudar seu Molde ou Mentalidade, poderão perceber que o mundo tem Amor, que as coisas podem ser diferentes para elas. Seu coração começará a querer curar-se, e então elas começarão a esforçar-se para limpar sua contaminação.

Claro que um Coração Contaminado precisa do apoio dos outros, mas somente quando ele desejar se curar é que esse apoio poderá chegar e fazer efeito.

Jesus disse: *"Se seu coração é bom, seu corpo estará cheio de Luz"*.

Portanto, se seu coração é bom, seja você essa luz, esse apoio.

Mas tenha você o coração que tiver, não o prejudique mais; faça o bem e controle sua mente. Tenha o coração que tiver, faça trabalhos sociais nos piores lugares, sirva onde houver muita miséria ou vícios... Em prisões ou lugares com violência, em hospitais ou lugares de sofrimento. Entregue seu tempo, seu carinho, suas habilidades; toque música, alegre o dia do outro; ensine um ofício para que o outro possa progredir; ou entregue a mensagem de um Caminho, um Conhecimento claro sobre a Evolução. Isso naturalmente tocará, curará e abrirá seu coração. E, para os que estiverem preparados, seu coração brilhará.

Ao serem apoiadas, as pessoas de Coração Contaminado terão uma grande oportunidade de ver que não necessitam destruir os demais nem autodestruir-se para ter algo ou ser alguém. Mas devem saber Superar-se até aprender a responsabilizar-se por si mesmas e abrir-se para construir uma vida valiosa.

## 4. CORAÇÃO APRISIONADO

O Coração Aprisionado é o quarto tipo dos Corações Negativos e reflete uma situação muito triste, porque as pessoas que têm um coração assim sentem que não podem Amar e que seu coração está escondido em algum lugar.

Elas estão desconectadas do Mundo Emocional e, ainda que tenham companheiro(a), família, amizades etc., sempre ficam na superfície das relações e das emoções.

Para ir fundo e sentir de verdade, elas precisam romper as barreiras da prisão, mas isso não é tão simples assim.

Um Coração Aprisionado praticamente está condenado a não Amar e a não ser Amado, e não só por seus egos e máscaras, mas pelas barreiras que levantou.

Há duas razões pelas quais uma pessoa pode ter o Coração Aprisionado: a primeira é que a própria pessoa construiu um coração com muros defensivos, porque em algum momento sofreu tanto que preferiu defender-se com paredes e espinhos e entrou em uma caixa, um cofre ou um cubo de gelo...

Por ter sofrido muito, tomou a decisão radical de "não sofrer mais", mas fez isso negando suas emoções e anestesiando o coração, deixando de buscar a felicidade verdadeira. Acreditando que, sem sentir ou ficando na superfície da existência não sofreria mais, terminou dizendo Não ao Amor. E não se deu conta de que "não sentir" é a maior das tristezas, porque é anular seu Centro Emocional; ao bloquear os sentimentos, ninguém jamais pode ser feliz.

A segunda razão de um Coração Aprisionado é que outra pessoa o colocou em uma prisão. Isso acontece quando a pessoa que tem o Coração Aprisionado foi uma pessoa que amou muito, que teve um coração muito grande, que contribuiu com o Amor e a felicidade dos demais... E, com isso, despertou a raiva, o medo, o ódio de outros, que, em um ato de inveja e vingança, conseguiram prender seu coração.

Às vezes, o desejo de vingança vem por algo mais simples: por exemplo, duas mulheres se apaixonaram pelo mesmo homem, e a mulher não correspondida estava com um Coração Contaminado e tinha alguns poderes, por isso conseguiu aprisionar o coração da outra. No Egito e em outras civilizações, a bruxaria em casos assim era muito comum.

Quando a prisão vem de dentro, foi construída por nós mesmos. Quando vem de fora é porque outra pessoa não quer ver nosso êxito no Amor ou quer impedir que façamos o bem com nosso coração, não quer que ajudemos os demais.

Infelizmente, as consequências são as mesmas em um Coração Aprisionado por si mesmo ou por outra pessoa, porque você não consegue dar nem receber Amor, não consegue sentir nem fluir ou relacionar-se de verdade nem aprofundar ou intimar; você se transforma em uma pessoa seca.

Qual é a diferença, então, entre ter um Coração Aprisionado por si mesmo e por outra pessoa?

Sair de um coração que você mesmo aprisionou só depende de você... Você é seu salvador. Você precisa encontrar a chave com Autoliderança; com Superação e Desenvolvimento Humano; com Convivência e Boas Amizades; com Terapia e Calor... Calor Humano, Calor do Sol... E com as diversas técnicas que trago neste livro, para você cortar as correntes, abrir a caixa, derreter o gelo.

Entretanto, quando o coração foi aprisionado por outro ser, deve-se descobrir qual é o laço com a outra pessoa e se alguma parte dela ainda controla a prisão. Se ela ainda tiver o laço e o controle, deve-se fazer algum trabalho de corte. Às vezes, basta uma Meditação Shanti Kai* ou alguma cerimônia simples, ao lado de

---

\* Shanti Kai é uma Meditação que trabalha com o Apreço, a Gratidão, o Perdão e a Bênção. Para aprender mais sobre ela, leia meus livros: *Shanti Kai* e *Shanti Kai dos 4 Elementos*.

## OS CORAÇÕES NEGATIVOS

um rio, lago ou mar. Mas, outras vezes, é necessário um trabalho mais forte, com a ajuda de uma curandeira ou de um Xamã.

De qualquer maneira, curar um Coração Aprisionado é bem desafiador, porque a pessoa não quer nem se atreve a sentir nada, porque tem muito medo de sofrer... Então, se mantém no padrão, mantém o "Mindset Fixo", da solidão, da distância ou do ressentimento, e diz Não à intimidade.

O ideal é que sejamos capazes de perceber nossa realidade, nossa verdadeira Condição Emocional. Se você sente que tem um Coração Aprisionado, pode começar a observar e questionar como são seus relacionamentos, como é o seu sentir, como você afasta as pessoas que se aproximam... E também se sua prisão é mais de ouro, de ferro, com correntes, como uma torre inalcançável, um deserto, um baú ou um cubo de gelo. Porque, para sair de cada prisão, há um truque e uma estratégia de escape.

Também é recomendável consultar um Xamã, um sábio ou um vidente. Para um Coração Aprisionado, geralmente ajuda tomar sol no peito; sentar-se ao lado de um rio e colocar uma pedra esquentada pelo Sol no peito por alguns minutos, ou um pouco de areia quente da praia, ao lado do mar; usar essência de flores no coração; contemplar o entardecer, deixando que o raio rosa do Sol entre direto no peito; e sempre buscar entrar em rios, mares, lagos e cachoeiras para que as águas limpem e nutram seu coração.

Há muitas outras técnicas, de acordo com cada caso ou pessoa... Não as darei todas neste livro, porque precisaria de um livro inteiro para falar de todos os casos. Além disso, muitas vezes apenas a teoria não é suficiente...

De todo modo, mencionarei algumas práticas adicionais para ajudar você a evitar condições emocionais difíceis e ter mais felicidade:

## MINDSET DO CORAÇÃO

- Buscar um Terapeuta ou um bom Treinador CB do elemento Água, alguém capaz de ajudar você a transformar suas "Águas Sujas" em "Águas Claras";
- Ter hábitos saudáveis;
- Cuidar da sua saúde física, emocional e mental;
- Dormir bem e levantar-se muito cedo;
- Cuidar de seus relacionamentos pessoais, familiares e profissionais;
- Desejar bem aos outros;
- Favorecer a felicidade dos outros;
- Alegrar-se com as vitórias dos outros;
- Refletir todos os dias, verificando sua Condição Emocional;
- Estar aberto a Mudar seu "Mindset Fixo";
- Meditar no Apreço e na Gratidão;
- Aprender a usar certas pedras e os 9 cristais de quartzo que recomenda Cóndor Blanco, para acelerar seu Processo de Restauração Energética*.

Se você se sente preso em uma situação, também recomendo que leia o meu livro *Shanti Kai dos 4 Elementos* e comece a trabalhar com o Shanti Kai da Água, reforçando o trabalho com o Apreço, a Gratidão, o Perdão e a Benção. É um bom começo... E busque o apoio de um bom Terapeuta ou de um Treinador Pessoal.

Acredite em si mesmo, acumule energia extra, deixe os medos de lado, atue com mais ousadia. Não fique preso e aprenda a sair a tempo de sua zona de conforto, que só faz você perder energia. Faça algo diferente todos os dias, aprenda a correr ris-

---

* Caso tenha alguma dúvida sobre essas questões, você encontrar um Treinador ou outros esclarecimentos no site: www.condorblanco.com.

cos construtivos, sensibilize-se, aprenda a caminhar no escuro e a entrar no desconhecido.

A prática de enfrentar os Medos inclui fazer uma lista de seus Medos, escrevê-los ou expô-los, um a um, e, com o apoio de seu Terapeuta, Coach ou Treinador, ir enfrentando-os, especialmente aqueles relacionados com o Mundo Emocional. Equilibre sua insegurança e sua imprudência.

A prática de tomar sol por, no mínimo, vinte minutos todos os dias também ajuda; tomar sol no coração para que possa voltar a bater e, um dia, se expandir e brilhar. A sociedade assusta você para que não tome sol porque prefere tê-lo à sombra, deprimido e sob o efeito de pílulas.

O Coração Sujo ou Triste, se você não o cura, pode conduzi-lo ao Coração Amargurado. E, se você não cura o Coração Amargurado, pode cair no Coração Contaminado. O Coração Aprisionado, se foi construído por você, pode ser uma consequência dos anteriores, pelo medo que o congela e a raiva que o queima.

E ainda há mais um Coração Negativo... Mesmo que seja um caso especial e consequência de um coração extremamente positivo, é um dos piores casos que existem para serem curados: o Coração Enfeitiçado.

## 5. CORAÇÃO ENFEITIÇADO

Nosso Ego é muito astuto e nossa mente é fantástica. E, ainda que seja delicada, é poderosa e perigosa, e com ela podemos hipnotizar a nós mesmos, fazendo com que o Ego tome o controle total e nos afaste da Essência. Com isso, esquecemos quem somos e por que viemos a este mundo.

No entanto, o Coração Enfeitiçado é produto de outro ser, mais poderoso. Quando você já tem um Coração Brilhante e está fazendo muitas coisas boas no mundo com esse coração, alguns inimigos contratam "magos negros" ou pessoas com muito poder obscuro para enfeitiçar um coração valioso. Com o feitiço, eles fazem com que a pessoa não recorde seu potencial e tudo o que é capaz de fazer com seu Amor.

É muito raro que, nestes tempos degradados, haja necessidade de enfeitiçar um Grande Coração, porque os corações são pequenos e à Escuridão interessa algo mais contundente do que um Coração Pequeno e Apagado. Além disso, estamos tão contaminados ou vibramos tão baixo que nem sequer conhecemos o Amor Incondicional ou nos sentimentos puros e nobres. Mas existem mais Corações Enfeitiçados do que imaginamos, visto que isso era bastante comum em tempos antigos...

Para curar um Coração Enfeitiçado, é preciso quebrar o feitiço.

E como se faz isso? Destruindo o Poder Obscuro da Matrix e cortando a influência do Ego... Dando Poder ao Amor e não ao Egoísmo; dando poder ao Respeito, à Confiança e ao Compromisso de Superar-se e Servir; de aprender a Conviver até construir uma Vida Valiosa.

Uma pessoa com o Coração Enfeitiçado já não reconhece o Poder do Amor; devolvê-la ao equilíbrio é como colocá-la em uma Clínica de Reabilitação.

*"Bom dia, meu nome é Autolástima e meu sobrenome oculto é Autoimportância; completei 108 dias sem beber o veneno do Ego, agora sorrio e de novo me sinto vivo; estou restaurando e reconstruindo meu Amor-Próprio! Aho!!!"*

Essa pessoa deve ser reabilitada emocionalmente e configurar um novo Mindset; ser capaz de Reinstalar uma Mentalidade Positiva, então, o Amor será o centro, e não mais o desamor do Ego e seus caprichos. Mesmo que continue débil por algum tempo, já poderá receber Amor e também os golpes da vida, ou seja, as oportunidades e as adversidades, porque assim será mais Firme e mais Amorosa.

Essas pessoas precisam se fortalecer emocionalmente... Podem fazer isso passando essências florais no peito, na altura do coração; usando um quartzo rosa sobre o peito; estando próximas de pessoas amadas; fazendo bastante Disciplina para aumentar sua Energia e conseguir mais Motivação e Estrutura para Integrar uma Tribo de Mentalidade Positiva e encontrar um Caminho. Além disso, devem tomar bastante água, estar em constante contato com a Natureza e os bosques, e fazer Retiros de Contemplação.

Se você tiver um Coração Enfeitiçado, com estas práticas poderá recuperar a vitalidade e recordar o Caminho do Amor; mas é recomendável também que você encontre um Mestre ou Mestra do Caminho do Amor. O mais importante, entretanto, é estar sob a Proteção de um Caminho Espiritual, com um Mestre desperto, que possa cuidar de você, protegê-lo, empurrá-lo e transformá-lo.

Para bloquear ou reverter os três feitiços – o do *Samsara*, o do Ego ou o de outra pessoa –, são necessários um Mestre, um Caminho, um Treinamento, uma Disciplina e uma Tribo de apoio.

Todos os Mestres verdadeiros poderão lhe dar Energia, Estrutura, Consciência e muito Amor, além de quatro benefícios: *Proteção, Desafios, Guia* e *Bênção*.

O Mestre não vai remover os obstáculos, mas fortalecer você para que os Supere. E essa força vai ajudá-lo a reverter os três feitiços, incluindo o da Auto-hipnose do Ego, que o afasta de sua

Essência e faz com que você se esqueça do Caminho do Amor. Ela vai colocá-lo em contato com seu verdadeiro Ser.

É recomendável ler este livro várias vezes e fazer o curso "Coração Brilhante" para saber qual é o seu tipo de coração e como cuidar dele.

Às vezes, conhecer a Verdade pode ser um pouco chocante, mas é melhor dar-se conta de que existem neste mundo tanto o Desamor como a falta de Amor-Próprio e a Maldade, para que você aprenda a sair de suas influências, a se liberar da negatividade emocional e a sair da escura caverna do medo e da ilusão ou da ignorância, que fazia você acreditar que seus níveis de Amor e Felicidade eram suficientes para viver, ou que você não poderia ser mais feliz nem mais livre.

Nada é impossível e tudo pode ser melhorado... Você pode curar seu coração e enchê-lo de Amor, alcançando o bem-estar da Alma. E um dia você poderá irradiar esse Amor saudável a todos os que o rodeiam, ajudando-os também a curar seus corações e a encontrar o Amor e a Felicidade verdadeiros.

- *Que seu Compromisso garanta sua Proteção;*
- *Que sua Ousadia o ajude nos Desafios;*
- *Que você receba a Transmissão que o Guie pelo Caminho correto;*
- *E, ao compreender que o Caminho é a Grande Prioridade;*
- *Que você seja Abençoado;*
- *E plante a Semente da Liberdade.*

# 4

# COMO LIMPAR O CORAÇÃO

"O Ego é criado com ódio, inimizade, luta.
Se você quer acabar com o Ego, terá de
criar mais sentimentos de Amor.
Quando você ama, o Ego desaparece."

*Osho*

O primeiro passo para limpar o coração é reconhecer que seu coração sofre e compreender do que você necessita, o que quer e merece, ou decide, para sair do sofrimento.

A necessidade, a compreensão e a decisão mais desafiadora está em querer sair do sofrimento, da queixa ou da lamentação e libertar-se. E isso requer mais do que Superação ou Crescimento; requer uma grande Transformação.

Essa Transformação será irreversível, e requer condições como: fazer-nos Responsáveis, conseguir Energia extra, Estrutura, Conhecimento, Auto-observação, Atenção Constante e Consciência.

Para os preguiçosos, inseguros ou negativos, será mais fácil continuar se queixando e ficar presos no papel de Vítima, cultivando a Autossabotagem e culpando os outros ou os acontecimentos externos.

O processo de limpeza do coração começa com uma Decisão, que é a de Observar com Atenção seu Mundo Emocional. E, logo, querer ir mais fundo, até assumir o controle desse Mundo Emocional e da sua Felicidade.

Sem um Guia Sábio ou um Terapeuta experiente, não se arrisque a entregar seu coração para os tolos ou para pretensiosos e inexperientes que dizem saber tudo, mas nem sequer entendem o básico da vida, ok? A maioria dos "especialistas em relacionamento" carece de sensibilidade ou da capacidade de ter Empatia; nunca compreenderão a dor dos outros.

Há ótimos Terapeutas e Coaches, mas não basta você repetir os cinco passos do luto (Negação, Raiva, Depressão, Barganha e Aceitação), se não transcendeu a Criança Ferida, se continua usando os mesmos truques de seus pais, se nunca se casou nem teve filhos, ou se não cultivou a Terra nem Meditou nos Bosques ou Montanhas.

O Processo de Limpeza do coração se fortalece com a Intenção ou a Determinação de estar disposto a sorrir quando todos estão chorando; de estar disposto a amar quando todos têm raiva; de estar disposto a semear felicidade em um mundo onde o sofrimento é a regra, em uma sociedade que respira Marketing e onde nos vendem diariamente pílulas para acalmar a ansiedade e alcançar uma "Felicidade falsa", externa e fugaz.

O trabalho com o coração não é só limpá-lo; o Processo de Curar o coração prepara você para encontrar e percorrer o Caminho do Amor.

O processo de Limpar o Coração tem cinco Grandes Etapas:

1. Fluir
2. Limpar
3. Acalmar
4. Aprofundar
5. Elevar

## I. FLUIR

O primeiro nível da Felicidade é deixar que a água flua... Esse é também o primeiro passo da Limpeza do Coração, porque devemos tirar do Caminho aquilo que estanca e bloqueia a água interna, assim como externamente tiramos os galhos, os troncos, a terra e as folhas que estancam, bloqueiam e sujam a água do rio, por exemplo.

## MINDSET DO CORAÇÃO

Para limpar um rio ou um lago, é preciso encontrar as zonas estancadas e tirar as obstruções e barreiras para deixar que a água flua. Usando somente um balde ou algo do tipo você nunca terminará de limpar, porque, se cair outro ramo ou voltar a chover, a água voltará a sujar e a ser estancada.

Com nosso coração ocorre o mesmo: precisamos encontrar a pedra no sapato; descobrir o que está nos estancando emocionalmente; qual é o padrão que estamos repetindo; e qual é a emoção que mais nos sabota, nos impedindo de avançar e de solucionar o assunto; onde está o obstáculo que faz com que a água pare de fluir e comece a ficar cada vez mais suja, deixando-nos tristes, desanimados, enfurecidos ou apáticos.

Precisamos descobrir se o bloqueio é um assunto mal resolvido com alguém; se é uma briga, uma discussão; se você está ressentido ou amargurado por algo... Às vezes, você foi desprezado, ofendido, desrespeitado, mal-amado, não reconhecido, ou se sentiu mal e, após décadas, ainda está alimentando a situação e o sentimento, incapaz de soltar e perdoar.

Talvez você sinta raiva, rejeição, queixa, tristeza, decepção por algo que lhe fizeram; ou sinta culpa ou remorso por algo que você fez com o outro. Seja qual for a situação, se temos uma pedra obstruindo o Caminho, essa é uma barreira que nos estanca e, com ela, nunca conheceremos o prazer da fluidez. Continuaremos alimentando os maus sentimentos e gerando mais lodo, e, dessa forma, nunca seremos felizes.

Se nos mantivermos assim, com várias histórias escondidas, varridas para debaixo do tapete, vamos continuar sendo incapazes de ver a realidade e de soltar para crescer, não vamos deixar que apareçam as Flores. Só buscaremos a Felicidade temporária, nos limitaremos a seguir ideais desconectados do que acontece dentro de nós; cultivaremos alívio a curto prazo, o que somente funcionará como uma camada protetora, mas não será nada real, duradouro ou profundo.

Para deixar fluir a água, é necessário ver com honestidade o que acontece conosco, o que o coração está carregando; assumir a responsabilidade de revisar o que acontece dentro de nós – se é um ressentimento, uma culpa, uma tristeza – e buscar o "Ponto Positivo" do que aconteceu, o que aprendemos e quanto amadurecemos com isso, o que conseguimos ver de nós que, em outras circunstâncias, jamais perceberíamos; tentando "ver com bons olhos" a nós mesmos, os outros ou a situação.

Como coloca Byron Katie, em seu livro *Ame a Realidade*: *"O que provoca nosso sofrimento não é o problema, mas sim o que pensamos sobre ele"*.

Atrás de cada situação dolorosa há um ensinamento profundo, que devemos aceitar e integrar em vez de interpretar a situação como um castigo ou "má sorte".

Mude o ponto de vista e abra sua mente para novos ângulos, com mais Bondade, Amor, Compaixão e Empatia. Colocar-nos no lugar do outro nos ajuda a entender as razões dele (e a ficar bem com as nossas) e, assim, ter mais Apreço, Gratidão, Perdão e Autoperdão.

Ao revisar e ver com bons olhos, aprendemos a soltar, abrimos o reservatório para que a água flua e nos transformamos de novo em uma página em branco, com muitas oportunidades de ver diferente, sentir diferente, fazer diferente e de sermos diferentes.

Por isso, disse em várias ocasiões: *"Felicidade é entender que o rio flui"*.

A Mente é como um macaco. Salta, vive no passado ou no futuro e, por mais inteligência que tenha, nunca para no Presente, porque isso o aterroriza, uma vez que o Ego perderia seus poderes de controle e manipulação.

A única maneira de "estar no Presente" é dar o salto e estar "fora da Mente", e isso requer um Mestre e muita Meditação, disciplina, calma, atenção e persistência em prestar Atenção ao Agora, ao seu corpo, ao seu coração e à sua respiração.

Somente os grandes Contempladores ou Meditadores e os bebês podem estar no Agora, ou seja, "Fora da Mente". Entretanto, um adulto que já limpou seu coração está pronto para mergulhar nas Águas Claras dos Sentimentos Nobres, pode aprender a estar no "aqui e agora", a desfrutar do momento presente, aprender com a impermanência e com cada instante.

Há vários métodos para isso, tanto da mente como do coração, como as Meditações Zen, a Meditação em Silêncio, o Shanti Kai, Shamata ou Vipassana, entre outros. Todas ajudam a aprender a viver o Presente, mas é um trabalho intenso, que requer horas, meses, anos de Treinamento, até permitir que o Rio do Agora flua e o Novo chegue...

*A Meditação verdadeira é o começo do Autorrespeito, do Amor-Próprio e de uma Vida verdadeiramente Significativa.*

Tudo está em constante movimento o tempo todo... Tudo vem e vai. Entramos nesse fluxo universal quando deixamos o passado no passado e vivemos a vida como uma gota de água que se lança ao desconhecido todas as vezes que for necessário.

O Caminho para fluir é sair da Mentalidade Fixa e crescer com a Impermanência. As emoções também refletem essa Lei: uma emoção não dura mais que três minutos dentro de você (quando muito), a não ser que você a alimente e a prolongue com seus pensamentos e lembranças, deixando-a presa como água estancada. Então, surgem os sentimentos impregnados de apreciações, ideias ou julgamentos, que vão sendo incrustados no coração, seja como joias que lhe dão brilho, seja como pedras que geram dor.

Quando aprendemos a sentir as emoções e vivê-las intensamente, com tudo o que têm para nos entregar, não precisamos sofrer tanto e somos capazes de manter a água limpa e fluindo, nos acostumamos com o fato de que as emoções vêm e vão, como as ondas do mar.

No Processo de Fluir ainda não há um trabalho tão profundo. Trata-se, pelo contrário, de aprender a sentir as emoções e conviver com elas, a deixá-las chegar e soltá-las, deixar que fluam para que você possa seguir pelo Rio da Alegria e do Bem-estar. É entrar em sintonia com a energia do desapego, do inalar e exalar, do receber e soltar. É o primeiro convite de entrega ao Caminho do coração. Então estaremos prontos para a segunda etapa.

## 2. LIMPAR

A segunda etapa é Limpar. Para acelerar o Processo de Fluidez e de cura emocional, entramos nessa etapa para Clarear as Águas do Coração.

Quando a Água já está fluindo, o grosso da sujeira vai embora, mas, em geral, fica algo mais por limpar, para ser retirado. Com a Água mais limpa, é mais fácil observar, sentir, verificar, definir, identificar e ver se ainda resta um galho, ou talvez um tronco, uma pedra, um pouco de barro estancado, um redemoinho de aflições.

Quando a Água Flui e está limpa, os traumas e feridas se fazem visíveis e precisamos limpar o coração e ajudá-lo a cicatrizar. Deixamos a ferida respirar.

## MINDSET DO CORAÇÃO

No Processo de Limpar a Água, você deve se dispor a receber ajuda. As águas estão turvas, as emoções difíceis vêm à luz e podem nos tomar e confundir mais ainda. Não há muita clareza nem discernimento, o que nos impede de ver nossa situação com objetividade. Precisamos de uma mão que nos guie, do apoio de um Terapeuta, de um Consultor, de um Coach ou de um Treinador. De alguém imparcial que o ajude a perceber o que você precisa limpar e qual é a melhor maneira de fazer isso, qual é o melhor Caminho a seguir.

Podem ser terapias mais tradicionais ou terapias primais, constelações familiares. As terapias ajudam a ir até a origem dos problemas, na infância ou na adolescência, ou a resolver o que ficou agarrado emocionalmente quando você passou pela perda de um ente querido, por exemplo, ou pela separação de seus pais e não soube administrar o turbilhão de emoções... Tudo o que nos acontece deixa marcas em nosso coração.

Ao aprender com o passado, tendo o apoio de um profissional especializado, você pode recuperar a *Permissão da Água* para ser feliz e curar de verdade seu coração.

Se você quiser ser mais feliz ou manter a felicidade que conquistou, busque a ajuda de um bom Consultor, Coach ou Treinador, que lhe indicará práticas como a *Chakana do Elemento Água* ou a *Mandala das Águas Claras* para limpar o coração e acompanhá-lo em seu processo.

Um Treinador Água de Cóndor Blanco ajudará você a ver as feridas de sua alma, revelando a luz e as sombras do Amante interior; descobrindo seu Mindset Negativo ou Fixo, que mantém alguns padrões emocionais e presentes cármicos recebidos de seus pais ou do Ego coletivo social, ou até de suas vidas passadas ou de seus ancestrais, que você desenvolveu ao longo da sua vida.

Um bom Treinador do Elemento Água, especialista em Mandalas do coração, se for capaz de observar seu Campo Energético e Emocional, o ajudará a sair do poço e a ver sua situação não como um poço sem fundo, mas sim como um túnel em que, após avançar e atravessar, você encontrará a Luz no final do Caminho.

De todo modo, é necessário ressaltar que nessa etapa é muito importante receber apoio externo, porque todos nós temos um ponto cego, especialmente no que diz respeito às emoções, o que não nos permite reconhecê-las, conviver com elas, muito menos administrá-las.

Se você não se sente emocionalmente realizado, provavelmente lhe faltou Apoio Externo, que é uma espécie de farol que ilumina o que acontece dentro de você, o que está bem e o que ainda precisa ser curado. Além disso, ajuda você a enfrentar o processo de cura, a limpar as feridas, os traumas e aquilo que erroneamente chamamos de *Fracassos Emocionais*.

> **UMA EMOÇÃO NÃO DURA MAIS QUE TRÊS MINUTOS DENTRO DE VOCÊ (QUANDO MUITO), A NÃO SER QUE VOCÊ A ALIMENTE E A PROLONGUE COM SEUS PENSAMENTOS E SUAS LEMBRANÇAS, DEIXANDO-A PRESA COMO ÁGUA ESTANCADA.**

Na maioria dos casos, a maneira que aprendemos para lidar com os assuntos emocionais nos leva à Infelicidade, pois o fazemos a partir da ferida, e não da consciência. Quando você recebe apoio e faz um bom trabalho terapêutico, pode recu-

## MINDSET DO CORAÇÃO

perar sua capacidade de atrair o bem-estar e a felicidade para sua vida, de sentir-se bem consigo mesmo, conectado àquilo de que sua alma precisa.

Mas lembremos que o processo completo para chegar ao Coração Brilhante tem cinco Grandes Etapas:

1. Fluir
2. Limpar
3. Acalmar
4. Aprofundar
5. Elevar

Na etapa do Fluir, nos permitimos entrar em contato com todos os tipos de emoção, para entender que elas vêm e vão, e não precisamos nos apegar a nenhuma delas.

Na etapa do Limpar, aprendemos a diferenciar as emoções que nos prejudicam das emoções que nos beneficiam, buscando curar as feridas para renovar o coração; buscando deixar de alimentar as emoções conflitivas, dando-lhes somente a atenção necessária e, assim, evitando entrar em dramas, negações, projeções ou fugas. Dessa maneira, geramos espaço para nutrir as emoções que nos levam ao bem-estar.

Entretanto, é somente na terceira etapa, no momento de Acalmar, que realmente aprendemos a lidar com as emoções, identificando de onde elas vêm e o que geram em nós e nos outros, e como influenciam em nossos relacionamentos e na vida como um todo. Com isso, podemos começar a reconhecer o efeito que elas têm sobre nós e como devemos responder a elas.

O Processo de Limpeza e o Apoio Terapêutico levam você a olhar mais para si e assumir suas emoções, a responsabilizar-se

## 3. ACALMAR

Esta etapa é o momento de transformar o rio que flui em um lago de águas calmas. O lago só se forma quando a água que flui chega até ele, tem espaço para se assentar e se desenvolver, e permite que parte dessa água continue sempre fluindo para que o lago se mantenha limpo.

Só quando o coração está limpo é que a Água pode se acalmar, por isso esta é a terceira etapa. E como acalmar as emoções? Aprendendo a lidar com elas.

Nesta etapa, você já conhece suas emoções e aprendeu a conviver com elas; sabe diferenciar as emoções que o oprimem daquelas que o elevam. Então, pode Acalmar ou Aprofundar nesse Processo de Gestão Emocional.

Quando vai se acalmando, o lago lhe permite ver quais situações ativam certas emoções e quais consequências elas têm sobre você.

Por exemplo, a raiva pode vir quando você se frustra e vê que as coisas não saíram como tinha planejado. E, se vem a raiva e você não detecta seu umbral em tempo, você perde o controle sobre si, maltrata os outros, diz coisas que não queria, se deixa levar pelo impulso e destrói em vez de criar.

Ou a tristeza pode ativar-se quando você se sente menosprezado, desvalorizado ou mal-amado, ou insuficientemente reconhecido, e então você se fecha, se torna mais solitário e an-

## MINDSET DO CORAÇÃO

tissocial, reclama que o mundo está contra você, culpa ou critica os outros, se afasta e, então, se sente menos amado ainda.

Se você observar a si mesmo e entender as causas e consequências de suas emoções, poderá começar a controlar pelo menos as consequências, mudar a maneira como responde às emoções...

Quando vier a raiva, você pode contar até 10 (quando sentir que está chegando ao seu limite) e não maltratar ninguém, ou pode usar essa energia para terminar um trabalho que estava lhe custando a concluir, ou até correr uma maratona!

Quando vier a tristeza, peça a ajuda ou a contenção de um amigo, ou saia para a Natureza, passeie com seu cachorro, cuide do seu jardim (ou cultive um).

Mudar as consequências de suas emoções, ou seja, a forma como você trata a si mesmo e os outros quando essas emoções chegam, o que você faz com elas, já mostra maturidade emocional, autodomínio e a decisão de ser melhor.

As emoções positivas geralmente são mais fáceis de administrar, mas às vezes também nos tiram do eixo. Podemos estar muito eufóricos, energéticos, e passar por cima dos outros sem querer; não nos damos conta de como influenciamos o ambiente.

Então, talvez nos convenha perceber o que nos dá euforia e, quando estivermos nesse estado, observar mais... Contemplar nosso entorno... E buscar serenidade.

Podemos compartilhar nossa felicidade, é claro, mas sem tentar impô-la ao ambiente nem fazer isso de maneira intrusiva. O que você pode e deve fazer é usar suas emoções positivas para motivar o outro, contê-lo, consolá-lo, animá-lo...

Todas as emoções podem ser voltadas a um fim positivo. Quando nos damos conta de onde vêm nossas emoções e de como atuamos em sua presença, podemos direcioná-las melhor.

COMO LIMPAR O CORAÇÃO

Isso é surfar nas emoções. Não se trata de brigar com a emoção, mas de abraçar a emoção que chega, saber como tirar melhor proveito dela, para nós mesmos e para os outros.

Isso nos prepara para a quarta etapa, que é Aprofundar.

## 4. APROFUNDAR

Só quando você consegue certa serenidade é que pode começar a aprofundar. Quando tem um lago ou mar calmo, você pode mergulhar.

Você pode ir mais fundo dentro de si mesmo para ver os traços que falta limpar, os últimos detalhes para encontrar a felicidade constante. É a etapa em que você busca o problema como um cirurgião... se é que resta algo. Geralmente resta, nos cantos mais escondidos, nos lugares onde você nunca olhou, e até onde olhou, mas não tão profundamente.

Aprofundar é o momento de tirar o tapete do lugar, para que não fique nada embaixo. Pode ser um processo lento, doloroso, mas é muito importante, e, se você fez bem as etapas anteriores, ganhou estrutura para ver de frente seus maiores medos e carências.

A boa notícia é que aprofundar também leva você a descobrir suas pérolas no fundo do Oceano, as pérolas do seu coração. Com Calma e Clareza, você pode ver quanto Amor tem dentro de si. E começa a querer, um dia, espalhar esse Amor de maneira pura, como uma flor que exala seu aroma, que compartilha seu néctar.

É um processo prazeroso (e, por vezes, um tanto assombroso) descobrir quão valioso você é, quanto você tem para entregar ao mundo.

Quando conseguimos ir fundo de verdade, é interessante reconhecer o nível de Amor que temos, ver como nossa fonte é grande. O ser compassivo que existe dentro de você começa a despertar, porque assim será mais fácil lidar com os detalhes que ainda falta limpar e curar.

Você compreende que vale a pena manter o coração são, com níveis verdadeiros de felicidade, com vibrações positivas.

E, quanto mais confortável você estiver com seu coração, mais sentirá gratidão pelo Amor que tem dentro de si e que deseja compartilhar. E então começa a última etapa: a de Elevação.

## 5. ELEVAR

A Elevação acontece somente quando você começa a compartilhar seu Amor. Quando você sente que já tem Amor-próprio mais do que suficiente para nutrir seu coração, seus Sentimentos Positivos naturalmente se derramam e você os entrega.

E, espontaneamente, surge em você o Amor Incondicional e você entrega sem querer receber nada em troca. E, quanto mais você entrega, mais o coração se expande e quer entregar mais, mais e mais... É dar-se conta de que todo esse trabalho de curar o coração não era somente para seu bem-estar, mas para algo maior, para expandi-lo e animar aqueles que ainda estão nas primeiras etapas.

E você sente que o Amor que nasce dentro de si é Infinito... E na realidade é, porque seu coração está conectado com a Fonte Original. Agora não há outro Caminho a não ser a Compaixão.

E a Compaixão não é estupidez ou Ingenuidade, e é mais do que Apreço e Gratidão ou Perdão. Compaixão é o mais alto nível de Amor. Compaixão é Amor em Ação; uma ação espontânea, desinteressada, que nasce do melhor de si e gera o melhor no outro, levando ambos a crescer.

A Compaixão só nasce de um estado de Meditação, por isso está relacionada com a última etapa, a Elevação.

Osho disse: *"A Meditação é a Flor e a Compaixão é seu Néctar, seu Perfume..."*.

O Aroma de uma Flor que se abre está presente o tempo todo, independentemente de haver alguém sentindo esse aroma ou não. Esse aroma é como uma oferenda a Deus, a todo o Universo.

E isso acontece quando seu coração está se elevando. Você entra em União com a Totalidade, e a única coisa que o coração pode fazer é compartilhar o Amor Infinito que sente.

Nesse momento, você compreende que não há Amante nem Amado... que só há Amor.

MINDSET DO CORAÇÃO

# COMO MUDAR SEU MINDSET EM 4 PASSOS

### 1. Identificar e confrontar o velho Mindset

Olhar de frente para as manhas da sua mente, os conceitos e paradigmas que você mais repete e definem seu dia a dia.

### 2. Lutar para estabelecer um novo Mindset

Lutar para abrir espaço na sua vida, eliminar os hábitos, sentimentos e pensamentos que são danosos, que o sabotam e o impedem de conquistar o que você quer.

### 3. Matar de uma vez por todas o antigo Mindset

Substituir os antigos hábitos, sentimentos e pensamentos por outros novos, mais alinhados com o que você realmente deseja conquistar.

### 4. Renascer com um novo Mindset

Depois de 21 dias a nove meses de prática, você constrói um novo Mindset poderoso, que o apoia a viver uma vida alinhada com seu sonho.

# 5

# OS CORAÇÕES POSITÍVOS

"Dentro de cada um de nós há um Coração Nobre.
Este Coração pode mudar o Mundo."

*XVII Karmapa*

Ainda que estejamos neste mundo rodeados de pessoas egoístas, frias, inseguras e obcecadas com o dinheiro, o prazer, o poder e a fama, existem outras que conseguiram manter seu Coração Puro e um Mindset acolhedor, unificador, que se preocupa com o outro, realmente vê a humanidade e acredita nela.

Eles, os de Coração Puro, amam de maneira incondicional e são um apoio verdadeiro para as pessoas a seu redor e um grande apoio para a humanidade.

Na verdade, a Semente Primordial de todo ser humano contém Amor e um Coração Positivo, um coração que ama; e o coração existe para isso, para sentir, para dar e receber Amor a cada batida. No entanto, nós nos esquecemos da função do coração e encaramos o Amor como um negócio.

A boa notícia é que, como todos temos a Semente Primordial, podemos limpar nosso coração de todo o lixo, como o Ódio, o Medo, a Tristeza, a Avidez, o Orgulho, a Comparação, o Ciúme, a Reclamação e a Vingança.

Podemos um dia descobrir, conectar e regar essa Semente Mágica, fazendo-a crescer com nosso coração, para que possamos conhecer a Força Universal do Amor, que é "A Frequência Vibratória da Criação".

Muitas pessoas necessitam apenas de uma inspiração; conhecer alguém com um coração mais puro e, por um instante, ser "tocados" para iniciar seu processo no Caminho do Amor. O primeiro passo é ser tocado por alguém Brilhante, então despertar o desejo de conhecer o Amor Verdadeiro e, depois, decidir Limpar e Expandir o coração.

Outras pessoas demoram mais nesse processo, porque seu coração está muito sujo ou negativo e seu Mindset ainda está preso no passado... Têm muitos apegos, aferram-se às suas histórias, à sua infelicidade, simplesmente não querem desenvolver a Bondade Fundamental nesta vida.

Mas Positivar Corações é uma das missões dos Grandes Seres de Coração Brilhante, e cada um deve trabalhar por esse ideal pelo menos com o próprio coração, porque o coração é a grande porta para o Divino, o grande divisor de águas entre o Bem e o Mal, entre a Escuridão e a Luz.

Guerreiros, Amantes e Sábios Positivos quase não existem neste mundo, onde Humanos Evoluídos são escassos, mas todos se forjam com um bom coração.

Um Homem ou uma Mulher de "Bom Coração" existe quando já não é um Alfineteiro nem um Cacto Espinhoso.

O Alfineteiro é aquele com o coração machucado e cheio de feridas e flechas, que atua e caminha pela vida com suprema ingenuidade, como se dissesse ao mundo: "Flechas venenosas venham todas a mim!". O Cacto Espinhoso é aquele que se defende e desconfia de todos, porque foi machucado na infância e, por isso, espeta com seus espinhos todo aquele que se aproximar.

Um Homem ou Mulher de "Bom Coração" tem em seu interior uma flor perfumada, porque seu coração tem Amor Incondicional quando está aberto, são, limpo e puro. Quando tem o coração ativo, encontra-se no centro de sua esfera e, a partir daí, direciona sua vida.

Ao contrário, um Homem ou Mulher sem "Bom Coração" distorce o que lhe chega e o que faz, porque está fora do seu centro vital. Sua esfera não consegue proteger seu corpo emocional, por isso, não é capaz de irradiar luz de seu interior. Esse Homem ou Mulher se submeterá como um cordeiro às ordens do *Samsara* e do seu Ego, e, sem Caminho de Evolução, se desequilibrará e seguirá pela "Pendente da Degradação", batendo nos outros e em si mesmo até sua Autodestruição.

Como Guerreiro(a), um Homem ou uma Mulher sem Bondade, sem Saber nem Força Equilibradora desperdiçará seu Grande Caminho ao dedicar-se a Lutas ou a Guerras Superficiais, ou a defender e atacar pessoas ou nações ilusórias. Não há uma causa nobre pela qual lutar, pois o coração não está dentro de um invólucro.

Poderá ser um Líder, mas será um Líder Tirano, Insensível e Arbitrário, podendo prejudicar e machucar mais do que o necessário, mentir, mascarar-se ou roubar mais do que o necessário.

Jamais conhecerá as Batalhas Verdadeiras nem a famosa "Batalha Mística", que se luta nos Mundos Ocultos pela Liberação das Quatro Prisões – o Karma, o Medo, o Ego e a Sombra –, a qual deve ser enfrentada com Bondade e Beleza por Amor à Luz e à Verdade.

Como Sábio(a), um Homem ou uma Mulher sem Bondade, sem Saber nem Força Equilibradora desperdiçará seu Grande Caminho com a Ciência e a Tecnologia insensíveis, sem jamais dedicar-se ao Autoconhecimento. Seu conhecimento não alcançará as fibras da alma e se limitará a dar respostas à sua mente.

Estes nós conhecemos muito bem... Tornam-se frios e racionais, e são chamados cientistas, tecnólogos ou profetas da IA. São muito calculistas, e a maioria trabalha apenas por dinheiro.

Como Amante, um Homem ou uma Mulher sem Integralidade, sem Bondade, Saber nem Força Equilibradora desperdiçará sua Energia nos extremos do excesso de lástima ou de Amor débil, egoísta e superficial, ou em dramas de casal, no patético e infantil "amo você, odeio você", bloqueio e desbloqueio, consumindo diariamente um espesso caldo de emoções tóxicas, con-

## OS CORAÇÕES POSITIVOS

fusas e contraditórias, alinhadas com sentimentos intensos, neuróticos e muito negativos... Que tremendo desperdício!

Essa situação poderia se resolver rapidamente, se, quando adolescentes, tivéssemos dois anos sabáticos: um para cultivar a terra em uma ecoaldeia, banhando-se em um rio de águas frias a cada amanhecer (em uma Montanha), e outro para viajar pelo mundo e aprender a conviver e a conhecer outras culturas e pessoas. Isso antes de a universidade moldar nossa cabeça e implantar ou reforçar os Mindsets do *Samsara*, que nos adormecem e nos fazem querer sempre as mesmas coisas, nos obrigando a sobreviver em uma eterna corrida por dinheiro, prazer, poder e fama, ou para sempre estacionados em um trabalho, um casamento ou um estilo de vida de que não gostamos.

Eles são como uma "vaca preguiçosa" que rumina no meio do pasto ou como um "touro castrado" que caminha lentamente pela vida, ambos engordando e envelhecendo "seguros" em sua zona de conforto, esperando aposentar-se, dentro de uma casa, pelo resto de suas vidas medíocres ... E sem sair muito de seu respectivo infer-

> **UM HOMEM OU UMA MULHER DE "BOM CORAÇÃO" TEM EM SEU INTERIOR UMA FLOR PERFUMADA, PORQUE SEU CORAÇÃO TEM AMOR INCONDICIONAL QUANDO ESTÁ ABERTO, SÃO, LIMPO E PURO.**

no, a que chamam de "minha querida cidade". E resolvendo seu Passado Patético, que não lhes permite viver no Agora e que seu psicólogo, magro, pálido por não tomar Sol, usando óculos e cheio de diplomas, chama de neurose, ansiedade ou angústia, ou introjeção, projeção, lutos não digeridos etc., e que minha sábia avó chamava de: *"Estar engasgado com Água Suja que você engoliu na infância".*

Preste atenção: um Homem ou uma Mulher sem Integralidade, sem Bondade, Saber nem Força Equilibradora, em vez de desperdiçar sua força, sua Energia, seu Amor, seu Saber e seu Brilho, deveria usar a Semente do Amor para reunir uma equipe poderosa e milhares de amigos, integrando-se a uma Tribo fraterna e unindo-se a uma dupla e a uma equipe para dedicar-se a expandir com mais Força e Equilíbrio o Amor e a Luz de seu coração.

Um Xamã ou curandeiro, cansado de sanar os problemas dos outros, pode perder a Bondade e o Amor e tornar-se um mercenário, que trabalha apenas por dinheiro, tanto para o "lado branco" como para o "lado escuro".

Um Mago Branco cansado de lutar, que se desilude e perde a Bondade e o Amor, pode se tornar um Mago Negro.

O *Samsara* e a Matrix não estão ali para nos libertar, mas para nos confundir e nos dividir, para nos assustar, nos distrair, nos submeter, até que fiquemos bem adormecidos. Curar o coração é uma forma de perceber uma das saídas e escapar.

Neste capítulo, falarei dos cinco tipos de Coração Positivo, para que você trabalhe em seu Autoconhecimento, se inspire e positive seu coração com estratégias corretas, com o apoio de um Coach, um Treinador ou Consultor, e, assim, libere seu grande potencial essencial.

Se você cultiva esses cinco tipos de coração, um dia conhecerá o verdadeiro Bodhisattva, aquele que você leva dentro, que espera e que vive para quando chegar seu momento de Servir com excelência aos demais, por Amor Incondicional e com o propósito de que este Mundo consiga sua Transformação, Liberação, Elevação ou Ascensão.

OS CORAÇÕES POSITIVOS

Os cinco Tipos de Coração Positivo são:

1. Coração Limpo
2. Coração Otimista
3. Coração Grande
4. Coração Brilhante
5. Coração Cristalino

## I. CORAÇÃO LIMPO

Este é um coração muito transparente e inocente. Compara-se ao coração de uma criança, um coração que acredita na Bondade da Humanidade, que vê Beleza nas pessoas e situações.

É um coração que está disposto a viver, a apaixonar-se pela vida, pelas pessoas, pela Natureza... Uma e outra vez.

Um Coração Limpo, apesar de sua beleza, não está muito fortalecido, porque não tem muita experiência. Por sua ingenuidade, acredita demais nos outros e, muitas vezes, pode acabar se decepcionando.

Quando mentem para você, o enganam, o machucam e lhe fazem mal, e você tem um Coração Puro, você sofre um pouco. Entretanto, por ter um Coração Inocente e leve, não fica alimentando o sofrimento e, rapidamente, volta a se abrir e a amar.

O Coração Limpo tem a facilidade de estar conectado com a alegria, mas a alegria é um sentimento muito volátil e passageiro. Um Coração Limpo ainda não tem raízes profundas na Serenidade, por isso, é vulnerável e intermitente. Mas está disposto e aberto a viver a vida, e isso depõe em seu favor.

MINDSET DO CORAÇÃO

Um Coração Puro pode se deixar levar pela tristeza se sofrer uma decepção e começar a sentir que tudo na vida é sofrimento, se ficar alimentando o negativo... pode tornar-se um Coração Sujo.

É difícil um Coração Limpo chegar a ser um Coração Amargurado, mas, se a decepção for muito forte, isso é possível.

Pessoas que têm Coração Limpo devem buscar manter sua abertura, sua leveza, sua alegria espontânea para reciclar-se dos momentos mais cinzas.

Se o Coração Limpo aprender a passar pelas dificuldades emocionais e a se fortalecer, se aprender que inocência não necessariamente é ingenuidade, se tornará um Coração Otimista.

O desafio do Coração Limpo é sobreviver à tendência à tristeza que existe na sociedade nos dias de hoje e manter-se em um nível de abertura, acreditando no Amor e fortalecendo-se para enfrentar as provas emocionais. Tem que aprender a se proteger para irradiar mais do que absorver energias do ambiente.

## 2. CORAÇÃO OTIMISTA

Um Coração Otimista ou Positivo é limpo e tem mais maturidade e equilíbrio. Sabe que, apesar de existirem pessoas danosas ou que fazem o Mal, há pessoas bondosas, com coração são, que fazem o Bem.

Já as pessoas de Coração Otimista conseguem ver os dois lados da vida, mas continuam escolhendo focar no lado positivo e agir a partir dele. Reforçam nas pessoas e situações o que elas têm de melhor. Dizem sim à vida, sabem que o sofrimento é parte do "plano Divino" e o vivem com entrega, porque inte-

## OS CORAÇÕES POSITIVOS

graram o princípio de causa e efeito e, no íntimo, sabem que a flor sempre brotará, com novas cores e oportunidades.

Os de Coração Otimista são os que veem o copo meio cheio, os que sabem que com otimismo o vento sempre sopra a favor. Por serem capazes de reconhecer o positivo, são sempre gratos, e essa gratidão natural continua trazendo coisas positivas para sua vida, as quais, por sua vez, reforçam seu otimismo e sua positividade.

Às vezes, ficam mais calados, noutras são mais comunicativos, porque aprenderam a sentir suas emoções e a trabalhar com elas. Então, se permitem sentir raiva, tristeza, orgulho etc., mas processam as emoções e continuam tomando decisões valiosas em relação a si mesmas e aos outros, porque não guardam rancor e sabem que todos têm suas razões para agir da maneira que agem. Os de Coração Otimista sabem que, no fundo, todos buscamos a felicidade.

Você só terá um Coração Otimista se tiver desenvolvido Confiança no Amor, porque saberá que as tempestades são passageiras e que o Amor prevalece; saberá que a Bondade fundamental é a base de tudo e isso o ajudará a lutar por seu ponto de vista.

Quem tiver um Coração Otimista e perder essa confiança, não conseguirá reciclar-se e cairá direto no Coração Amargurado, ou até no Coração Contaminado, porque lhe invadirá uma profunda decepção com a vida e com o ser humano, e a raiva ou a frustração começará a governá-los.

Quando estamos no Caminho do Coração, as provas são emocionais. Então, quando alguém que tem um Coração Otimista passa por uma Grande Decepção, essa é sua prova para continuar acreditando no Amor, aconteça o que acontecer.

Às vezes, falta só um pouquinho para esse grande avanço emocional e a pessoa desiste, e começa a crer que este mundo é uma porcaria, passando direto ao Coração Negativo.

Se você tem um Coração Otimista, é muito possível que enfrente, em algum momento, uma prova mais árdua para que se fortaleça e aumente seu coração. Se você conseguir continuar otimista, seu coração alcançará o seguinte nível: o Coração Grande.

Passar por essas provas requer Disciplina Integral. A Disciplina Física o ajudará a manter o corpo com uma energia elevada; a Disciplina Emocional ajudará você a manter a gratidão; a Disciplina Mental ajudará no foco e na positividade; e a Disciplina Espiritual ajudará na abertura ou expansão e no Grande Encontro com o Amor Incondicional.

Também é válido inspirar-se nas histórias de pessoas que elegeram o Amor independentemente do que tenha acontecido com elas. Podem ser histórias de grandes romances, ou de grandes Bodhisattvas, como Avalokiteshcara ou Garshen Rimpoche.

Se você conseguir vencer as barreiras do sofrimento e persistir em continuar Amando... Seu coração se expandirá.

## 3. CORAÇÃO GRANDE

O Coração Grande (ou Expandido) é o coração que já vibra na Felicidade. A pessoa com esse Coração não só quer entregar Amor, mas também se preocupa em despertar o melhor no outro.

Ao dar-nos conta de que o mundo não gira ao nosso redor e de que estamos todos conectados uns com os outros, nascem os primeiros desejos reais pela felicidade do outro. Os de Coração

## OS CORAÇÕES POSITIVOS

Grande já possuem esse desejo e ficam felizes quando o outro se realiza; ficam felizes ao ver a felicidade dos demais.

Os que têm o Coração Grande estão conectados com o Poder de Expansão que todos temos e têm Amor suficiente para transbordar. As pessoas de Coração Grande não andam mendigando Amor e atenção; pelo contrário, andam procurando a quem ajudar. Já não querem as coisas só para si; querem entregar, compartilhar o que têm, o que sentem, o que sabem. Eles vêm para aliviar a dor do planeta; são os grandes servidores da humanidade.

Às vezes, seu desejo de entregar é tanto que não medem esforços, tampouco percebem se a pessoa realmente estava pronta ou desejosa de Amor e apoio. Por isso, de repente, ao querer ajudar, podem receber uma "resposta negativa" do ambiente ou do outro, e então ninguém aproveita aquilo que foi entregue.

Por causa de situações como essa, quem tem o Coração Grande pode sofrer um pouco ou sentir que não sabe como despertar o Amor nos outros, mas como seu coração já é grande, sabe ser otimista, renovar-se e voltar a amar.

O Coração Grande é muito bonito de conhecer pelos videntes, porque está aberto como uma flor... Disposto a compartilhar, porque é um Coração Quente.

É muito difícil que alguém que chega a ter um Coração Grande volte atrás, para uma Vida Emocional de Mediocridade. Só fará isso se o Ego encontrar uma forma de introduzir-se de novo em seu coração. O mais provável, porém, é que, ainda assim, a pessoa se recupere e volte ao nível de Coração Positivo ou Limpo, e não a um Coração Negativo, porque efetivamente já conheceu o Amor.

O Coração Grande busca manter-se amando Incondicionalmente. Às vezes, pode sofrer um pouquinho, mas logo se recupera; sabe que o Amor é o Caminho.

O Amor Incondicional não é entregar Amor sem medida a todas as pessoas; é estar aberto e amando a todos. Entretanto, só se consegue isso ao saber Respeitar os limites do outro.

Por exemplo, se uma pessoa tiver um Coração Pequeno, com algumas rachaduras, não será capaz de receber muito Amor de uma só vez, porque sentirá dor. E se irritará com tudo, especialmente com quem estiver tentando apreciá-la ou cuidar dela.

O mesmo acontece quando alguém que tem o coração muito sujo, cheio de feridas e traumas, recebe Amor. Até aquilo que recebe de positivo pode ser interpretado como doloroso e negativo. Mas um Coração Grande ajudará essa pessoa a limpar-se e a se curar, passo a passo, gota a gota.

Pessoas de Coração Grande também devem aprender a lidar com essa imensa Energia que sentem, para não sofrerem por todas as dores do mundo, e a não tentar mudar o que não está pronto para ser mudado.

Quanto mais confiarem no Amor – no seu, no do outro e no Amor de maneira geral – e quanto mais se dedicarem a compartilhar, mais as pessoas de Coração Grande aprenderão. E chegará um momento no qual saberão irradiar Amor por onde passarem, a quem encontrarem, e a dor do outro já não as afligirá. Sua própria presença será suficiente para acalmar a dor do outro. Nesse momento, estarão a um passo do Coração Brilhante.

## 4. CORAÇÃO BRILHANTE

É o coração que irradia o tempo todo, entregando Felicidade e Amor. O externo não interfere na vibração das pessoas com um Coração Brilhante; nada é capaz de afetar seu coração, que segue Amando Incondicionalmente e agindo a partir da Compaixão.

Elas não conhecem outra coisa, além de entregar Amor. Não importa quem esteja diante delas, elas estão em contato direto com o fluxo constante do Amor Divino.

Há uma história Sufi que diz assim:

*Havia um homem que queria receber ensinamentos de um Grande Mestre do Caminho do Amor. Um dia, bateu na porta do Mestre, mas ele vinha cheio de armas (externas e internas, do Ego), por isso o Mestre não o aceitou.*

*Passaram-se alguns meses e o postulante a discípulo voltou aonde estava o Mestre. Ele era um Guerreiro, era persistente. O Mestre aceitou falar com ele, mas ainda não o aceitou como discípulo.*

*Passou um ano e aquele homem voltou. O Mestre viu que ele mantinha sua intenção pura de crescer e o aceitou, mas somente o iniciaria no Caminho se ele passasse por algumas provas.*

*A primeira prova que lhe deu foi ir à lojinha do mercado na qual se vendiam maçãs, buscar seu dono e dar-lhe um soco na cara. O discípulo, assustado, pensou que as provas do Caminho do Amor seriam diferentes e questionou o Mestre.*

*Ele lhe disse que, se o questionasse de novo, perderia sua oportunidade. O discípulo foi ao mercado, à lojinha de maçãs, chamou o dono e lhe deu um soco. Este, que era um homem forte e destemido, revidou.*

*O discípulo voltou aonde estava o Mestre, sem entender nada, com um olho roxo, e o Mestre lhe disse:*

— *Muito bem, você passou na primeira prova. Agora volte ao mercado, na loja onde vendem laranjas, procure o dono e também lhe dê um soco na cara.*

*Como o discípulo estava determinado a iniciar-se, fez o que lhe disse o Mestre. E, dessa vez, o dono da loja se irritou, ficou com o rosto vermelho, chegou a apertar os punhos, mas não fez nada. Voltou a centrar-se e continuou trabalhando.*

*O discípulo, mais confuso ainda, voltou ao Mestre e lhe contou o ocorrido. Este lhe disse que ele tinha passado na segunda prova, e que a terceira era ir à loja do mercado onde se vendiam peixes, procurar o dono e dar-lhe um soco na cara.*

*Resignado, assim o fez. E, para sua surpresa, o dono da loja sequer se irritou... Manteve uma atitude serena, se virou e entrou na loja.*

*O discípulo foi de novo até onde estava o Mestre para contar-lhe o que havia ocorrido, e este disse:*

— *Excelente. Você passou na terceira prova. Agora falta a última prova para que eu possa iniciá-lo. Escute-me bem: Você irá à fazenda 33 buscar um senhor que estará arando a terra, tomará um pau na mão e baterá nas costas dele até que o pau se quebre. Só então volte aqui.*

*O discípulo foi ao campo. Era sua última prova, e ele tinha de passar nela. Mas, ao chegar lá, não pôde acreditar, porque viu que ia bater em um velhinho que trabalhava no campo e parecia não causar dano a ninguém...*

*Bom, encontrou um pau, golpeou o homem algumas vezes, mas o pau não quebrava. Voltou para onde estava o Mestre, mas este, sem nem sequer olhá-lo, lhe disse:*

— *Até que o pau se quebre!*

O discípulo, então, voltou ao campo, pegou de novo o pau e bateu forte nas costas do velhinho, até que finalmente o pau se quebrou. Naquele momento, o velhinho reagiu, dizendo:

— Obrigado, obrigado! Que bom que você veio! Veja, já está caindo a tarde. Por que você não fica, comemos algo, você passa a noite aqui e amanhã pela manhã você volta à sua origem?

O discípulo, mais assustado do que no início da primeira prova, aceitou o convite, pois efetivamente se sentia cansado e seria uma longa viagem.

No dia seguinte, ele voltou aonde estava o Mestre para contar-lhe o que havia acontecido, mas já foi logo perguntando:

— Veja, Mestre, eu fiz tudo o que o Senhor me pediu, e continuarei fazendo. Mas realmente necessito de uma explicação... O que há em tudo isso? Que provas são essas? Por que eu tive de golpear tanto esse senhor? Ainda por cima, ele me agradeceu e me convidou a comer e dormir em sua casa...

O Mestre, muito tranquilamente, lhe respondeu:

— Todos eles são iniciados meus, e cada um deles está em um nível. O primeiro entrou nesse Caminho há pouco e não consegue controlar seus instintos e suas emoções baixas. Por isso revidou...

— O segundo é um discípulo um pouco mais avançado, mas ainda com um coração um pouco sujo... Por isso sentiu raiva. Mas já entendeu que os sentimentos negativos e as reações provenientes desse tipo de coração causam mal, portanto, ainda que lhe custasse, controlou sua reação.

— O terceiro já está comigo há mais tempo, sabe que mando algumas pessoas fazerem essas provas e, mais do que isso, já está conseguindo alcançar a tranquilidade de

# MINDSET DO CORAÇÃO

*um Coração Positivo... Sabe que, quando alguém bate, é porque está sofrendo. Por isso, sequer se surpreendeu, porque entendeu seu sofrimento.*

*— O último, o ancião, é um dos meus discípulos mais antigos e leais a este Caminho. E já conquistou um Coração Brilhante, que vibra no Amor, independentemente do que lhe aconteça. Ele sabe que, se você chegou à vida dele, foi Deus quem o enviou. E por isso agradece... E devolve Amor.*

*— Além disso, quando você quebrou o pau em suas costas, ajudou-o a pagar o último Karma que o atava a este mundo... E agora ele pode ir... Está preparado.*

Esse é um verdadeiro Coração Brilhante... É um coração que irradia sempre o Bem, que ajuda a encher este mundo com o Amor Divino.

As pessoas com um Coração Brilhante neste mundo são muito escassas, porque, para chegar a esse nível, é necessário ter um Coração Puro, Grande, com maturidade emocional, com muita experiência de vida e, além disso, uma grande conexão espiritual.

Para conquistar um Coração Brilhante, precisa-se do apoio de um Mestre, de uma Tribo e de um Caminho. Conquistá-lo sozinho levaria milhares de vidas.

O Mestre faz a ponte entre o Amor Universal, Divino, e o Amor Mundano. Ele é a porta entre os mundos, e é capaz de acender a Chama em seu coração e conectá-la à Chama Sagrada Universal. Quando você já estiver pronto...

O Mestre é o representante do Amor Divino, e, se você se deixar tocar por esse tipo de Amor, vai querer provar um pouco mais... E buscará esse Amor uma e outra vez, até que as gotas de Amor Verdadeiro se façam mais constantes, como uma chuva de bênçãos, e você possa ter seu próprio "Rio de Amor" para compartilhar.

O Coração Brilhante é aquele com o qual a maioria dos Mestres vibra (ainda que possam ter um coração maior), e é o coração que os Mentores deveriam ter, porque já não se importam consigo mesmos, só com os outros.

O Coração Brilhante, quanto mais compartilha e expande esse Amor, mais se transforma em um canal. O Eu desaparece cada vez mais... E nasce a Aspiração do Bodhisattva, que tem um Coração de Cristal.

## 5. CORAÇÃO CRISTALINO (CORAÇÃO DE CRISTAL)

O Coração Cristalino é o último nível. Quase não há corações desse tipo no mundo, porque é um coração tão transparente que é mais parecido com um recipiente do Amor do Universo... *"Já não há ninguém aí".*

Aquele que conseguiu ter um Coração Cristalino é um Grande Ser, que consegue potencializar, de maneira manifestada, o Amor e os Poderes do Universo. Entendamos que, em realidade, não há um Eu, nada acontece de "maneira pessoal".

Muitos seres com Coração Cristalino já não estão encarnados, como Avalokiteshvara (o Buda do Amor e da Compaixão), mas de alguma maneira atuam sobre este plano, podendo enviar suas emanações. Avalokiteshvara (ou Avalokita, ou Chenrezig), por exemplo, decidiu permanecer neste mundo até que todos os seres fossem Liberados do *Samsara*. Dalai Lama atua em seu nome, como uma de suas emanações.

Pessoas encarnadas com um Coração Cristalino são muito poucas... Até os Mestres Iluminados, às vezes, necessitam vibrar com o Coração Brilhante ou Expandido para aproximar-se das pessoas e entregar-lhes Energia e Amor em um nível que elas possam suportar.

Os sufis dizem que se Deus aparecesse na Terra com todo o seu esplendor, de uma só vez, tudo se derreteria, pois ainda não suportamos tanta luz. Um ser com o Coração de Cristal tem esse poder, por isso, pouquíssimas vezes pode se mostrar como é. Contudo, alguns Discípulos mais sensíveis, elevados e conectados, conseguem sentir o Coração Cristalino de seus Mestres, enquanto eles estão aqui ou ao desencarnar.

> **O EXTERNO NÃO INTERFERE NA VIBRAÇÃO DAS PESSOAS COM UM CORAÇÃO BRILHANTE; NADA É CAPAZ DE AFETAR SEU CORAÇÃO.**

Se você conseguir, ainda que por um instante, tocar o Amor que irradia esse coração... Um Amor maior do que o incondicional, um Amor que é Infinito, sem fronteiras, como um Oceano de Amor, continuará buscando esse Amor Sublime para sempre. E buscará ser um fiel Representante de seu Mestre, desse Amor Supremo, à sua maneira.

Todos os Grandes Seres de Luz vibram conectados com esse Amor. Não é impossível consegui-lo, porque ele vem da fonte, da mesma fonte de onde todos nós viemos e para onde retornaremos.

# COMO CHEGAR AO BODHISATTVA

*"O Amor e a Compaixão são necessidades, não luxos. Sem eles, a humanidade não pode sobreviver."*

*XIV Dalai Lama*

A grande fortaleza do Amante é o Amor do seu coração. E, ainda que para muitos isso seja óbvio, o Amor é algo que foi reprimido nesta terra desde outros Tempos, especialmente neste. Por isso, aqueles que pertencem ao Caminho do Amor nem sempre se sentem em casa neste mundo...

Contudo, o Amor é um Caminho de Evolução e é a Base de todo Caminho Espiritual verdadeiro, uma vez que o coração é o que marca a diferença entre alguém que faz algo pelos outros e alguém que passará a vida inteira pensando apenas em si mesmo.

Chegar ao Bodhisattva significa despertar o Amante Servidor, e, nesse grau de consciência, os outros estão em primeiro lugar. Quando o coração desperta e é Grande ou Brilhante, a pessoa já não pensa só em si mesma e reconhece que o mais importante, nesta vida, é fazer algo pelos outros.

Quando o coração se abre, naturalmente nasce o desejo de servir, e no Amor não pode ser de outra forma. Mas, hoje em dia, todo serviço é um negócio, ainda que não nos demos conta.

Osho dizia que, quando queremos ajudar os outros, isso provém de um desejo e que os desejos vêm do Ego... Assim, ao servir a partir desse espaço, você está, de alguma maneira, reforçando seu Ego, o Ego da "boa pessoa" ou do falso servidor.

Se você serve para ser o "ajudador", no fundo não está ajudando, e é provável que não saiba a maneira de ajudar de verdade. Se você ajuda sem consciência, talvez ajude a uma pessoa que não deveria ser ajudada, que por seu Karma ou Dharma teria que agir sozinha. Ou talvez essa pessoa precise aprender a pedir ajuda. Se você sempre a oferece, ela nunca vai aprender a pedir.

O Servidor Verdadeiro faz o que é "melhor" para o outro, porque alcançou a Maestria no Amor, no Saber e no Poder da Visão. Às vezes, "o melhor" para o outro é deixá-lo sozinho; outras vezes, é motivá-lo; outras é confrontá-lo e dar-lhe um "empurrão". Ou talvez o melhor seja oferecer-lhe Ensinamentos, uma Instrução Grupal básica, estratégias avançadas de Treinamento, ou Ferramentas de Superação, Crescimento e Evolução.

Na realidade, são poucos os que conhecem o Verdadeiro Amor. O Amor não é cego... O Egoísmo é cego, porque pensa apenas em si mesmo. Quem tem Amor só pensa nos outros.

O Bodhisattva é um servidor especializado, tendo em vista que não conhece outra vida além de servir aos outros. Sua presença, por si só, irradia Amor e brilho e move corações, porque, no fundo, o que todos buscamos é abrir nosso coração e servir aos outros, para cumprir nossa missão neste mundo. Então, o Bodhisattva nos inspira.

E como chegar ao Bodhisattva? Você pode começar com o Serviço, fazendo algo voluntário pelos outros, ainda que, em um primeiro momento, seja um Serviço Condicionado, ou seja, que você tenha um interesse oculto nisso (sentir-se bem, por exemplo).

Há muitas maneiras de ajudar, muitas instituições de caridade, pessoas que têm menos condições. Você pode ajudar dando dinheiro, mas o melhor a fazer é doar seu tempo e suas habilidades, oferecer sua presença, estar com pessoas desamparadas, cuidar dos animais ou proteger a Natureza. Trata-se de compartilhar e de trabalhar com a Generosidade.

O Caminho do Serviço, ou do Bodhisattva, é mover-se pelo outro... Com decisão, com coragem, com Amor, fazer algo que seja a diferença na vida de alguém.

Você pode cuidar de crianças ou anciãos; servir comida nas ruas aos imigrantes, dar-lhes roupas ou construir-lhes abrigos; pode visitar crianças desamparadas ou doentes terminais nos hospitais; ou ensinar habilidades a adolescentes que tenham algum conhecimento diferente para que, depois, consigam trabalho, para que se capacitem em algo e tenham uma perspectiva de vida.

Há inúmeras possibilidades de Servir! E a melhor forma é fazê-lo em silêncio, sem buscar olhares nem reconhecimento por suas ações. É desaparecer no próprio ato de servir. O Ego, porém, a cada dia, nos manipula para buscar ser servidos em vez de servir a alguém.

Esta oração, que minha avó Águila Celeste me entregou em uma noite na sua cabana nas montanhas, ajuda a sanar o egoísmo e a insensibilidade, assim como a despertar, a equilibrar e ativar o Amor, a Consciência e o Serviço.

## ORAÇÃO DE GRAÇAS

*Agradeço-lhe, Senhor,*
*Pela Vida que me dá,*
*Enquanto sei que mais de um milhão*
*De pessoas esta noite morreram*
*E já não acordarão jamais...*
*Agradeço-lhe, meu Deus,*
*Pela Água que me dá para beber a cada dia*
*E banhar-me por horas e horas,*
*Enquanto milhares de homens, mulheres*
*E crianças morrem de sede neste dia...*
*Agradeço-lhe, Senhor,*
*Pelo alimento que me dá,*
*Para saciar minha fome e inclusive para*
*Desperdiçá-lo...*
*Enquanto milhares de seres humanos,*
*Animais, peixes, aves, insetos*

## COMO CHEGAR AO BODHISATTVA

*Ou seres desalojados da Natureza*
*Morrem de fome no Planeta...*
*Agradeço-lhe, Senhor, pela roupa,*
*Que quase nunca aprecio de verdade,*
*Pelos recursos que me dá,*
*Pela casa, o transporte, a educação*
*Os amigos, a diversão,*
*E o cuidado familiar...*
*Enquanto milhares de seres*
*Que nasceram sem nada,*
*Ou que perderam tudo como os refugiados,*
*Carecem de recursos,*
*Não têm roupa nem casa,*
*Nem transporte nem três ou quatro pratos de comida diários,*
*Nem carinho familiar nem amigos...*
*Só inimigos.*
*Agradeço-lhe, Senhor,*
*Porque tenho vivido uma vida preciosa,*
*Mesmo que eu saiba que morrerei, como todos.*
*Mas a Consciência que nasce quando*
*Sabemos que não somos imortais*
*E que nossa estada na Terra é curta*
*Permite definir as quatro Prioridades.*
*Com essa Consciência, decido*
*Levantar-me para Caminhar, Correr e Voar,*
*E Aprender, Crescer e Mudar para*
*Servir com excelência aos necessitados,*
*Com o tempo precioso que me resta*
*E conseguir Libertar-me de verdade.*
*E percorrer o Caminho do Amor*

*E honrar meus Ancestrais, a Terra,*
*O Sol, a minha Estrela e o Universo*
*Com os valiosos instantes*
*Que tenho para viver.*

Se você não se sente pronto para ajudar pessoas desconheci-das, pode começar Ajudando um parente, um amigo, seja com uma tarefa importante ou um trâmite, até mesmo escutando seus problemas... Isso o fará sair do Curral do "Eu, eu, eu" e a começar a perceber os outros.

Você sabia que todos somos Um, que existe uma comunida-de e não estamos sós? Sabia como é gratificante fazer algo pelos outros? Talvez lembrar-se de como é bom receber ajuda quan-do necessitamos lhe dê um motivo a mais para servir.

E um dia, ao servir ao outro, você vai sentir que é mais feliz com isso do que com mil *likes* no Instagram ou do que quando seu saldo no banco aumenta. Verá que, para o coração, o impor-tante é sentir e compartilhar, e não apenas ter e receber elogios que agradam o Ego, mas que continuam deixando você só.

Um grande problema emocional nestes tempos é a solidão. Muitos se sentem sozinhos, desconectados de si mesmos, ain-da que vão a festas ou tenham muitos seguidores, porque se sentem incompreendidos, assustados, afastados de si, do seu coração, da sua essência.

Por não se sentirem amados – e, especialmente, por se sen-tirem desconectados –, buscam diversas válvulas de escape, como bebidas, festas, drogas, celulares, internet, mídias sociais, sexo, jogos... para tentar preencher esse vazio. E tudo isso está cada vez mais ao alcance da maioria, e estamos cada vez mais viciados no externo e afastados do interno.

Passamos nossos dias alimentando os escapismos, pois hoje em dia somos mais incentivados a buscar uma saída fácil do que a enfrentar corretamente a vida e confrontar os problemas.

Cerca de 70% das doenças são provocadas por nós mesmos; 70% de nossos problemas e adversidades são provocados por nossa Mentalidade ou pela falta de Amor... Ou seja, por nossa preguiça corporal, por nossa Insegurança emocional, Confusão Mental e por nosso Adormecimento espiritual. O *Samsara* e seu Ego se aproveitam disso, porque esse comportamento nos deixa presos em diversas formas de sofrimento.

No entanto, quando vencemos a barreira do isolamento e servimos ao outro, vemos que não estamos sozinhos em nosso sofrimento, que há pessoas que sofrem tanto ou mais do que nós. E, nesse momento, abrimos nosso coração aos outros e a nós mesmos, e começamos a criar "irmandade".

A humanidade é uma só Irmandade, mas damos mais importância ao egoísmo e ao medo do que ao Amor, alimentando as divisões, o que nos separa, e não o que nos une.

O Bodhisattva busca a união, a cura, a abertura. Resgata a essência do outro, porque está conectado com o essencial dentro de si mesmo e com a essência do Universo, que é a mesma em todos os seres.

A primeira etapa no Caminho do Amor e do Bodhisattva é o Serviço, que lhe dá a oportunidade de se libertar de karmas, curar as próprias feridas e mudar sua mentalidade. Quando você vê que a realidade do outro o afeta diretamente e que sua realidade afeta diretamente a do outro, busca ser melhor e fazer o bem.

Quando você começa a servir, enfrenta a própria realidade, suas limitações e suas feridas. Se há coisas ainda por curar,

MINDSET DO CORAÇÃO

você passa à segunda etapa. Nesse caso, é recomendável buscar o apoio de um bom terapeuta profissional, de um bom Life Coach ou de um bom Treinador de "Águas Claras", porque, como já vimos, é desafiador aprender a lidar com nosso mundo emocional sozinhos.

À medida que você cura seu coração, seu desejo de servir cresce, porque você já não necessita receber tanto, quer compartilhar sua felicidade. Curar suas feridas, portanto, é a segunda etapa para chegar ao Bodhisattva.

A terceira etapa é fazer as pazes com sua ancestralidade, ou seja, saber honrar o lugar de onde você veio e quem você é. Quando reconhecemos nossas raízes, sentimos que pertencemos e nosso coração se acalma.

## O BODHISATTVA BUSCA A UNIÃO, A CURA, A ABERTURA. RESGATA A ESSÊNCIA DO OUTRO.

Muitas vezes nos sentimos fora de lugar, porque interpretamos nossa história a partir da nossa ferida. Uma criança aprende diretamente com seus pais, os quais aprenderam com seus pais, e assim sucessivamente. Então, carregamos a história de pelo menos sete gerações anteriores a nós... Por isso, nossos pais têm muita expectativa sobre nós, a qual carregamos por toda a vida.

Quando somos crianças, cremos que o mundo gira ao nosso redor e que nossos pais devem resolver todos os nossos problemas. Desse modo, nos custa muito individualizar-nos e separar-nos de toda essa história pessoal e ver nossos pais como indivíduos, como outros seres humanos comuns.

Quando fazemos as pazes com nossos ancestrais, somos capazes de amá-los sem projeções nem expectativas, sem apegos nem rejeições, somos capazes de amar a nós mesmos com mais integralidade. E, ao curar nossa relação com nossas raízes, recebemos Permissão para sermos Felizes.

O quarto passo para chegar a ser um Bodhisattva é abrir-se ao Amor Incondicional, é Amar sem Condições. É Amar sem se importar com o modo como o tratam, com o que lhe dizem, com a forma como o veem, com o que fazem por você. É Amar a todos independentemente das circunstâncias; é Amar sem fronteiras de nenhum tipo; amar a todo tipo de ser, independentemente de sua cor, crença, raça, religião, beleza, capacidade, roupas, *status*.

Quem ama incondicionalmente não tem que concordar com tudo o que vê, mas vai mais fundo, atravessa as barreiras do outro, suas armaduras, e se conecta com a Essência, e não com o Ego. Ama a Essência de tudo.

Muitas vezes, por proteção, vestimo-nos de medo ou raiva contra o que é diferente. Rejeitamos tudo o que nos tira da nossa zona de conforto, preferimos ficar dentro dos nossos condicionamentos.

Se você continuar a amar condicionalmente, não avançará no Caminho do Amor e menos ainda no Caminho do Bodhisattva. Entretanto, se você decidir entrar no Caminho do Amor, da Gratidão, da Compreensão, da Atenção e da Sacralidade, e aprender a ver e a compreender o que acontece no mundo do outro, buscando conviver com isso, seu coração se abrirá.

Você pode ficar no Amor passivo, amando e compreendendo tudo, como a maioria dos bonzinhos, mas sem entrar em ação. O Bodhisattva, porém, move-se para ajudar o outro e transforma seu Amor Incondicional em Ação – isso é Compaixão.

Todos os Bodhisattvas são compassivos, não só Avalokiteshvara (O Buda do Amor e da Compaixão). É muito difícil todos os seres que abriram seu coração a tal ponto deixarem de ajudar no caminhar, no despertar dos outros.

Todos eles mostram o Caminho do Amor e da Libertação, agem a partir do que é melhor para o outro. Às vezes, a compaixão vem de modo mais firme, às vezes, de modo mais amável, mas é sempre aquilo de que o outro mais necessita.

É como quando o Universo lhe envia situações que você não entende, que o fazem sofrer, mas, quando elas passam e você aprende a lição, você agradece.

Os Bodhisattvas despertaram o Grande Amor dentro de si e aceitaram viver através do fluxo do Amor Universal. Por isso, são guiados pelos Grandes Princípios e pelos Grandes Atributos Divinos.

O que eles fazem reflete esses Atributos Divinos, mas em uma Ação "sem esforço", que nasce dentro do coração, que vem do Amor.

O processo de chegar a Bodhisattva, além dos passos que vimos, inclui alguns requisitos.

**O Primeiro Requisito** é Amar de verdade e ser uma pessoa melhor, para servir com Excelência à Humanidade.

Você pode ler este livro, sentir algo em seu coração, mas não mudar nada na sua vida. Isso não serve.

**O Segundo Requisito** é receber a bênção de um Caminho. Dar os passos até o interior de um Caminho, guiado por um Mestre, para que você tenha um ponto de referência e esteja sob a proteção e a direção de alguém que já ama incondicionalmente, que já é um Bodhisattva.

Sem estar sob as Asas de um Mestre Verdadeiro, você pode ter referências equivocadas de Amor e crer que está despertando o Amor Incondicional e a Compaixão, mas estar alimentando seu Ego. Assim, é melhor entrar em um Caminho... Seguir um Mestre.

**O Terceiro Requisito** é buscar a ajuda direta de alguém com mais experiência do que você. No caso de Cóndor Blanco, os Treinadores e Mentores.

Nem todos necessitam receber instruções diretas do Mestre, mas alguns devem receber instruções diretas dele o tempo todo...

O Mestre, com sua presença única, pode despertar suas habilidades, mas o Treinador o ajuda a reconhecê-lo, senti-lo, a trabalhar com a energia recebida para que você gere a estrutura do coração.

**E o Quarto Requisito** é estar atento a seu processo pessoal, para não se deixar enganar.

Como saber se estou crescendo no aspecto emocional? Prestando atenção e verificando se você está se tornando uma pessoa melhor ou não, com base na maneira como trata a si mesmo e, especialmente, como trata os outros.

Faça um acompanhamento, a Autoverificação, todas as noites. Os Mestres dizem que de nada serve meditar uma hora por dia, fazer ioga, ser vegano, doar dinheiro a uma causa do outro lado do mundo, se você está brigado com alguém de sua família; ou se alguém no trânsito o fecha e você grita com ele como se fosse um animal; ou se não cumprimenta o porteiro do prédio, ou do trabalho, ou seu vizinho; ou se não se importa com os mendigos na rua; se trata mal o garçom...

Quanto mais feliz você for e quanto mais Amor e felicidade você levar aos outros, em forma de energia, fortaleza, motivação, ensinamentos e ações concretas, mais sinais estes serão do quanto você está crescendo.

Contudo, são poucos os que conseguem conservar esse estado de felicidade ao longo do tempo. Bert Hellinger diz algo interessante sobre isso: *"Alguns correm atrás da felicidade, mas não conseguem alcançá-la. Você sabe por quê? Porque, na verdade, a felicidade corre atrás deles e não pode alcançá-los, porque eles correm atrás da felicidade".*

**Por último**, o Bodhisattva não espera nada em troca do que faz pelos outros, porque está em sua Natureza Amar o outro, ter Compaixão pelo outro.

Esse é um bom referencial. Quando você sentir que faz as coisas realmente pelos outros, sem querer nem um "obrigado" em troca, está em um bom Caminho, está aprendendo a Amar e a Servir sem condições.

O Caminho do coração, muitas vezes, parece injusto, mas aqueles que abriram seu coração sabem que é ali que está a Beleza da Vida.

## MENTOR
(por Suryavan Solar)

*O Ego busca sempre receber,*
*O Amor busca Dar e Compartilhar.*

*O Ego pede e pede, cada vez mais,*
*O Amor Oferece e Dá, sem condições.*
*O Ego busca formas de resistir e discutir,*
*O Amor busca Entregar-se e Concordar.*

*O Ego busca ferir e dividir,*
*O Amor busca Curar e Unir.*

*O Ego se levanta para sobressair,*
*O Amor se Inclina para Servir.*

*O Ego, ainda que tenha, se sente miserável,*
*O Amor, sem ter, vê Rios de Abundância.*

*O Amor se sente Feliz com o Agora,*
*E o Ego se considera desgraçado com o hoje,*
*Com o ontem e com o que exige do amanhã...*

*O Ego é muito frágil nas suas falsas fortalezas,*
*O Amor é Forte em sua Vulnerabilidade.*

*O Ego se guia por suspeitas e preconceitos,*
*Desqualifica e julga o tempo todo.*
*O Amor é Espontâneo e vê Beleza*

## MINDSET DO CORAÇÃO

Em cada pessoa, lugar ou coisa.
O Amor não discrimina nem se parcializa,
Aceita a Realidade como É,
Sem ilusão, ambiguidade ou distorção.

O Ego confunde apego com liberdade,
Busca acumular mais e mais,
Asfixiando seu ser.
O Amor vai se Desprendendo de tudo,
Elevando-se como a Chama de um Fogo,
Tão Leve e Fugaz,
Porque não acumula nada.

Portanto, chegou a hora de
Amadurecer e Decidir:
De hoje em diante,
Quem será seu Mentor...
O Ego ou o Amor?

# 7

# OS 5 PORTAIS DO CORAÇÃO

"Se nada nos salva da morte,
que pelo menos o Amor
nos salve da vida."

*Pablo Neruda*

O Centro do Coração foi esquecido e deixado de lado em um mundo que exige resultados materiais e onde a sociedade nos programa para buscar dinheiro, prazer, poder e fama só com conhecimentos técnicos e a agir constantemente com o corpo e a mente.

No mundo atual, não há espaço para o sentir nem para o desenvolvimento do coração, o que agora chamam de "Inteligência Emocional".

De fato, já estão falando de Inteligência Espiritual, de Coeficiente Espiritual, mas, ainda que uma ou outra pessoa tenha desenvolvido sua "Inteligência Emocional" e ame sem condições, como humanidade estamos muito longe de conseguir isso.

Se eu estou escrevendo este livro sobre o coração é para mostrar-lhe um Caminho de retorno ao coração e como conseguir o direito de voltar a sentir e forjar o Ser Integral.

Seus centros devem estar ativos e equilibrados, funcionando em harmonia. Esse é o primeiro passo para a Integralidade, ou seja, para tornar-se um Ser Humano completo.

Para chegar ao coração há cinco Portais. Devemos conhecer nosso Portal para podermos entrar em contato com nossa forma de nos relacionar e amar a nós mesmos e aos outros de maneira saudável.

Os Portais do Coração são uma importante chave para conhecer seu Centro Emocional e expressar suas emoções para o mundo, até controlar e administrar os instintos básicos e focá-los em uma única direção: a Prosperidade, a Felicidade, a Consciência ou a Liberdade.

## OS 5 PORTAIS DO CORAÇÃO

Os cinco Portais do Coração são:

1. O Portal da Terra
2. O Portal da Água
3. O Portal do Ar
4. O Portal do Fogo
5. O Portal do Espaço

Esses Portais são complementares e se abrem de acordo com sua Natureza e sua percepção do Amor e das Relações, de como devemos nos relacionar... Há pessoas que têm mais de um Portal aberto e ativo. São pessoas que amam e percebem o Amor de modos distintos, por isso, podem compartilhar com os outros de diversas maneiras. Podem abrir-se a novos espaços e entregar melhor aquilo de que o outro necessita, e, em geral, têm mais empatia e flexibilidade.

Um dia entraremos no coração pelos cinco Portais e, estando no Centro da Mandala do Coração, compartilharemos nosso Amor a partir desses cinco espaços. Todos temos essa capacidade de Amar Integralmente, de abrir e expandir nosso coração, de reconhecer o Amor em todas as suas Formas e o tempo todo.

Cada um conseguirá fazer isso à sua maneira. Algumas pessoas preferem abrir um só Portal, aprofundar-se bem nele, chegar ao Centro do Coração e, a partir daí, abrir os demais. Outras terão mais facilidade para ir abrindo um pouco de cada Portal, diversificando sua percepção do Amor, e logo irão para o Centro, para aprofundar-se em tudo.

Contudo, o Destino Luminoso final é que cada um chegue ao centro à sua maneira e que todos os Portais se abram, completando a Mandala do Coração e fazendo-o brilhar.

Quando temos todos os Portais abertos, saudáveis, fortes, é como se o coração se transformasse em um prisma branco transparente, que, com o Sol, reflete todas as cores.

## I. O PORTAL DA TERRA

> *"As mãos que ajudam são mais sagradas do que os lábios que rezam."*
> Madre Teresa de Calcutá

O primeiro é o Portal da Terra, relacionado com o corpo físico e as ações, que reflete as pessoas que percebem o Amor a partir de fatos concretos. São objetivos e pouco dramáticos.

Seus cinco sentidos são os radares principais na hora de detectar e absorver as emoções do ambiente. Sentem tudo no corpo primeiro.

Um exemplo do Portal da Terra é a mãe que quase nunca diz "Eu te amo" a seus filhos, mas lhes prepara café da manhã, os leva ao colégio, arruma o quarto para eles etc.; ou o companheiro que não abraça tanto, que não expressa seu Amor com palavras, mas traz presentes, paga as contas, provê.

Pessoas que percebem a Energia do Amor e se relacionam a partir do Portal da Terra transformam o Amor em algo "produtivo", material, concreto e prático. E, para comprovar o que os outros sentem por elas, buscam "resultados". É um Amor que aos olhos de outras pessoas pode não parecer tão carinhoso, mas, se você prestar atenção, verá o Amor nos atos.

Eles buscarão compromisso e estabilidade nas relações afetivas, porque gostam de sentir segurança. Em uma relação de

## OS 5 PORTAIS DO CORAÇÃO

casal, buscarão um compromisso muito sério, uma relação duradoura, na qual possam construir algo juntos. E na relação laboral, necessitam de contratos, com acordos claros, definição de salário, horário de trabalho, férias etc.

Aqueles que se relacionam a partir do Portal da Terra são muito confiáveis e leais, em geral, e são como um porto seguro, porque necessitam e proporcionam estabilidade: a firmeza da Terra.

Às vezes, podem cair em uma certa rigidez, teimosia ou apatia, e, se não conhecerem sua forma de amar e que há maneiras diferentes de fazer isso, poderão sofrer bastante, porque exigirão do outro a mesma postura. Devem aprender a suavizar e flexibilizar a terra com a água, abrir-se a novas maneiras de relacionar-se.

Se a pessoa já tem outro Portal, será mais fácil para ela, mas poderá observar os espaços nos quais aparece sua rigidez, ou sofrimento, e aprender com eles; ver a necessidade não atendida e buscar alternativas. Também ajuda observar o outro e aprender a dar e receber de diferentes maneiras. Isso pode ser mais divertido do que assustador.

A melhor forma em que transmutam suas emoções é através do corpo, detectando a região física onde se instala a emoção: se é uma dor de cabeça quando sente raiva; se é um enjoo e mal-estar estomacal quando sente medo; ou se o peito aperta quando há tristeza. Localizar o lugar onde a emoção se instala lhes permite transmutá-la através de um exercício físico, uma massagem ou o contato direto com o elemento terra.

## 2. O PORTAL DA ÁGUA

*"Soube que ser amado não é nada.*
*Que amar, ao contrário, é tudo."*
Herman Hesse

O segundo é o Portal da Água. As pessoas que se relacionam e compreendem o Amor a partir desse Portal são carinhosas e românticas por Natureza, gostam muito de demonstrar afeto e receber o afeto dos outros.

São pessoas "mais emocionais", abraçam mais, choram mais, riem mais; buscam estar juntos e com contato físico, mais do que com palavras. Custa muito a elas ter uma relação à distância, por exemplo. A sombra do apego pode invadir a pessoa se o Portal estiver desequilibrado.

Dependendo de como estiver a água interna da pessoa, isso se manifestará pelo que acontece com ela e pelo que ela expressa, o que ela deixa sair pelo Portal. Se a água flui, a pessoa é mais amorosa e fala quando tem que falar, chora quando tem que chorar; se a água está estancada, lhe custará mais expressar sua amorosidade, ela entrará mais no drama, no papel de vítima; se a água está revolta, ela pode ser reativa; se está mais calma, a pessoa será mais tranquila, mais transparente.

Assim, suas próprias emoções e reações são bons medidores para saber se você necessita limpar sua água, acalmá-la, deixá-la fluir ou se está tudo bem e você pode buscar aprofundar e elevar.

Nos relacionamentos amorosos, as pessoas que se relacionam a partir do Portal da Água não necessitam colocar definições, rótulos, mas precisam sentir que são queridas e amadas.

## OS 5 PORTAIS DO CORAÇÃO

Se elas se sentem igualmente correspondidas, ficam; se não sentem Amor, se vão.

Em uma relação de trabalho, necessitam desfrutar do que fazem e do ambiente em que estão. Também aí elas têm que se sentir amadas... Ainda que não ganhem tanto dinheiro ou não tenham tanto reconhecimento profissional, se elas se sentirem reconhecidas como pessoas, se tiverem amigos, sentirem que ajudam os outros e forem felizes, vão querer permanecer no trabalho.

Pode ser que a necessidade de se sentirem amadas gere muita expectativa em relação ao outro, expectativa esta que, constantemente, pode levar a uma decepção, especialmente se o outro amar a partir de um Portal diferente.

Devem aprender a receber o que o outro tem a entregar e aproveitar isso em seu próprio benefício. Talvez a estabilidade da terra possa fazer com que a água se acalme, ou o movimento do ar possa ajudá-lo a sair do drama. Dessa maneira, a água deixará de sentir que o outro não lhe corresponde e abrirá seu espectro, podendo compartilhar sua água em vez de criar uma barreira.

Em geral, o Portal da Água é bem identificável, porque é mais fácil de ver. Se uma pessoa é mais emocional e seu Portal é o da água, certamente ela teve muito movimento emocional ao longo da vida, e isso a torna mais compassiva.

Muitas vezes, confundimos o Amor do Portal da Terra com interesse; o do Portal da Água com drama; o do Portal do Ar com palavras soltas; o do Portal do Fogo com paixão fugaz; e o do Portal do Espaço como um Amor desconectado da realidade. Em equilíbrio, todos os Portais e todas as formas de Amor são válidas. Deve-se aprender a reconhecê-las e recebê-las.

## 3. O PORTAL DO AR

> *"Era uma flor solitária, borboleta gozosa pousou aí;*
> *depois o pólen de outra flor mais fragrante chamou,*
> *e a borboleta voou."*
> Frida Kahlo

O terceiro é o Portal do Ar. As pessoas que amam e se relacionam a partir desse Portal sentem as emoções de maneira mais leve e menos intensa. São naturalmente felizes e desapegadas, e gostam de mostrar o que sentem por meio de palavras (faladas ou escritas), canções, poemas, desenhos ou de qualquer forma de expressão criativa, diferente.

Essas pessoas se relacionam de maneira mais livre, mas isso não quer dizer que não possam ter relacionamentos duradouros. Em geral, para que o relacionamento dure, é preciso proporcionar-lhes movimento, dar-lhes espaço para a criatividade, ter um sentido. Isso vale para todas as suas relações, seja de casal, de amizade ou de trabalho.

As pessoas do Portal do Ar entendem melhor as expressões de Amor também por meio de palavras, da arte; necessitam escutar ou ler palavras bonitas e sentir que há espaço para a individualidade. Precisam dar nome ao que sentem e ao que acontece dentro delas.

Quando uma pessoa tem mais de um Portal aberto, é mais fácil reconhecer outras maneiras de amar e de se relacionar. Entretanto, dependendo dos Portais que estão abertos, podem apoiar-se, anular-se ou reforçar algum aspecto negativo.

Se o Portal do Ar e o do Fogo estiverem abertos, eles se alimentarão constantemente. Podem ser pessoas expansivas, abertas, criativas ou muito impulsivas, mutáveis, intensas.

E se a pessoa tem os Portais do Ar e da Água abertos, é mais fácil que um harmonize o outro. O ar pode dar movimento à Água e a água deixar o ar mais sensível, mais calmo. Se os dois se desequilibrarem, poderão anular-se ou gerar confusão, mas em geral apoiam-se mutuamente.

> **QUANDO UMA PESSOA TEM MAIS DE UM PORTAL ABERTO, É MAIS FÁCIL RECONHECER OUTRAS MANEIRAS DE AMAR E DE SE RELACIONAR.**

Temos de aprender a conhecer nossos Portais e administrá-los, recordando que eles também refletem nossos elementos internos. Se fizermos isso, viveremos com mais harmonia e equilíbrio e teremos mais paciência e empatia com o Portal dos outros. Dessa maneira, vamos reconhecer melhor as maneiras de amar e abrir-nos mais ao Amor.

## 4. O PORTAL DO FOGO

> *"Todas as paixões são boas enquanto somos donos delas,*
> *e todas são más quando nos escravizam."*
> Jean-Jacques Rousseau

O quarto Portal é o do Fogo. Os que se relacionam a partir desse Portal são pessoas muito intensas, muito apaixonadas, que vivem tudo de maneira forte, porque sabem que o fogo pode acender, mas pode apagar, transformar e expandir ou queimar.

São pessoas que, quando entram em um relacionamento, dão tudo de si: ou estão por inteiro ou nem sequer estão... O fogo não pode ser morno.

Para manter um relacionamento, essas pessoas devem sentir que este as transforma, que crescem com ele, que podem expandir seu ser. No trabalho, essa sensação lhes dá motivação, e elas podem contagiar facilmente os que estão a seu redor, porque são líderes natas.

Como o fogo é intenso, os que se relacionam por meio do Portal do Fogo esperam que todos sejam assim também, mas nem sempre isso é verdadeiro, porque cada um tem seu tempo e sua história, suas feridas e seu nível de entrega. Devem aprender a contagiar positivamente os outros, como uma tocha que acende outra, mas na medida certa.

Se o fogo é muito grande, pode queimar; a pessoa se torna reativa, às vezes autoritária em excesso, intolerante, explosiva. Se é muito pequeno, pode se apagar, então a pessoa se torna desanimada, apática, sem motivação nem propósito. Há que se saber manter o fogo em equilíbrio, com a ajuda dos demais elementos (a água o acalma; o ar o expande; a terra o centra e o direciona; e o espaço o eleva).

As pessoas que se relacionam a partir deste Portal, em geral, são mais selvagens e indomáveis. Devem ter paciência com seus parceiros e encontrar no outro ou com o outro maneiras de usar sua energia, de transformá-la em algo elevado.

Para que não percam sua grande Energia, há que tocar-lhes o coração com um propósito, com uma causa pela qual lutar, seja um grande Amor, um Caminho espiritual ou salvar o planeta... Eles necessitam de uma paixão ardente.

Quanto maior for a Fogueira Interna de uma pessoa, se bem gerenciada, pode irradiar a muitos. O Amor do fogo é capaz de transformar e elevar muitos seres, como o fazem os Mestres.

Todos os elementos e os Portais podem chegar à sua Maestria; deve-se saber harmonizá-los e aumentá-los.

É bom receber uma Consultoria sobre seus Portais do Coração para saber em qual Portal você está, como ele está e como gerenciar sua energia; para saber qual é sua maneira natural de amar e de se relacionar; qual é o potencial de seu coração; qual Portal você pode abrir e direcionar-se em seguida; e como chegar ao centro de sua Mandala e unificar todas as Formas de Amar.

## 5. O PORTAL DO ESPAÇO

*"Assim como uma vela não pode arder sem fogo, os homens não podem viver sem espiritualidade."*
Buda

O quinto Portal é o do Espaço, que em geral é o Portal Unificador, que está no Centro da Mandala e para o qual todos vamos um dia.

Ao estar no Centro da Mandala, você pode sair pelo Portal que for mais adequado para você e para o outro em cada situação. Contudo, o Portal do Espaço tem certas características em sua forma de amar e de se relacionar, por isso, algumas pessoas o têm como Portal Principal.

Para as pessoas que têm o Portal do Espaço como Portal principal, é mais fácil conceber e aceitar todos os tipos e formas de amar e de se relacionar. Em geral, são serenas, pacíficas, calmas, equilibradas; não geram muito conflito e sabem se relacionar com diferentes tipos de pessoas em diferentes ambientes. Elas sabem, ou aprendem com mais facilidade, apreciar os diferentes tipos de Amor e sabem dar e receber, mas não se conformam, porque em realidade estão buscando um Amor da Alma, um Amor Divino, um Amor mais elevado.

Quando o Portal do Espaço se desequilibra, a pessoa sai do centro e tenta refugiar-se em algum dos outros Portais. Se, porém, o Portal que escolheu não está em harmonia, a pessoa se sente fragmentada, incapaz de dar Amor e de recebê-lo com sensatez... Começa a sentir-se menosprezada e deposita sua felicidade e bem-estar nas mãos dos outros: do companheiro, da família, do chefe, dos companheiros de trabalho, do governo, e até dos ambientes por onde passa.

Para quem tem o Portal do Espaço como principal, é muito importante encontrar uma maneira de recarregar-se sempre, de estar consigo mesmo, de voltar ao centro. Pode apoiar-se nos outros Portais, visto que tem facilidade para isso, mas não deve perder-se.

A Meditação, praticada em silêncio, e os retiros ajudam muito os que se relacionam a partir desse Portal. Entratanto, se eles ficarem apenas no Mundo espiritual, podem cair em outra armadilha: a da Desconexão com o mundo, com o aqui e agora, com o humano e com os outros Portais. Esquecem que seu coração bate graças ao corpo que habitam, negam sua reencarnação. Nesse caso, o Portal da Terra pode dar uma boa ajuda.

Aqueles que buscam apenas o Amor Divino podem sentir muito Amor e o Coração Expandido, mas não conseguem baixar. Eles são muito amorosos no plano espiritual, mas não sabem entregar Amor na vida ordinária, com o parceiro, no trabalho, nas coisas simples do dia a dia. Em algum momento se sentirão sem realização, porque vivemos aqui... Mas quando seu coração se abrir e se expandir, vão querer realizar algo concreto pelos outros.

Devemos todos, algum dia, ser capazes de estar no centro e em contato com os outros Portais; atuar no mundano, mas trazendo de cima o Amor Divino... Isso é Amar; é o Desenvolvimento Humano; é Transformação.

> **COMPAIXÃO É SER CAPAZ DE TRANSFORMAR EM AÇÃO TODO O SEU AMOR.**
> SURYAVAN SOLAR
> (LIVRO *O PODER DE UM CAMINHO*)

Muitos querem chegar rápido ao Centro da Mandala, mas não sabem conter a energia. Tampouco sabem que se trata de subir, mas depois voltar de novo, entregando como um Bodhisattva. Isso é Compaixão.

Mas lembre-se: todos temos a Semente do Amor e a capacidade de abrir todos os Portais para realizar-nos e servir aos outros.

# OS DESAFIOS DO AMANTE

"Suas mentes têm limites, mas não seus corações, porque eles são receptáculos com uma capacidade infinita; mas vocês precisam abrir seus corações para este ensinamento, pois nada pode passar por aquilo que está fechado."

*Mawlana Shaykh Nazim*

Todo Caminho tem suas glórias, mas também tem seus desafios, seus compromissos, provas, tarefas e disciplinas.

Muitos creem que o Caminho do Amante é um Caminho de pura Felicidade, apenas de desfrute ou diversão, e que é um Caminho fácil, ou para românticos. No entanto, não é assim, visto que é um Caminho com os maiores desafios, especialmente no mundo atual, onde, aconteça o que acontecer, devemos Amar e entregar-nos ao Amor.

Como em qualquer outro Caminho, haverá adversidades e desafios. Os cinco desafios básicos do Amante são:

1. Aceitar-se como Amante
2. Lidar com a Solidão
3. Superar Decepções Amorosas
4. Enfrentar o Medo da Intimidade
5. Entregar-se

## I. ACEITAR-SE COMO AMANTE

O primeiro desafio é reconhecer-se como Amante, aceitar seu Caminho e a identidade de Amante. Muitas vezes, não queremos aceitar que nosso poder está no coração, porque isso pode parecer fragilidade, debilidade, vulnerabilidade aos olhos das demais pessoas (e, muitas vezes, aos nossos olhos também).

Não aprendemos a lidar com o coração, não aprendemos a seguir os Mestres do Amor – a não ser, talvez, em alguma outra vida. Portanto, não temos referências, não sabemos como lidar com esse Caminho.

Entretanto, se você realmente se identifica com o Caminho do Amor e deseja segui-lo, encontrará suas referências e seu coração o guiará.

Alguns vão até a metade do Caminho, passam por algumas provas, mas não se entregam totalmente à sua qualidade de Amante; limitam-se a dar seu Amor à família, ao(à) companheiro(a), a seus filhos e pessoas próximas, mas não se colocam a tarefa de expandi-lo além do seu mundo pessoal, porque não compreendem que seu poder está no Amor Incondicional e na Compaixão.

Para continuar avançando, devem aceitar seu destino e sua Natureza de Amante; só isso os fará chegar ao final do Caminho. Porque, eventualmente, virão os próximos desafios, e só com um Amor maior conseguimos superá-los.

## 2. LIDAR COM A SOLIDÃO

O segundo desafio, que para alguns pode aparecer em primeiro lugar, é enfrentar a solidão. Quem pertence ao Caminho do Amante sente muito. Muitas vezes precisará expressar suas emoções e não se sentirá compreendido, porque não há espaço para o sentir hoje em dia, muito menos para compartilhar e conversar sobre as emoções. O Amante, então, se sentirá sozinho em um mundo mais prático e racional.

O Ego Emocional atacará por esse lado, porque o Amante é sensível. Para mantê-lo sob controle, o Ego aumentará as sensações e as feridas, para que sofra mais, para que se sinta só no mundo, incompreendido e sem apoio. E, quanto mais se sentir sozinho, menos ele compartilhará e mais suas feridas aumentarão. E seu coração correrá o risco de não querer voltar a abrir--se nem a amar nunca mais.

O Caminho do Amante pede, como primeiro passo, despertar o Amor-próprio. Mas nem todos os amantes passam pela prova e entregam seu coração a relacionamentos e vínculos que fazem ao longo da vida. Quando o Amor-próprio não está maduro, nascem as relações de codependência, os apegos e complexos de abandono. Em vez de darem Amor, essas pessoas entregam seu coração.

Um Amante deve passar pela prova de desfrutar de si mesmo e da sua solidão para passar aos níveis superiores da sua jornada do coração.

Mas o Amante não pode evitar sua Natureza de querer amar e ser amado, e, ao sentir-se sozinho, coloca grandes expectativas ou esperanças no outro. Se mantiver essa atitude e não se fortalecer, se não aprender a ver o mundo como um lugar onde todos podem se apoiar e ser felizes, não estará preparado para sobreviver ao terceiro desafio do Amante: as Decepções Amorosas.

## 3. SUPERAR DECEPÇÕES AMOROSAS

A maioria das pessoas que passam por este Caminho, seja para aprender ou porque pertencem a ele, sofrerá decepções amorosas, terá relacionamentos ruins, será esquecida, abandonada, traída, enganada, rejeitada... para que seu coração se exercite e aprenda que, independentemente do que aconteça, deve continuar reconhecendo sua capacidade de amar.

As decepções são para que você aprenda a enfrentar a dor e volte a acreditar no Amor. E volte a sentir, uma e outra vez, até que consiga fortalecer tanto o coração que possa ensinar a amar.

Martin Luther King dizia: *"Talvez o sofrimento e o Amor tenham uma capacidade de redenção de que os homens se esqueceram ou, pelo menos, descuidaram".*

Esse movimento emocional ajudará você a chegar ao quarto desafio, que é o Medo da Intimidade, e a superá-lo.

## 4. ENFRENTAR O MEDO DA INTIMIDADE

Para que possa ir mais fundo na relação consigo mesmo, com seus amantes e com suas amizades, é parte do Caminho do Amante gerar intimidade em seus relacionamentos, ou seja, abrir-se a tal ponto que possa ver os aspectos de si mesmo e dos demais que não deseja ver, deixar-se ver sem máscaras. É soltar as defesas, render-se na sua vulnerabilidade diante do outro; é destampar a alma, por mais que os ossos tremam.

No fundo, o Amante sabe que somos "espelhos" uns dos outros e, por isso mesmo, tem medo da intimidade... Ele tem medo de ser quem é, de mostrar-se com toda a sua Luz e toda a sua Sombra, porque poderia ser rejeitado, abandonado etc.

Os Amantes, em geral, são mais vulneráveis, porque suas emoções sempre estão em movimento. Mas isso, na verdade, é uma fortaleza, porque os coloca em contato direto com a impermanência do mundo.

Mas se acreditarmos que essa vulnerabilidade é uma Debilidade, não vamos querer nos aproximar dos outros nem ir fundo, então ocultaremos ou reforçaremos muito nossa fragilidade humana. Deixaremos que o medo da rejeição nos tome e esconderemos aquelas partes que consideramos que serão malvistas e desaprovadas.

E isso nos leva ao quinto desafio: Entregar-se.

## 5. ENTREGAR-SE

O Amante deveria deixar-se vencer pelo Amor, para que esse seja o agente transformador de si mesmo e dos outros.

É a entrega total a seu Caminho, a seus Mestres externo e interno, e aí está seu Poder de não resistência. E, quando ele chega a esse momento de entrega, tudo se abre e se transforma.

Mas como é o quinto desafio, ele não se entregará facilmente, porque terá medo de se perder. É como uma gota que está a ponto de dissolver-se no Oceano: tem medo de perder sua individualidade, sua identidade; não consegue perceber que se tornará o Oceano inteiro.

Pema Chödron, em seu livro *A Beleza da Vida*, diz: *"Shen Yen escreveu: 'Intrinsecamente, o Eu não existe. Assim, Vida e Morte são postas de lado'. No fim da vida, fica claro que não há identidade fixa, que em termos desse corpo em particular, dessa identidade em particular, vamos deixá-la para trás. Mas com isso fica a pergunta: se não existe um Eu intrínseco, então quem sente todo esse prazer e dor? O poema de morte do Mestre Shen continua para dizer: 'Dentro do vazio, sorrindo, chorando'. Ele não disse: 'Dentro do vazio, não se envolvendo com a vida'.*

*Porém, é só quando o 'Eu' medroso não está se debatendo com a vida, não está ficando fora de si e tentando se agarrar a ela, é que esse movimento é possível".*

Se o Amante se aferrar ao Eu, se ele seguir seu Medo, se prenderá à sensação de separação, que gera mais sofrimento; ou prolongará sua resistência a seu próprio Caminho; ou quererá voltar a não reconhecer seu Caminho, seu Mestre.

Contudo, se nunca terminar de entregar-se, jamais será feliz. E ser feliz é o propósito deste Caminho do Amor e da pessoa que o segue; Ser Feliz e levar a Felicidade aos outros.

Quando o Amante esquecer ou negar a fortaleza do Amor, sentirá que necessita de ajuda pela vida toda, e nunca se sentirá um verdadeiro representante do Amor, porque não entrará em contato com seu Poder Pessoal.

Se você pensou que o Caminho do Amante era feito de flores, romances e prazeres, verá agora que não é bem assim. Entretanto, se você se sente identificado com esse Caminho, esteja ciente de que essas provas podem ser superadas pelo Amante.

Mas como superar as provas?

Reconhecendo a Fortaleza do Amor Ilimitado.

Quando você aceita o Primeiro Desafio, aceita o Chamado para o Caminho do Amor e todo o seu ser se direciona para o Amor, automaticamente.

Se você tinha o costume de sentir-se mal, de sentir raiva ou tristeza quando alguém o destratava, quando se conecta com o Amor, algo dentro de você lhe dá a fortaleza para ver o outro, para ver sua dor e amá-lo da mesma forma. Seu coração se enche de Amor e empatia e, em algum ponto, se enche de compaixão, porque o Amor aumenta dentro de você cada vez mais.

Isso ajuda a superar o Segundo Desafio, a superar o fato de Sentir-se Só. Ainda que você não tenha apoio, nem referências externas de como ser um bom Amante servidor, quando você se conecta com o Amor, este passa a ser seu melhor conselheiro.

MINDSET DO CORAÇÃO

E, se você persiste neste Caminho, o Amor cresce até que você se dá conta de que não está sozinho, de que nunca esteve. Você percebe que pessoas, Natureza, as pedras, plantas, animais, os rios, mares e montanhas... Tudo está interconectado e vibrando em uníssono o tempo todo. O Planeta está em constante conexão, vivemos em Inter-relação.

Essa confiança no Amor e a segurança de que estamos unidos é o que vai ajudá-lo a passar pelo Terceiro Desafio, a Decepção.

A confiança no Amor nos ajuda a lembrar que todos somos seres humanos; que somos falíveis; que temos diferentes pontos de vista; que todos nos equivocamos e temos muito a melhorar; e que todos estamos buscando a felicidade.

O Amante que percebe isso começa a gerar mais compaixão, diminui suas expectativas sobre os outros e continua amando e provando sua devoção, pois começa a dar-se conta de que tudo é sagrado.

Tente, uma e outra vez, recorrer ao Amor. Pare de culpar os outros e assuma a responsabilidade por seu crescimento pessoal e por sua própria vida.

Tudo isso ajuda você a crescer e o Amor a crescer em você. Então, o ajuda a vencer o Medo da Intimidade, que é o quarto desafio. Você começa a acreditar mais em si mesmo e no outro, a apreciar e valorizar a si mesmo e ao outro.

O Apreço é a base da Gratidão no Caminho do Amor. Você aprende a conviver com o outro e a amá-lo com todos os seus defeitos e debilidades... E também a se aceitar e descobrir que pode ser amado independentemente de suas falhas, defeitos e problemas. Você aceita, por fim, ir fundo e que o outro vá fundo através de você.

Esse simples ato de vulnerabilidade é um tremendo ato de Amor e o ajuda a aumentar o Amor-próprio e pelos outros.

Apoiamos que todos vejamos nossas debilidades, sem querer ocultá-las ou disfarçá-las, e, ao mesmo tempo, aprendamos a reforçar ou a dar mais Poder a nossa parte positiva e luminosa. Damos a entender que na vulnerabilidade (ou na transparência) reside a chave para abrir a porta para o último desafio: a Entrega.

Se você se acostumar a ser vulnerável, a ser quem é em toda a sua magnitude, poderá aceitar o todo e deixar-se levar até desaparecer no Amor. Você entrará em um Amor muito grande, que se transformará em um Amor Incondicional. A partir desse momento, você dirá sim ao Amor, uma e outra vez, quantas vezes forem necessárias.

> **A CONFIANÇA NO AMOR NOS AJUDA A LEMBRAR QUE TODOS SOMOS SERES HUMANOS; QUE SOMOS FALÍVEIS.**

Se lhe baterem em uma face, você poderá oferecer a outra... Essa maneira de despertar o Amor no outro é mais eficaz do que devolver-lhe o golpe, porque só o Amor cura o coração.

Como todo Caminho, amar é um treinamento. É importante ter os passos, as ferramentas, mas, sobretudo, receber o apoio de um Mestre, de uma Tribo, de um Treinador e um bom Ensinamento, como o que eu compartilho neste livro, e não só informações superficiais, como as que entregam na atualidade.

Contudo, o Amante deve reconhecer seu escasso tempo de vida, sem deixar-se sabotar nem por sua arrogância nem por seus medos. Deve lembrar-se sempre de que a própria Vida é uma grande prova de Amor e um Mestre constante.

## MINDSET DO CORAÇÃO

Se você se abrir para a Vida real, para as pessoas, isso o ajudará muito em seu Caminho. Você já viu algum representante do Caminho do Amor fechado no quarto, atrás de um computador, dia e noite?

Um Amante está onde mais pode ajudar... Veja o que fizeram Buda, Jesus, Madre Teresa, ou a Mestra Ama, que abraça a todos.

O Amante abraça a vida, a Natureza, o Amor, a existência inteira. Até que um dia estará pronto para abraçar a morte, porque sabe que terá vivido intensamente, que terá vivido cada instante como se fosse a primeira vez e terá amado com todo o seu coração.

# 9

# O CAMINHO DO AMANTE

"Se seu destino é percorrer o rumo do Amor, prepare-se. Será um Caminho espinhoso, você terá que estar disposto a oferecer seu coração ao mundo, e em muitas ocasiões o partirão. E o que você deverá fazer? Continuar seu Caminho sem se esquecer do seu propósito fundamental."

*Suryavan Solar*

## MINDSET DO CORAÇÃO

Se quisermos aprender, crescer, mudar e servir ao mundo nos tempos atuais, necessitamos de um Caminho de Evolução. Quando vivemos uma vida sem Caminho, sem um treinamento que nos guie em direção a um propósito elevado, passamos a vida toda Sobrevivendo e Vivendo, sem nunca chegar à realização, ao Ser e ao Transcender.

Damos voltas na Roda do *Samsara* apenas na Horizontalidade da Vida, ou seja, no esforço kármico para Sobreviver, manipulados pelo Ego pessoal e pelo Ego Coletivo, contribuindo com as estratégias e os artifícios da Matrix. E assim, infelizmente, jamais chegaremos à Libertação pessoal e, menos ainda, ajudaremos na Liberação dos demais.

Apesar de nestes tempos dizerem o contrário, preste atenção: sem um Caminho, sem Linhagem nem um Mestre que nos protejam e treinem, que nos mostrem a trilha e nos digam quais etapas, provas e tarefas seguir para encontrar nosso Propósito, que é "retornar à casa", tudo o que fizermos só reforçará nossa Ilusão.

Antigamente, dezenas de milhares de anos atrás, as pessoas recordavam o Caminho ao qual pertenciam e a razão pela qual tinham vindo à Terra. Nasciam em seus Clãs e tinham clara sua missão de Guerreiros, Amantes, Sábios, Sacerdotes ou Magos.

No entanto, essa recordação foi se perdendo à medida que fomos ficando presos no Ciclo de Encarnações. E também foram se perdendo as Transmissões dos Caminhos e dos Mestres que entregavam essas transmissões, os ensinamentos e treinamentos.

Os jovens estão cada vez menos interessados em aprender com os antigos, até nas Tribos Indígenas. Hoje, eles preferem viver nas cidades, estão adquirindo hábitos modernos e perdendo o contato com sua origem, com a terra, com o cultivo e com a Natureza. E isso mostra como nós, ou a grande maioria de nós, perdemos o contato com nossa Essência, com nossa missão, com nossas raízes, nossa Origem e nosso Ser Original.

À medida que o tempo foi passando na Terra, muitos caminhos laterais foram necessários por causa da Degradação, como o Caminho do Comerciante, do Negociante, do Peregrino, do Xamã, do Meditante, do Alquimista etc. Assim, os quatro Caminhos Fundamentais – do Guerreiro, do Amante, do Sábio e do Mago – se perderam de vista ou foram confundidos.

Entretanto, eu gosto de voltar aos Caminhos originais, porque são eles que levam à Libertação e abrem a possibilidade de sermos Integrais. Em Cóndor Blanco, temos a oportunidade de percorrer esses quatro Caminhos e unificá-los.

O Caminho do Guerreiro, o do Amante, o do Sábio e o do Mago são Caminhos esquecidos, mas são autênticos e originais. Não são "sintéticos", e cada um tem seus compromissos, desafios, ensinamentos, suas etapas, disciplinas e suas conquistas.

Neste capítulo, vamos nos aprofundar nos passos do Caminho do Amante, mas deixarei como bônus para você as "O que são as Grandes Mandalas?" ou as "Chakanas" dos outros Caminhos, com seus passos. Contudo, lembre-se de que, para incorporar esses passos, precisamos entrar no Caminho e receber a benção de um Mestre, que o ativará.

## CAMINHO DO GUERREIRO

- Ação Precisa
- Meditação
- Conexão com os Grandes Princípios
- Servir a um Senhor

### CAMINHO DO AMANTE
- Gentileza
- Serviço
- Amor
- Compaixão

### CAMINHO DO SÁBIO
- Aprender para Ensinar
- Escutar com Profundidade
- Silêncio
- "Não Saber"

### CAMINHO DO MAGO
- Integralidade (ou Integração)
- Desidentificação (do Eu)
- União (unificar-se com a existência)
- Vazio (desaparecer na Magia Universal)

Cada Caminho tem de ser percorrido. Não se trata de recordar quatro Princípios e dizer que você é Guerreiro ou Amante; ou ler um livro e dizer que você é Sábio, como fazem muitos *instagramers* hoje em dia. Você precisa seguir os passos sob a guia de um Mestre para chegar ao final do Caminho... E todos levam ao mesmo ponto: a Conexão com o Infinito.

A maioria passa muitas vidas percorrendo um Caminho e chega ao final por Karma ou preguiça, por medo ou indecisão, por Ego ou inconsciência e adormecimento. Alguns, porém, fazem o percurso rapidamente, talvez por suas habilidades, por seus Méritos ou bom Karma, por sua missão ou pelo destino escolhido.

Outros, mais evoluídos, podem percorrer vários Caminhos na vida, para chegar finalmente ao Caminho Integral.

A Missão de Cóndor Blanco é ser um Caminho que ensina os quatro Caminhos ao mesmo tempo... E estes quatro Caminhos permeiam todos os meus ensinamentos, mensagens, estratégias, ferramentas, treinamentos, disciplinas e práticas.

Cóndor Blanco é uma Aceleradora de Caminhos, e chega o momento no qual cada Aprendiz deve se aprofundar em seu próprio Caminho, em seu Caminho dentro do Caminho. Por isso, escrevo alguns livros mais direcionados, como este, e como: *Código do Guerreiro Ancestral*; *O Caminho do Amante*; *Mandalas da Mente*; *Meditação – A Arte de Voar*; *Kin Forest* etc.

Alguns só têm de reviver os quatro Caminhos para serem Integrais, e devem terminar sua formação. Esses, provavelmente, estão buscando a *Maestria*.

Para os que querem se aprofundar no Caminho do Amante, vamos fazê-lo agora, recordando e explicando os passos desta Mandala:

1. Gentileza
2. Serviço
3. Amor
4. Compaixão

## 1. GENTILEZA

Gentileza é ser amável com as pessoas, com a Natureza, as coisas e as situações... Fazer o bem através da Amabilidade.

A Gentileza começa consigo mesmo. Muitos pensam que a amabilidade deve ser expressa somente com os outros, mas, se tratarmos a nós mesmos sem gentileza, reforçaremos ou até aumentaremos nossas feridas, nossos traumas... E, um dia, o que reprimimos explodirá.

É como a sujeira que você varre para debaixo do tapete: em algum momento, o monte de repressões levantará o tapete e você será obrigado a vê-lo e, além disso, tirar o tapete para limpar.

Para ser amável e gentil consigo mesmo, você deve aprender a reconhecer suas necessidades, seus desejos, seus sonhos, aprender a cuidar do seu corpo, das suas emoções, dos seus pensamentos, da sua saúde, da sua rotina... Aprender a valorizar-se, a estimar-se, a dizer sim e a dizer não a si mesmo e aos demais, colocando limites de maneira saudável.

Aprenda a rodear-se de pessoas e estilos de vida que contribuam com sua vida. Se você estiver em paz consigo mesmo, será mais difícil atrair amizades tóxicas ou negativas.

A gentileza o ajudará a pagar seus karmas emocionais e a gerar méritos. Quanto mais gentil você for com os demais e quanto mais você tiver paciência, sem passar sobre si mesmo, mais atrairá energia positiva e luz para sua aura e as pessoas que estiverem ao seu redor.

Reforce a Gentileza com o Agradecimento e verá que seus dias sobre a Terra serão mais Felizes e Satisfatórios. Você estará em paz com tudo e com todos os que o rodeiam.

Estar de bem com a vida abre as portas para que você dê o Segundo Passo no Caminho do Amante, que é o Serviço, porque, quando você estiver bem, naturalmente vai querer que o outro também se sinta bem, vai querer compartilhar sua felicidade e seu bem-estar.

## 2. SERVIÇO

A definição de serviço é entregar algo sem esperar nada em troca. Ou seja, entregar dinheiro, Amor, tempo, habilidades sem esperar nenhum benefício ou consequência específica como retorno pelo que você entrega, ou por seu tempo e seus atos.

Quando começamos a servir, é comum que o façamos para nos sentir bem, para sermos pessoas melhores, para nos sentir generosos. Mas é bom continuar, porque, quanto mais você serve, mais aumenta seu coração e mais você se purifica, até chegar ao Serviço Incondicional, desinteressado – tão desinteressado que você chega a servir sem que saibam que foi você ou até dando o mérito a outras pessoas.

Em meu livro *O Serviço Purificador*, descrevo a Chakana dos quatro tipos de Serviço:

- *O Serviço por Interesse*
- *O Serviço por Culpa e Redenção*
- *O Serviço por Reconhecimento*
- *O Serviço Desinteressado, por Amor*

Não importa como você começará a servir. O importante é Servir, porque o Serviço vai purificando você de seus karmas, limpando o medo, o egoísmo e a cobiça, ensinando você a compartilhar de verdade, a pensar no outro, a aproximar-se do Serviço Desinteressado.

Recebo em minha Montanha aproximadamente mil pessoas em cada evento de verão, há 40 anos, e muitas delas vêm para aprender e para servir como voluntárias, em diversas tarefas, equipes e áreas. Algumas ajudam a receber os participantes, ou

MINDSET DO CORAÇÃO

na logística do evento, ou no som, na decoração, na cozinha, ou nos banheiros...

Quando eu falo a essas pessoas, conto que trabalhei como voluntário por muitos anos antes de passar a viver nessa Montanha e que aprendi que, quando estiverem felizes fazendo suas tarefas, motivada, em um estado de Meditação e entrega... nesse momento estarão fazendo um Serviço com Amor. E, por mais simples que pareça sua função, se a fizerem com carinho e pensando nos demais, poderão chegar a altos níveis de Amor.

O Serviço permite que você se interesse pelo outro, para que consiga dar o terceiro passo no Caminho do Amante: o Amor.

## 3. AMOR

Talvez você esteja se perguntando: por que o Amor está em terceiro lugar no Caminho do Amante? É porque temos que reaprender a amar.

Os Mestres do Amor dizem que todos temos o Amor dentro de nós, precisamos apenas retirar as capas de tudo o que colocamos por cima e que não é Amor... Por isso está em terceiro lugar.

Nos tempos atuais, aprendemos a amar e a nos relacionar como em um negócio: nos casamos por dinheiro, por segurança, por carência, por imitação, por comodidade, porque queremos fazer sexo "legalmente"... Isso é Amor?

Amamos somente quem nos rodeia, quem faz as coisas da maneira que gostamos... Isso é Amor?

A sociedade samsárica nos ensinou a ser hipócritas... Criamos ilusões, maquiagens, temos muito medo da nossa escuridão, medo da nossa verdade, medo de sermos vulneráveis ou transparentes, medo de nos conhecer em profundidade, de buscar a nós mesmos, de nos permitir conhecer.

E é apenas rompendo com todas essas camadas de medo, resistências e mentiras que seremos capazes de sair da ilusão ou da decepção e conhecer o Verdadeiro Amor, que é Incondicional.

## AMAMOS SOMENTE QUEM NOS RODEIA, QUEM FAZ AS COISAS DA MANEIRA QUE GOSTAMOS... ISSO É AMOR?

Quando o Amor está conectado com nossa Incondicionalidade, chegamos ao Amor Real; a esse Amor que não tem barreiras; que não separa as pessoas em amigos ou inimigos; que não distingue raça, cor, classe social, religião... No Amor, todos estamos conectados; somos únicos à nossa maneira, mas compartilhamos a mesma fonte, o mesmo coração.

Certa vez, a Monja Cohen contou que, no monastério Zen, no Japão, ensinavam a praticar a seguinte Meditação:

*Ninguém é melhor do que ninguém,*
*Ninguém é pior que ninguém,*
*E ninguém é igual a ninguém.*

Naquela manhã, sentado diante do Dalai Lama, em Dharamsala, eu o ouvi dizer: *"... O mais importante não é mostrar sua filosofia ou dizer a qual religião você pertence. O mais importante na vida é ter um bom coração...".*

Equanimidade: é tratar a todos por igual. Somos iguais como seres humanos, mas ao mesmo tempo somos únicos e totais como somos.

A Declaração dos Direitos Humanos reforça o Princípio de tratar a todos como iguais, mas aos desiguais como desiguais, na exata medida da sua desigualdade. Por exemplo: todos têm direito a ir a um estádio ver um jogo de futebol, ou de ir ao cinema ver um filme, mas esse direito só está realmente garantido a uma pessoa em cadeira de rodas se tiverem sido construídas rampas de acesso.

*Por isso deve-se saber a medida do Amor...*
*E o que é o Amor para um e para o outro...*

A incondicionalidade do Amor está no Sentimento, mas a melhor maneira de entregar esse Amor se conquista na prática. Por isso, o Caminho do Amor tem um último passo: a Compaixão.

## 4. COMPAIXÃO

Compaixão é o Amor em Ação. Os grandes Bodhisattvas estão todo o tempo, e naturalmente, entregando seu Amor ao outro da melhor maneira, porque sabem que sua presença e suas ações podem levar o outro ao despertar.

Entretanto, ainda que o Bodhisattva irradie o mais alto Amor Incondicional, seus atos são entregues à medida que o outro aguenta. E, por vezes, a Compaixão tem que ser Firme, ou Irada, como diriam os Budistas, para fazer efeito.

Um exemplo de Compaixão Firme do Elemento Terra, para que seu filho "produtivo" deixe de vagar e conquiste sua Autonomia pode ser expulsá-lo de casa. Se esse filho já não escuta sua mãe de maneira alguma, ou se já tem mais de 25 anos, pode ser que seu pai decida expulsá-lo de casa para que "o garotinho" irresponsável, que vive de festa em festa, com amigos e namoradas, se veja obrigado a mexer-se e encontrar um trabalho, tornar-se responsável pela própria vida.

Se já temos dentro de nós a habilidade de fazer o necessário para o benefício do outro, abrimos nosso coração para que floresça a Flor da Compaixão em nosso Jardim Interno.

Muitas vezes, os Mestres espirituais são incompreendidos, mas seus atos sempre são em benefício dos outros; para servir aos demais e ajudá-los a sair da sua mediocridade, de sua zona de conforto, e a despertar do Sonho Milenário (a ilusão que vivemos, acreditando ser real, e que nos mantém adormecidos, incapazes de ver a Verdade e viver conectados com nosso espírito, com nosso Eu Superior).

Acreditar que os Discípulos servem aos Mestres é uma das maiores ilusões... São os Mestres que servem constantemente aos discípulos e não descansam até que vejam sua libertação. Isso sim é Compaixão.

Já falei um pouco sobre Avalokiteshvara, mas não sobre seu Mestre, Amithaba.

*Quando Avalokiteshvara, o Buda do Amor e da Compaixão, ainda era discípulo, ou seja, estava sendo treinado por seu Mestre, despertou um nível altíssimo de Amor e Compaixão pelos demais. E foi aí que fez a promessa de que não iria deste mundo até que todos os seres sensíveis se libertassem do Samsara.*

*Seu Mestre, Amithaba, sabendo o tamanho real da promessa, perguntou a Avalokiteshvara se estava seguro daquilo. Mas este manteve seu plano e declarou que, se não cumpris-*

*se com sua palavra, que, por favor, fizessem com que seu corpo se rompesse em mil pedaços.*

*Amithaba, então, o permitiu. E Avalokiteshvara passou muitas vidas apoiando e libertando muitos os seres do Samsara e da roda de encarnações. Mas, quando foi rever o número de seres que ainda estavam presos no Samsara, viu que não tinham diminuído.*

*Ele manteve sua promessa, ajudando aos demais por muito tempo... Mas, quando ele voltou a rever os números, estes pareciam ter aumentado.*

*Insistiu em sua promessa, mas chegou a um ponto em que ele não pôde mais, quis desistir. Parecia que seus esforços eram em vão, porque o número de seres presos no Samsara cresciam e cresciam. Então, seu corpo se rompeu em mil pedaços.*

*Amithaba, com sua grande Compaixão, sabendo que seu discípulo possuía uma intenção pura, juntou todos os pedaços de Avalokiteshvara e o reconstituiu...*

*Além disso, lhe concedeu mil braços, para que pudesse atender a muitos seres, e 13 cabeças, para que pudesse ver quem necessitava ou estava sedento de seu apoio, seu Amor e sua Compaixão.*

De algum lugar Avalokiteshvara aprendeu a ser Compassivo... Quando um discípulo se entrega completamente, consegue a renúncia total, recebe uma transmissão completa de seu Mestre; mas geralmente deve passar por provas inimagináveis, como também foi o caso de Naropa, discípulo do grande Mestre Tilopa, que realizou coisas absurdas, como saltar de um precipício.

Seguir de fato um Mestre nos leva a renunciar ao Eu Ilusório, despertar a Confiança Primordial, perder o medo da morte e finalmente render-nos a toda a Existência.

Todos temos a Semente de Buda dentro de nós, todos temos o Amor e a Compaixão no coração, todos estamos conectados com a grande Fonte Universal, com o ritmo da Vida e o Baile da Existência. Só temos de começar com o primeiro passo: a Gentileza. E, pouco a pouco, essa gentileza se transforma em Bondade, em Empatia, em Amor... E vamos ganhando Energia e confiança para dar os passos seguintes.

Lembre-se: uma das maiores ousadias desta vida é o Amor, porque Amar requer a Humildade e a Coragem de ver-se e deixar-se ver pelo outro; e um Amor mais Profundo requer a Ousadia de ser treinado por um Mestre, por quem já conhece o Caminho (ou os Caminhos).

## MEDITAÇÃO DO CORAÇÃO BRILHANTE

*Se você é um aprendiz avançado de Cóndor Blanco, antes de começar, faça os exercícios secretos Cóndor Kai e Cóndor Kin. Se você não conhece esses exercícios, faça algo para ativar seu corpo.*

*Em seguida, sente-se em uma posição confortável, com a coluna o mais ereta possível, respire profundamente e relaxe todo o seu corpo, trazendo sua atenção para o aqui e agora.*

*Deixe de lado suas preocupações, os problemas, o que aconteceu no passado e os desejos futuros. Respire profundamente mais uma vez.*

*Então, respire três vezes, com bastante consciência, como se estivesse inalando e exalando o ar a partir do seu coração.*

*Sinta como seu coração se acalma com essas três respirações e, nesse momento, foque toda a sua atenção no seu coração. Perceba que sentimentos estão dentro dele... Se você se sente bem consigo mesmo, se sente felicidade, tristeza, angústia de algum tipo, se você sente medo, raiva, alegria, paz...*

*E, se houver algum sentimento negativo que ainda permeia o seu coração, leve uma luz branca a esse sentimento. Se houver mais de um, escolha apenas um a cada Meditação.*

*Sinta-o profundamente no seu coração e envolva-o com essa luz branca, até que você consiga pelo menos conviver com esse sentimento, estar tranquilo com ele.*

*Se não houver nenhum sentimento negativo, simplesmente envolva seu coração com a luz branca, até que esta se estabilize ali.*

*E, a partir desse espaço, quando o sentimento e seu coração estiverem envolvidos nessa luz branca, comece a Apreciar-se. Aprecie tudo o que você é, tudo o que você conquistou na sua vida, tudo o que você viveu até agora. Aprecie a vida que você tem, as pessoas que estão ao seu redor, a família na qual você nasceu, o país onde nasceu, onde mora agora, o que você faz. E, como se você pudesse se ver diante de si mesmo, aprecie profundamente o ser que é, a pessoa na qual se transformou... Honre seus passos, seu caminhar.*

*E logo agradeça. Agradeça a vida que lhe foi dada, esse coração que bate no seu peito, que lhe faz sentir e que é a porta para seu Ser e para sua Liberdade.*

*E, se por alguma razão, você tem vontade de se Perdoar, este é o momento. Perdoe alguma atitude, algum evento, algum sentimento que você possa ter tido ao longo da vida ou que esteja vivendo agora. Perdoe e deixe ir. Lembre-se de que seu coração está banhado com essa luz branca.*

*E agora, Abençoe seu próprio ser; abençoe sua vida, sua existência. E sinta essa bênção chegando... De você mesmo, do céu, das pessoas que você ama, da sua família, da sua Tribo, dos seus treinadores, mentores, do seu Caminho, do seu Mestre.*

*Ao receber essa bênção, perceba como seu coração se expande com essa luz que se torna cada vez mais brilhante, mais forte... E como essa luz, que nasce do seu peito e cresce em forma de esfera, começa a envolver todo o seu corpo, sua aura, seu campo de influência... E como de repente essa luz envolve todo o recinto onde você está, toda a sua casa... E como você começa a irradiar essa luz para seu bairro, sua cidade, seu país... Sinta como ao redor do mundo outras pessoas também estão vibrando nessa sintonia e que, juntos, vocês podem irradiar luz e Amor para todo o planeta. Sinta como os corações se unem e como sua Meditação beneficia a muitos seres.*

*Fique em silêncio por alguns instantes, vibrando com o Cora-ção Brilhante.*

*Leve suas mãos ao coração, faça uma última respiração pro-funda e, quando estiver pronto, pode abrir os olhos.*

Recomendo preparar seu ambiente para fazer a Meditação do Coração Brilhante com uma vela branca, uma vasilha com água com gotas de essência floral (ou uma flor) e um incenso.

Você pode fazê-la ao amanhecer (ou ao acordar), ao entarde-cer ou antes de dormir.

Se você a fizer uma vez ao dia, por no mínimo 21 dias, verá como mudará seu estado emocional, seu campo vibracional, sua consciência... E como mudará a energia da sua casa e até mesmo das pessoas ao seu redor e dos lugares que frequenta, especialmente se você a fizer com sua dupla, seu quarteto ou sua equipe.

Estre livro foi impresso pela gráfica BMF
em papel pólen bold 70 g em junho de 2019.

O obsceno
sono
dos
ciprestes

# ALEX SENS

## O obsceno
## sono
## dos
## ciprestes

Continuação de
*A silenciosa inclinação das águas*

**autêntica**

Copyright © 2021 Alex Sens

Todos os direitos reservados pela Autêntica Editora Ltda. Nenhuma parte desta publicação poderá ser reproduzida, seja por meios mecânicos, eletrônicos, seja via cópia xerográfica, sem a autorização prévia da Editora.

EDITORAS RESPONSÁVEIS
*Rejane Dias*
*Cecília Martins*

PREPARAÇÃO DE TEXTO E REVISÃO
*Samira Vilela*

CAPA
*Diogo Droschi (sobre imagem de Anto Fredric)*

DIAGRAMAÇÃO
*Waldênia Alvarenga*

---

**Dados Internacionais de Catalogação na Publicação (CIP)**
**(Câmara Brasileira do Livro, SP, Brasil)**

Sens, Alex
    O obsceno sono dos ciprestes / Alex Sens. -- Belo Horizonte : Autêntica, 2021.

    ISBN 978-65-5928-110-7

    1. Ficção brasileira I. Título.

21-78239                                                    CDD-B869.3

Índices para catálogo sistemático:
1. Ficção : Literatura brasileira B869.3

Aline Graziele Benitez - Bibliotecária - CRB-1/3129

---

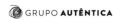

**Belo Horizonte**
Rua Carlos Turner, 420
Silveira . 31140-520
Belo Horizonte . MG
Tel.: (55 31) 3465 4500

**São Paulo**
Av. Paulista, 2.073, Conjunto Nacional
Horsa I . Sala 309 . Cerqueira César
01311-940 . São Paulo . SP
Tel.: (55 11) 3034 4468

www.grupoautentica.com.br
SAC: atendimentoleitor@grupoautentica.com.br

Para o Lucas, que sempre brinda
ao meu sucesso e me dá forças
para que as histórias não sedimentem em mim.

*L'arbre, c'est le temps rendu visible.*

Paul Valéry

# SEGUNDA PARTE
## Noruega

# 26.

*Bergen, Noruega, março de 2019.*

Caía um borrifo de chuva a dez quilômetros dali. A paisagem se dissolvia numa luz cinzenta e fria. Vapores se condensavam, trespassados por galhos secos, quando deslizavam entre as ilhotas, partindo da água até as florestas, transformando-se em bolos de escuridão úmida no ventre das árvores, intumescendo seus caules, espalhando-se na grama já encharcada como que a cobrindo de um nanquim viscoso.

Dois membros muito brancos, os braços de Magnólia boiavam na água, as mãos voltadas para cima como as de *Ophelia* de Millais. Não havia gramíneas por perto, nem juncos ou flores. Não havia nenhuma cor ao redor, nem o verde descansado das margens, nem a lisura do limo, mas um frio sólido, um frio cinzento, puro, bruto, que estremecia a água em sopros cada vez mais cortantes em lâminas de ar. O frio era o último estremecimento da tarde, e os olhos de Magnólia, envernizados pela chuva, violáceos, fixos e duros, retinham o langor sanguíneo das cerejas, dois frutos não mais acesos no meio da neblina.

# 27.

Branco. Branco e pesado era o ar achatado contra o lago. A neblina branca, as sombras brancas, os contornos brancos das árvores brancas. A água branca, um espelho de leite refletindo a massa úmida sobre ele. O branco maciço. A morte branca, como se cega, uma claridade de maldição marcando o rosto de Magnólia, exposto como uma pintura branca. A violência estalada de um sudário branco. Manchas brancas cobrindo tudo. Branco o silêncio que escapava dos lábios de Herbert, seus passos hesitantes, descendo os degraus de pedra e musgo até o lago Nordås, semicongelado, em frente à casa vermelha de composição de Edvard Grieg. Seus passos assustados como os de um urso branco sobre um torrão de gelo no meio da água, uma ilha flutuante. Magnólia era uma ilha branca oscilando não só na superfície da água, mas na superfície das coisas.

Uma chuva cinza manchou o branco e a neblina se abriu numa clareira.

Magnólia ainda estava parada quando Herbert se aproximou, observando a cena com uma distância calculada, o pavor lhe forçando os olhos a ficarem cada vez mais abertos, mais incrédulos. Seu corpo, deitado de bruços num curto trecho de pedra que quase entrava no lago, estava manchado, esticado e escurecido pela água nas roupas, como uma extensão do próprio dia, ou uma pincelada de carne cinza no meio da paisagem.

Seus braços pareciam de porcelana, rígidos um pouco acima da água, que batia em seus cotovelos com um som prazeroso e oco, como se o espírito do lago gorgolejasse algo que ela precisasse saber.

Herbert não se aproximou mais. Estava a quatro ou cinco passos de Magnólia, e foi só quando viu seus braços flexionarem de leve, juntando pocinhas de água na parte interna dos cotovelos, que ele respirou fundo, aliviado.

Ela não estava morta. Ela não está morta.

Precisou repetir isso várias vezes, como um mantra, para rejeitar a possibilidade.

Magnólia moveu os dedos, articulou cada parte de suas mãos e finalmente rolou para o lado, como se estivesse deitada sobre as areias douradas de uma praia no Caribe, e não em um braço escuro de pedra no meio de um lago inóspito e semicongelado. No início, seus olhos encontraram os de Herbert sem nenhum espanto. Estavam inchados, vermelhos, marejados, feito faróis apagados por um sentimento embrutecedor que florescia em carne viva dentro dela. A figura escura de Herbert (usava um casaco azul-marinho, que fora presente dela, e calças pretas, e seus cabelos moviam-se no vento como pontas de um fogo negro) parecia uma miragem: primeiro ele se assemelhou a uma árvore, depois tomou a forma de um totem de carvão, e em seguida se transformou apenas em uma mancha, trespassada pelos véus de luz que dificultavam sua visão e entravam no casaco, no rosto e nas pernas em borrões brancos.

– Magnólia?

Foi a voz dele que estalou primeiro em seus olhos, depois em seus ouvidos. Aquele "a" aberto, a inflexão na voz, a cautelosa vontade de se aproximar sem espantá-la, tudo isso limpou a visão dela, definiu a mancha como um corpo vestido, tornou nítido o rosto com a barba por fazer e transformou os cabelos apenas em cabelos, com alguns esvoaçantes fios escuros prolongados pelo vento, outros ainda úmidos, colados à testa pela chuva.

– Mag, sou eu...

Herbert se aproximou ainda mais e estendeu o braço, oferecendo ajuda. Magnólia começou a tremer. Os sons ao redor dilataram subitamente, como se seus ouvidos tivessem sido destampados. Tudo era ruidoso, insistente, constante: as águas, os galhos esqueléticos das árvores que ladeavam o lago, os corvos ocultos em suas próprias asas negras, o assovio do vento, uma porta batida, uma janela fechada, um grito branco. Não. O grito tinha sido o início de uma dor se abrindo como um figo podre em sua cabeça. Sentiu tontura, vontade de vomitar. O grito era seu, e vinha de dentro. Tudo nela doía: desde os nós dos dedos até a parte traseira dos joelhos, e o pescoço ardia como se o tivesse raspado em todas aquelas pedras.

Porque ela não agiu nem reagiu, ele se curvou sobre seu corpo gelado e a ergueu, envolvendo-a num abraço enquanto caminhavam feito sonâmbulos até uma clareira. De um lado, as árvores oscilavam e rangiam; do outro, uma parede de pedra indicava o túmulo de Edvard e Nina Grieg. O corpo de Magnólia parou de tremer, mas continuou frio, de modo que Herbert tirou o próprio casaco e cobriu a esposa, apertando seus ombros e esfregando seus braços.

– Vamos subir até o café – disse ele, placidamente.

– Eu não quero. Preciso sentar um pouco e...

Havia um banco de aspecto pútrido quase em frente ao lago, logo abaixo da parede rochosa, e uma boia em tons de branco sujo e laranja desbotado estava presa a um mastro atrás dele. Sentaram-se ainda trêmulos de frio e não se importaram em sujar suas roupas na crosta úmida e pastosa que encobria a madeira, tão encharcada que chegava a ser macia, quase maleável. Herbert esperou pelo primeiro som discreto que levaria ambos ao chão.

– Você está dura, Mag – insistiu ele. – Vamos subir e beber alguma coisa quente.

Quanto mais ele falava, mais surreal se tornava o fato de estar ali. Magnólia o encarou como se o visse pela primeira vez, desviando sua atenção da água batendo na margem do lago para aqueles olhos assustados. Herbert percebeu que os contornos da boca dela estavam estranhos e viu em seu pescoço um hematoma do tamanho de uma noz.

– Estou preocupado com...

– O que você está fazendo aqui? – perguntou Magnólia de repente, invadida pela consciência de que Herbert não estivera viajando com eles. Enquanto a memória tinha o aspecto amolecido de um ponto distante no meio de uma miragem, o Brasil parecia tão estranhamente próximo, tão absurdamente perto, como se ele tivesse atravessado uma ponte para vê-la, e não viajado mais de dez mil quilômetros.

– Eu vim te ver – respondeu ele com uma ingênua clareza.

Magnólia balançou a cabeça e em seguida massageou o pescoço, tentando retomar pela memória tudo o que havia acontecido.

– Sim, mas... não estou dizendo na Noruega, disso você sabia. Mas aqui, como sabia que eu estava aqui?

Ela olhou ao redor, confusa, e baixou o tom de voz para perguntar o que parecia um segredo.

– Onde é aqui, afinal? Acho que conheço... É a casa do Grieg?

Herbert sentiu um arrepio na nuca. Por dois segundos, a expressão de Magnólia pareceu a de uma mulher louca. E por mais tempo ela manteve o olhar estreito e desconfiado, como o de alguém que se sente perseguido ou está ouvindo vozes.

– É a casa do Grieg – respondeu ele, finalmente.

– A casa do Grieg! Eu sabia... Mas como você sabia que eu estava aqui?

Ele tirou o braço que a envolvia e encolheu os ombros. O tom de sua voz já estava inflamado, e ela nem parecia sentir frio. A ingratidão, o fato de que mal tinha reparado no gesto carinhoso dele de envolvê-la com seu casaco, e a violência na pergunta, mais condenatória do que curiosa, não o tinham diminuído nem irritado com sentimentos de arrependimento e de ódio, mas de pena. Novamente, ele fora tomado por aquela pena lodosa na qual tantas vezes se deixara afundar.

– Foi um palpite – respondeu, sem encará-la.

– Um palpite? Isso não é um jogo, Herbert. Você sabia que eu estava aqui de alguma forma. Estava me seguindo? Faz muito tempo que eu...

– Eu não estava te seguindo!

Ele levantou o tom de voz para calá-la, um recurso que usava sempre que sentia que a irritação de Magnólia penetraria devagar em sua própria irritação, condenando-o a um descontrole que ele não queria sentir.

– Então como me encontrou aqui?

– Eu já disse. Foi um palpite. Você está desaparecida desde ontem, sempre gostou do Grieg, achei que pudesse estar aqui, sei lá. Não foi o primeiro lugar que vim, antes eu andei por aí...

– Quem disse que estou desaparecida?

– Todo mundo – respondeu ele, baixando a voz. – Estive com o Orlando agora há pouco e ele me contou que você não dormiu na casa onde estão hospedados.

Magnólia afastou-se, sentando-se na ponta do banco, e o encarou. De sua boca escapava uma nuvem de vapor, e Herbert percebeu os arranhões em suas mãos. O hematoma no pescoço já estava oculto pelos cabelos molhados que ela fizera questão de alisar com as duas mãos, na esperança de que pudesse secá-los ou deixá-los mais apresentáveis. Sem saber, ela estava com a expressão vazia e resignada de um condenado à morte.

– Sim, foi só isso: não passei a noite com eles – disse ela num tom quase imaturo. – Não estou desaparecida.

– Você deve algumas explicações.

– E você também.

– Por que eu?

– Quero saber por que veio para cá, para a Noruega.

– Eu disse que vim te ver.

– Como sabia que estávamos em Bergen? Foi o Orlando, não foi? Tenho certeza de que foi ele que abriu aquela boca grande e feia...

Ela já não estava mais olhando para Herbert, mas para o lago. Falava baixo, estreitando os olhos como se o irmão estivesse ali diante deles, e parecia pronta para pular em seu pescoço e cortá-lo com as próprias unhas.

– Não foi o Orlando. Foi o Tadeu.

Magnólia virou o pescoço para ele e sentiu o estalo, seguido de um choque.

– O Tadeu? Por que ele faria isso?

– Porque eu pedi. Liguei na sexta-feira e perguntei se ainda estavam em Oslo, já que você não me deu notícias.

– E ele deu com a língua nos dentes.

– Não, ele só fez o que eu pedi: que não contasse a você sobre a minha ligação e que passasse o endereço de vocês aqui em Bergen. Peguei o avião ontem de manhã, e acho que cheguei a tempo.

Ele se arrependeu daquilo no instante em que Magnólia riu de forma debochada.

– Eu não ia me matar nesse lago, Herbert. Você não chegou a tempo de nada.

Abraçando-se com força, ela inspirou profundamente e ficou em silêncio, contemplando a paisagem sombria. As árvores e as casas do outro lado do lago se confundiam com a neblina, agora fraca, e pareciam feitas dos mesmos borrões que ela tinha visto no que pensara ser uma miragem do marido, aquele sonho líquido no qual se mergulha quando a vida se confunde com a morte e a consciência com o coma.

– Se você tivesse ligado, ou pelo menos escrito um e-mail, uma mensagem, qualquer coisa, eu não teria feito isso – disse Herbert, tentando não parecer ríspido. – Mas você desapareceu, resolveu dar as costas para mim, me ignorar, quando só o que precisamos é conversar, dar um jeito nessa coisa toda.

– No nosso casamento? – perguntou ela, deixando escapar um riso cínico. – Quando um casamento passa a ser chamado de "essa coisa toda", não tem mais sentido nenhum. Já deixou de ser "essa coisa toda" para ser nada, para ser apenas... isso. "Essa coisa toda" que você traiu por um casinho com sua colega não existe mais.

Magnólia começou a chorar, e, sem que tivesse permitido, seu corpo revelou a tensão e o desconforto com o frio, oscilando para a frente e para trás como um barco à deriva, o que provocou um súbito enjoo em Herbert. Ele se manteve imóvel, falando sem olhar para ela.

– Eu perdoei todos os seus casinhos, se é que podemos colocar no diminutivo – provocou ele. – Eu sempre soube, mas preferi ficar quieto, já conversamos sobre isso. Mas não podemos ficar quietos diante disso, Mag. Precisamos resolver o que fazer. Sua fuga para cá não ia me impedir de tentar.

– Eu sei, você sempre teve uma tendência ao melodrama. Atravessar o oceano e cair numa cidade escandinava para conversar sobre divórcio?

– Não é sobre divórcio. É sobre nós dois.

– E o que você acha que nós representamos agora, hein? Um matrimônio? Até as suas frases são dramáticas, românticas. Apelativas. Escondem a verdade.

– Não sou eu que estou cheio de hematomas e arranhões depois de desaparecer numa cidade estrangeira.

Ele tinha vencido e sabia disso. Ela dardejou seus olhos, escrutinou seu rosto inteiro. Envergonhada, olhou para os pulsos descobertos, depois para as mãos, sentindo uma fisgada na parte traseira da cabeça. Fez tudo isso sem disfarçar, com uma intenção oculta e insidiosa de extrair mais pena de Herbert, de conseguir dele qualquer tipo de perdão, até a condescendência que mais abominava. Mas a exposição daquelas marcas não surtiu nenhum efeito nele, que continuou imóvel e frio, os olhos escuros pousados no lago.

– Ao contrário do que você pensa, eu não preciso ficar me justificando – disse Magnólia, sem se mexer. – Não vim para a Noruega em busca de um consolo ou de uma epifania, só queria ficar longe de você. Mas agora vejo que isso é impossível.

– Não vai me falar sobre esses machucados?

– Não vou falar nada enquanto você não aceitar que essa coisa toda acabou.

– Eu preciso saber, Mag. Preciso saber por que você está assim, por que não contou aonde ia, por que passou a noite fora, deixando todo mundo preocupado.

– Se estivessem preocupados, teriam me encontrado, feito qualquer coisa. Você não precisa saber de nada. São muitos porquês e eu estou ficando cada vez mais cansada.

Magnólia se levantou devagar e cruzou os braços, dando uma olhada rápida para a cripta de pedra do casal Grieg.

– Se ainda existe algum amor entre nós, espero que ele seja enterrado assim, numa cripta na parede, indicando a todos o que acontece com esse sentimento depois de vivido, sabe? Não acho uma má ideia.

– Eles foram enterrados aí? – perguntou Herbert, tentando não dar atenção ao contexto.

– As cinzas deles.

Ele ficou em silêncio por alguns segundos, vendo Magnólia dar a volta no banco e torcendo o próprio tronco para acompanhar seus passos. Ela parou atrás dele e acariciou seus cabelos enquanto retirava das próprias costas o casaco azul-marinho.

– Eu queria ter vivido um amor que pudesse ser decomposto em cinzas e eternizado dessa maneira – disse ela, lançando um olhar vazio para o céu.

– Não, Mag, você não queria – disse ele lentamente, sem se mover, fechando os olhos enquanto as mãos duras e frias da esposa massageavam sua cabeça com uma leveza perigosa e suspeita. – Se quisesse, teria vivido. Você tinha tudo. Nós tínhamos tudo.

– Pois é. Mas o tudo nunca me bastou.

Ele suspirou, sentindo com carinho a pressão da ponta dos dedos de Magnólia.

– Depois eu que sou dramático.

Ela sorriu porque Herbert não podia ver, e continuou massageando a cabeça do marido, até que o tremor em seu corpo aumentou, o vento farfalhou em meio ao silêncio e a chuva voltou a cair.

# 28.

Quando subiram a Kjellersmauet, Magnólia e Herbert não estavam mais com tanto frio, embora seus cabelos permanecessem molhados, e os lábios dela, estranhamente roxos, contrastando com a brancura do rosto. Herbert a guiara devagar, mas com firmeza, às vezes apertando sua mão, às vezes colocando-a em seu ombro para que virasse uma esquina. Parecia já conhecer o caminho, e não que havia chegado ali horas antes.

Magnólia deixou-se levar como uma criança, mas, ao contrário de uma, tinha pensado em tudo o que falaria para os sobrinhos e para o irmão, em todas as mentiras possíveis, as desculpas, os sentimentos. No trem, durante o trajeto de volta ao centro, decidiu esconder ao máximo os hematomas, soltando os cabelos e puxando as mangas das blusas que vestia. Num banheiro público, lavou os olhos e retirou alguns estranhos fragmentos de terra grudados nos fios de cabelo atrás das orelhas. Continuou com os olhos vermelhos e inchados, a aparência de uma dependente química que tinha passado noites em claro se entorpecendo, mas era tudo o que ela tinha; a única máscara aceitável estaria na linguagem. Magnólia sabia ser persuasiva, e as pessoas ao seu redor tinham conhecimento desse poder, de modo que havia sempre um jogo muito cuidadoso – especialmente perigoso – envolvendo o que ela dizia e o que os outros ouviam. Não estava nervosa por mentir, mas por ter de dar satisfação a pessoas que ela via, no máximo, uma vez por ano. Na verdade, estava de saco cheio.

Diante da porta do número catorze, sentiu que suas palavras se desalinhavam, perturbadas pela necessidade de ir embora, de deixá-los para sempre, de dar as costas para a Noruega. Quando ouviram passos pesados no assoalho do hall e Tadeu abriu a porta, tudo o que ela tinha ensaiado se dissolveu instantaneamente.

Fazendo um gesto exagerado para que eles entrassem, Tadeu abriu uma passagem grande demais e fechou a porta logo em seguida. Lançou um olhar a Herbert, que não percebeu, e sem falar mais nada, com uma postura respeitosa e distante, o que Magnólia agradeceu em silêncio, voltou para a porta do apartamento térreo, através da qual ela viu, por alguns segundos, o olhar curioso de Gunnar.

— Eu não quero — disse Magnólia de repente, puxando Herbert pelo casaco como se quisesse arrancar a gola de couro falso. — Não quero passar por isso, não posso...

— Eles são sua família, Mag. O que de mau pode acontecer?

— Estou cansada demais para enfrentar todo mundo, só isso. Quero ir embora.

— Ninguém vai enfrentar ninguém. Seria pior se você tivesse desaparecido por dias. Por que está agindo assim?

Ela soltou a gola do casaco de Herbert, parecendo mudar repentinamente de ideia. Arrumou os cabelos com mais cuidado, reparando pela primeira vez num espelho oval de marchetaria pintado de branco, pendurado logo acima do início da escada que levava ao apartamento superior.

— Aconteceu alguma coisa que você não quer me contar? — perguntou ele, com mais vontade de ouvir a própria pergunta do que a resposta de Magnólia.

— Não.

— Então por que você está com tanto medo deles? Vocês brigaram ontem?

— Acho que meu irmão não te contou nada mesmo.

– O que ele deveria ter me contado?

– Exatamente isso: nada. Não aconteceu nada. Vamos.

A alteração no comportamento de Magnólia não era uma surpresa para Herbert. Em poucos segundos, o terror que sombreava seus olhos verdes, dando-lhes um tom amendoado e escuro como o dos troncos úmidos e podres que cobrem tantas praias, parecendo naufrágios naturais, esse terror que escurecia sua essência e a luz de feminilidade que daqueles olhos se irrompia, deu lugar a uma tranquilidade psicótica, pálida, que a fazia parar de piscar.

Seu olhar afrouxou como uma peça de roupa larga, seus ombros ficaram menos rígidos. Ainda assim, foi com a postura ereta que Magnólia terminou de subir os degraus, tirando os sapatos de couro enrugado e respirando fundo antes de entrar na sala sem bater.

A sala estava vazia, mas quando Herbert fechou a porta, Orlando apareceu. A reação foi imediata: se sua expressão tivesse sido registrada em câmera lenta, seria possível ver com exatidão o segundo em que todo o seu rosto se soltou do alívio para logo em seguida se trancar num julgamento silencioso.

Não houve abraço, tampouco um passo em direção à irmã, mas seus ombros ficaram subitamente moles, os joelhos enfraquecidos, e ele sentiu uma irresistível vontade de puxar Magnólia pelos cabelos e arrastá-la por todo o chão do apartamento até que ela se desculpasse. Tudo bem que ela não era uma criança, que ele não tinha qualquer responsabilidade parental, muito menos a obrigação de repreendê-la. Eram irmãos, e entre irmãos as coisas costumam ser perdoadas de maneira automática. No entanto, as consequências daquele desaparecimento repentino seriam mais profundas, e nem ele nem ninguém poderia antevê-las

– Sã e salva – disse Herbert, forçando uma conversa amistosa.

A tentativa de quebrar o gelo, baldada pelo surgimento de Muriel e Tomas com seus olhares assustados para a tia, só havia piorado a cena. A voz de Herbert continuou ecoando na sala. Salva, salva, salva. A palavra se transmutou, ganhou outro peso, como se Magnólia tivesse acabado de escapar de um incêndio ou sobrevivido a uma experiência de quase-morte.

– Tudo bem, tia Mag? – perguntou Tomas, desviando os olhos para Herbert.

Ela não respondeu imediatamente. Havia uma tensão perturbadora na sala, algo inchando como uma bolha estufada de mofo, tampando os poros das coisas, enchendo o ar de um cheiro acre e peludo, varrendo todo o frescor que vinha da umidade daquele final de domingo.

Herbert recuou alguns passos e deixou a sala em direção à cozinha. Magnólia tirou uma das blusas e sem querer deixou à mostra alguns dos hematomas, além do maior que trazia no pescoço.

– Enquanto vocês ficam aí parados pensando no que dizer, eu vou tomar um banho.

Ela jogou a blusa no ombro e saiu batendo com força os calcanhares no assoalho em direção ao banheiro. Orlando pensou em falar qualquer coisa – um gemido serviria para fazê-la parar, para impedi-la de fugir outra vez de uma longa explanação. Mas ele apenas meneou a cabeça e se trancou no quarto, deixando os filhos serem mastigados pelo próprio silêncio curioso e macilento.

Como uma árvore escura e langorosa, a noite depositou seu fruto no meio de todos. Ninguém o engoliu por medo de morrer, mas ele ficou lá, cheio de pontas e frangalhos de carne amarela e úmida, seu caroço exposto repuxando nos cantos da língua. Esse caroço estava disponível, era fácil se aproximar dele, e embora ele os intimidasse, a textura sutil de uma palavra ou o tom granulado de uma sentença poderia tê-lo destruído, e todos – Magnólia, Orlando, Herbert, Tomas e Muriel – teriam ficado mais leves. Mas ninguém permitiu que a atmosfera da casa respirasse aliviada.

A cada minuto que se passava, até a noite daquele domingo, os cômodos foram ficando mais pesados de perguntas sem respostas, e sobre Magnólia repousaram todos os tipos de olhares agridoces que ela era capaz de suportar. Ao mesmo tempo em que tinham pena dela, uma pena associada àqueles arranhões e hematomas, à pele muito branca contrastando com os lábios roxos, a repulsa pelo seu silêncio chegava a ser palpável. Se Magnólia tratava a preocupação dos demais com hostilidade e indiferença, eles também tinham decidido inconscientemente que a tratariam com hostilidade e indiferença, embora isso também não tivesse muito efeito.

Enquanto Magnólia e Herbert se debatiam com seus segredos e intenções mascaradas, os únicos que trocaram algumas poucas palavras aquela noite foram Tomas e Orlando, quando todos já haviam se recolhido depois de um jantar ofensivo de tão desagradável – quando uma conversa familiar e descomprometida é substituída pelo ranger dos talheres nos pratos e por uma sucessão de pigarros, tudo o que foi comido se rasga numa queimação silenciosa, descendo pela garganta como uma pedra ardente de sal.

– Você pensou sobre o seu curso, eu espero – disse Orlando.

Aquele "eu espero" tinha alertado Tomas para uma impaciência bastante controlada e um novo tipo de autoritarismo velado por parte do pai.

– Vou conversar com o coordenador quando a gente voltar – respondeu, sem olhar para ele. – Talvez ele me ajude.

A frase de Tomas acendeu em Orlando uma nova preocupação: a de que ele próprio não estava ajudando. Tomas tivera todos aqueles dias para pensar se voltaria ou não ao Brasil, e agora dependia do aconselhamento de um estranho que Orlando pensava não se interessar por bolsistas do hemisfério sul.

– Tudo bem, não quero te pressionar, só quero que você faça a melhor escolha.

Tomas assentiu com a cabeça.

– Suas aulas começam amanhã e só voltaremos para Oslo na terça.

– E daí?

– Você vai faltar ao primeiro dia. Isso talvez não te ajude na hora da conversa.

– Eu me viro. Eles vão me respeitar, vão entender o meu momento.

Orlando se controlou para não sorrir. Não de deboche, mas de carinho. "Meu momento." As palavras na boca de Tomas tinham uma dramaticidade quase imatura, como uma criança tentando sugerir com veemência calculada sua nova postura adulta. Sem perceber que havia soado quase ridículo, ele esperou que o pai continuasse, e como o silêncio foi se esticando, os dois compreenderam que o assunto tinha chegado ao fim.

Tadeu e Gunnar não participaram desse processo manco de aperfeiçoamento familiar até o momento em que Tomas teve de descer com sua mala para dormir com eles. Em silêncio, todos concordaram que Herbert deveria dormir com Magnólia, e na falta de um lugar para passar as próximas noites (o sofá era muito estreito e desconfortável), Tomas foi destinado a uma pequena cama extra que ficava no apartamento de baixo. Ele perguntou se prefeririam que levasse o colchão para cima, mas, com uma polidez irritante, os dois repetiram uma dúzia de vezes que não tinha problema algum ele ficar ali. "Vai ser bom", disse Tadeu, piscando um olho, "vai dar para você respirar um pouco".

Duas coisas incomodaram Tomas nesse gesto: a primeira foi a piscadela, cuja essência gaiata poderia ser confundida com um flerte inconsciente, um movimento perigoso dos olhos, da boca que vergava para cima ao piscar, de toda a expressão de Tadeu. Era um jeito de piscar, pensou ele mais tarde, já deitado com os braços atrás da cabeça, ouvindo o ronco suave de Gunnar, que talvez fosse genético porque Alister piscava assim, parecendo não saber como fazê-lo, erguendo os cantos do rosto e da boca de um modo infantil. Lourenço também piscava assim, embora não combinasse com suas entradas e seus finos cabelos cor de areia. A segunda coisa que incomodou Tomas foi o jeito que Tadeu revirou os olhos, jogando-os para cima como se algo dentro de seu cérebro tivesse se rompido, uma indicação de que o clima do segundo andar definitivamente não era dos melhores. Ele tinha razão: nada estava bem com a família, mas aquele olhar não só julgava a complicada relação que ele e Gunnar assistiam de camarote, como também parecia zombar dela. Isso irritou Tomas profundamente. Mais tarde, ele conseguiria pelo menos sorrir desse episódio.

Tudo o que queria era respirar um pouco, embora não estivesse nos seus planos respirar o mesmo ar masculino e hormonal dos corpos dormentes de dois homens seminus, cobertos apenas por um edredom, a poucos metros de sua cama.

É claro que Tomas fingiu não ver quando Tadeu e Gunnar deitaram-se apenas de camiseta e cueca, e lembrou-se da cueca de Tadeu, guardada em algum canto de sua mala. Poderia pegá-la e cheirá-la, poderia andar na ponta dos pés no meio da noite até a cama e descobrir os corpos para vê-los reluzir sob o luar que entrava pela janela do quarto; poderia tocar os dois, sedá-los, oferecer os próprios sonhos e a própria pele, o próprio sexo, mas esses pensamentos, essas fantasias só se manifestariam quando estivesse prestes a cair no sono que duraria a noite toda, de modo que na manhã seguinte ele se esqueceria de tudo e voltaria a pensar em Alister com a mesma saudade perfurante que o deixava emocionalmente esburacado, como que trespassado por uma chuva de agulhas.

# 29.

Quando foi até a cozinha para o café da manhã, Magnólia, cujos lábios já tinham outra vez um saudável tom rosado e a pele estava menos branca, havia se decidido por esquecer o fim de semana, rasurá-lo em sua memória. Ainda podia ver com angústia o sábado e o domingo, mas eram como árvores malformadas, dissolvidas em meio a uma neblina que ela insistia em arrastar sobre as coisas que tinha vivido. A mesma neblina do lago. Em algumas semanas, talvez dias, aquelas árvores seriam cortadas ou arrancadas pela raiz, e quando lhe perguntassem sobre o que tinha acontecido com elas, Magnólia não saberia responder e mudaria de assunto com uma graça que não combinava com sua personalidade.

Ao contrário da irmã, Orlando fingiu que nada tinha acontecido. A ideia era mostrar-se indiferente aos machucados dela, não fazer perguntas sobre seu desaparecimento, agir como se não tivesse se importado. Afinal, não era isso o que ela queria, o desconforto das coisas não ditas?

Ele percebeu que a aparência de Magnólia estava melhor, quase cintilante, quando ela passou manteiga numa fatia de pão e mastigou devagar, como se estivesse com dor de dente. Maior do que a mistura de alívio com decepção que sentira quando Herbert a trouxera, havia a preocupação de Orlando quanto à saúde da irmã. Quando os dois chegaram com os cabelos molhados, as roupas ensopadas e os gestos trêmulos de frio, a primeira coisa que lhe passou pela cabeça foi pneumonia. Magnólia tivera duas vezes quando criança, uma seguida da outra. Ao contrário daquela época, quarenta anos antes, a ideia de perder uma irmã era assustadora, porque pequeno, com quase sete anos, ele não sabia o que era pneumonia, muito menos morte ou luto. Não sabia que a irmã, então mais velha, desenvolveria um transtorno que sempre dificultaria a vida de todos.

Não foi sem vergonha e um sentimento profundo de culpa que ele pensou que se a irmã tivesse morrido ainda criança, a vida teria sido melhor. Não teria?

No entanto, lá estavam os dois, Herbert e Magnólia, feito recém-casados, cobertos por algo novo, polido e artificial. Ele sorria, vez ou outra pousando uma mão insegura no ombro tenso de Magnólia. Ao contrário do que Orlando esperava do casal, ela não recuou nenhuma vez, não se afastou propositalmente e ainda elogiou o pão norueguês. Era evidente que estava com fome, enchendo a boca e sempre tomando um gole de café atrás do outro enquanto ouvia o marido falar de sua viagem, de como estava impressionado com o pouco que vira de Bergen e que, estando na Noruega, tentaria fazer algumas pesquisas sobre Knut Hamsun, escritor laureado em 1920 com o Nobel de Literatura.

Tadeu e Gunnar tinham saído cedo para fazer compras, mas Tomas e Muriel estavam sentados à mesa ouvindo a panóplia verbal de Herbert com o interesse de dois fãs de luta livre assistindo a um espetáculo de balé.

– É uma pena que já vamos embora amanhã – salientou Muriel, a contragosto, talvez pedindo inconscientemente para permanecerem ali por mais alguns dias.

Herbert sentiu vontade de falar diretamente com ela. Quis comentar que ela poderia tentar uma bolsa, conseguir um emprego com Tadeu, ficar um tempo em Bergen ou em Oslo, mas tanto o fato de não ser seu pai quanto o ciúme de Magnólia fizeram-no travar. Gostava dela, queria seu bem, mas qualquer gesto simpático ferveria em Magnólia um novo motivo para outra briga. Queria se afastar daqueles tempos em que Muriel tinha vivido com eles, das discussões diárias e de uma desconfiança tácita sempre se esgueirando entre os cômodos quando ficavam a sós, sem a presença da esposa.

— Eu ainda quero ir à casa do Grieg — disse Orlando, lançando um olhar provocativo à irmã.

Magnólia não sabia que Herbert contara onde a tinha encontrado e não percebeu a provocação, ou percebeu e preferiu se manter calada. A verdade é que ela também gostaria de voltar, de conhecer por dentro a casa do compositor, de contemplar seus objetos pessoais no museu, e não de apenas deitar-se no chão de pedras e brincar com a água congelante feito uma louca. Porque foi assim que se sentiu quando Herbert a agarrou pelos ombros, fazendo seu corpo parar de tremer a caminho da estrada verde e enlameada que levava para fora do terreno do museu.

— E o seu curso? — perguntou Herbert, erguendo a caneca de café para Tomas.

— Vou ver isso amanhã — respondeu ele, limitando-se a suspirar, concentrando os olhos no prato vazio à sua frente.

Magnólia vinha lançando olhares assustados, mas discretos, ao marido. Ele mantinha uma postura tranquila, controlada, como se sua vida estivesse em perfeita harmonia. Seus ombros largos e braços fortes (ela já tinha se esquecido de como o corpo de Herbert se transformava sob aquelas camisas claras de manga longa) lhe davam uma segurança viril que Orlando nunca transmitira, por mais que tivesse se esforçado algum dia. Ela, por sua vez, tinha assumido um ar de resignação que tentaria manter pelo menos até o retorno ao Brasil. O fim de semana havia sido tão enlouquecedor, intenso, confuso e triste que seu mantra agora seria "controle" — embora já tivesse lutado tantas vezes contra esse conceito, cujo significado parecia abarcar camadas infinitas de "não liberdade", e não de tranquilidade.

Disfarçadamente, Magnólia levou uma das mãos ao pescoço e apertou o hematoma. Primeiro com medo, em seguida com força, desejando a dor. E a dor veio. Como se por baixo da pele carregasse um ouriço. Ao mesmo tempo, a sensação trazia aquele apaziguamento de que ela tanto precisava. Sim, era a dor que libertava, diferentemente do controle. O único lado negativo era a luz que aquele simples toque fazia acender em sua memória, levando-a de volta à madrugada do último domingo, mesmo que por apenas um segundo, como o clarão efêmero de um relâmpago que pinta de azul e lilás toda uma cidade mergulhada na escuridão.

A saída de Tadeu e Gunnar não passara de uma desculpa para que os dois deixassem o sobrado e pudessem conversar um pouco em um café próximo, ao lado do Teatro de Bergen. Na verdade, estavam mesmo precisando comprar algumas coisas, mas não foi por isso que Gunnar pediu que saíssem.

Ele olhava Tadeu do outro lado do enorme copo de café com creme como quem espera uma resposta capaz de definir toda uma vida.

– O que aconteceu? – perguntou Tadeu, finalmente, soltando os ombros e batendo o copo na mesa. Ele lançou um olhar para a rua, com medo de que alguém aparecesse. – Você está estranho. Por que não podíamos conversar lá em casa?

Gunnar suspirou. Ainda tinha infinitas dificuldades com a língua portuguesa, mas sabia que assim seria mais confortável para o marido.

– Eu *nao* me sinto *pem* com Tomas por perto – disse ele, baixando os olhos.

Tadeu franziu o cenho. Mesmo casado com Gunnar há tantos anos, não estava acostumado com aquelas conversas diretas. Quase como uma regra social, a maioria das pessoas costumava orbitar um assunto delicado até finalmente chegar nele. No entanto, uma das características mais emblemáticas de Gunnar era essa forma segura, um pouco contida, educada, de falar sobre qualquer coisa sem massagear seus interlocutores. Não era falta de tato ou insensibilidade, mas um excesso de confiança: para ele, adornos podiam ser dispensados.

— Explique melhor — pediu Tadeu.

— Eu acho que ele está muito *fráchil*.

— E...?

— E que *talfez* goste de *focê*.

Tadeu forçou um sorriso, mas estava nervoso.

— Ele é um adolescente muito sensível, e está fragilizado, sim. Acabou de perder um namorado de muitos anos. É compreensível que fique confuso, que se afeiçoe mais a alguém específico...

— *Afeçoe*?

— Que sinta mais carinho, mais afeto, sabe?

— Ele olha muito para *focê* — disse ele, mantendo um olhar sério, mas cândido.

— Ele olha muito para todos, meu lindo. — Tadeu sorriu e deslizou uma das mãos sobre a coxa de Gunnar. — Você não precisa se preocupar. Ele não vai pular em cima de mim, nem eu em cima dele.

Foi a vez de Gunnar franzir o cenho.

— É um modo de falar. Não faremos nada. Ele está confuso, só precisa de ajuda.

— *Achude* menos — disse Gunnar, desviando o olhar e bebendo três goles de café.

— Eu não sabia que você era ciumento desse jeito. Está com uma cara estranha...

Gunnar permaneceu um tempo em silêncio, olhando para a rua através das grandes janelas, agora fechadas para aquele dia cinzento. Tadeu não insistiu, mas esperava um pouco mais de explicação.

— Eu *fêcho* as coisas, sinto que ele sente algo — disse Gunnar.

— Isso vai passar.

— *Nao* tem como dormir em cima com a família?

— Acho que fica chato pedir para ele levar o colchão agora que já o deixamos passar uma noite.

– Certo, já *famos* embora amanhã mesmo – disse ele, dando de ombros.

Tadeu queria rir, mas também estava assustado. Em todos aqueles anos, os indícios de ciúme tinham sido quase inexistentes, e sempre por razões lógicas, como quando, durante um festival de música, um dinamarquês praticamente tirou a roupa para ele enquanto lutava para não derrubar uma garrafa de cerveja. Tadeu nunca o traíra em todos aqueles anos, e não sentia que isso era algo do que se orgulhar porque para ele o compromisso era uma coisa natural. Não fazia sentido trair enquanto amasse Gunnar, não era algo que o preocupava nem que o perseguia com frequência numa espécie de teste constante. Nunca haviam discutido a ideia de um relacionamento aberto porque ela simplesmente não havia se apresentado, e a monogamia já se revelava uma verdade enraizada em seus corpos antes mesmo do primeiro beijo.

– Não quero que você fique assim – disse, apertando com mais força a coxa do marido.

– Ele *nao* é estúpido.

Tadeu ia comentar que pela primeira ou segunda vez o marido havia pronunciado a letra D com clareza, mas se calou. Seria como menosprezar tudo o que Gunnar estava falando, e ele parecia muito concentrado, como se sua mente já criasse diferentes roteiros para um quase triângulo amoroso.

– Ele está passando por uma fase terrível, amor.

– Se *focê* morresse, eu *nao* aceitaria simpatia de ninguém.

– Eu não vou morrer, nem o Tomas vai me seduzir.

Gunnar fez um ruído estranho com a boca e sorriu em seguida, finalmente transmitindo um pouco da tranquilidade que Tadeu vinha buscando em sua expressão.

– Obrigado por entender. Logo isso vai passar.

– Espero que antes de ele *roupar* uma cueca sua.

Tadeu não conseguiu esconder a surpresa. Gunnar tinha dito exatamente aquelas palavras, mas não com raiva. Estava sorrindo, então não sabia de nada. Mesmo assim, sentiu o pulso acelerar e lembrou-se da imagem de Tomas no quarto pegando sua cueca no escuro, mergulhando o rosto nela e cheirando-a por segundos que pareceram intermináveis. Depois de tantos anos de conversa e identificação, Tadeu tinha construído uma relação quase paternal com os garotos – talvez maior com Alister por ser seu sobrinho, e sua morte ainda doía, embora não falasse sobre isso –, e sentia por Tomas um carinho tão grande que qualquer coisa além de amizade seria sentida não apenas como traição, mas algo mais obscuro. Embora nunca tivesse pensado sobre isso, a palavra "incesto" deixou um gosto amargo em sua boca.

– Agora chega de falar besteira e vamos andar um pouco – disse Tadeu.

Ele se levantou e chacoalhou os ombros, como se o gesto pudesse livrá-lo daqueles pensamentos e sensações estranhas que subitamente o haviam incomodado.

Gunnar pegou seu copo de café e os dois saíram para o dia que brilhava cinza, como uma imensa pérola envolta por um mar de nuvens. Embora comentassem em norueguês sobre as vitrines, as pessoas, a cidade, a visita de Orlando e até sobre o desaparecimento de Magnólia, não saía da cabeça de Tadeu toda a conversa em português que tinha acabado de ter com o marido. Enquanto trazia pela memória cada expressão de Gunnar, o café girando no copo, a tensão em seus ombros, a expressão desconfiada, via sem querer, atravessando todas aquelas coisas, um sorriso malicioso nos lábios vermelhos e finos de Tomas.

# 30.

– Queria ter ficado mais – sussurrou Muriel, mais para si mesma do que para os outros.

Ela estava terminando de arrumar sua mala pouco mexida e olhou com tristeza para um pequeno *troll* de resina que havia comprado numa das lojinhas turísticas de Bryggen, em frente ao porto. Da cabeça do ser mágico despontava um tufo de cabelo branco, macio e liso, e seus olhinhos brilhavam sobre um nariz comprido que ela temia quebrar durante a viagem. Olhar para ele causava um misto de saudade e vazio, uma sensação de que ainda precisava ficar ali, ou pelo menos voltar algum dia. A última tarde tivera o frescor de uma viagem de verdade, como no sábado, o segundo dia deles em Bergen, e por algum tempo parecera o início de uma aventura maior, de uma possibilidade expandida, como se a partir daquele dia, daquela alegria renovada e independente, ela se sentisse capaz de visitar todas as cidades norueguesas pelos próximos meses.

Por volta de meio-dia da segunda-feira, quando Tadeu e Gunnar retornaram ao sobrado, toda a família saiu para um último passeio pela cidade. As nuvens tinham sido rasgadas pelo sol, o céu de um azul pálido brilhando por toda a tarde, e eles puderam andar por quase duas horas pelos corredores úmidos de madeira entre as casas seculares de Bryggen, entrando nas lojinhas escuras de ourives desconfiados e de casacos de lã de carneiro, fotografando vasinhos de flores roxas pendurados há quase três metros de altura. Também puderam fazer uma curiosa visita ao Museu Hanseático, um enorme casarão de esquina reconstruído no século XIX, pintado de vermelho e amarelo, e cujo interior de madeira escura (que estalava a cada passo, assustando turistas desavisados) recriava o estilo de vida dos mercadores do século XVIII.

– E eu, então?

Herbert tinha entrado no quarto sem fazer qualquer barulho, de modo que Muriel quase derrubou o boneco de resina. Irritada, mas contida, ela se virou para ele e imaginou a tia surgindo logo atrás. Mais cedo ou mais tarde ela apareceria para monitorar aquele encontro casual a fim de criar uma nova e infundada briga.

– Muriel, me desculpe.

– Há quanto tempo você está aí parado? – perguntou ela, sorrindo para não parecer agressiva.

– Acabei de entrar.

Ambos sabiam que era mentira. Ele havia se colocado atrás de Muriel por tempo suficiente para ver, por cima dos ombros da garota, as cicatrizes em seus pulsos. Durante toda a estadia dela no apartamento da tia, Muriel vestira apenas roupas que cobriam quase todo o corpo, e nas raras vezes em que não o fez, voltava os braços para baixo na esperança de que pudesse esquecer aquelas marcas.

– Por que disse aquilo? – perguntou Muriel.

– Estava indo ao banheiro e ouvi você dizer que queria ter ficado mais aqui em Bergen.

– É verdade.

– Imagine como eu, que cheguei anteontem, estou me sentindo? – ele perguntou rindo, mas visivelmente aborrecido.

– Por que não fica mais uns dias com a tia Magnólia? Só vocês dois? Acho que o Tadeu não se importaria...

– Não, precisamos ir – respondeu Herbert, resignado, embora sua voz tivesse uma sombra de alívio. Nada seria mais perturbador do que ficar a sós com Magnólia naquele momento. Ele de fato queria prolongar sua estadia: por mais difícil que fosse de admitir, somente sozinho se sentiria bem de verdade. Mas a ideia de uma viagem em grupo sem a obrigação constrangedora de um diálogo constante e produtivo com a esposa não era apenas reconfortante, mas terrivelmente necessária, transformando qualquer outra opção em um completo absurdo.

— Você ainda pode andar por Oslo — arriscou Muriel.

— Vamos fazer isso.

Aquela assertiva era muito vaga, e ela preferiu não concluir nada. Se andar por Oslo seria um programa do casal ou de um grupo que a incluía, não queria saber. Toda vez que tentava compreender qualquer coisa do relacionamento entre Herbert e Magnólia, se machucava com as conclusões da tia, de modo que preferiu ficar em silêncio enquanto ele a olhava, perdido em algum ponto acima de sua cabeça, como se ela tivesse algo preso nos cabelos.

Quando Herbert deixou o quarto, não foi em direção ao banheiro, o que Muriel entendeu como outra mentira. Passos distantes estalavam pela casa e pelas escadas, e uma porta bateu com força no instante em que ela terminou de fechar o zíper da mala. As vozes abafadas de Tadeu e Gunnar escapavam por entre as tábuas de madeira até o quarto, e ela sentiu uma pontada de tristeza ao perceber que discutiam. Tomas não estava mais com eles, mas na sala, sentado sobre a bagagem e esperando em silêncio.

Ao contrário de Muriel, Tomas não pensava muito na cidade, embora quisesse ir a lugares aos quais não tinham ido. Não tinham visitado a casa de Grieg, fato que acabou se tornando a maior reclamação de Orlando durante todo o jantar da noite anterior; não tinham conhecido o teatro ou a biblioteca municipal; não tinham ido até Sandviken, bairro de Tomas Espedal, um dos escritores preferidos de Tomas desde as suas primeiras pesquisas sobre a Noruega, formado por inúmeras casinhas de madeira pintadas de branco; não tinham provado o *brunost,* famoso queijo marrom norueguês, embora tivessem se entupido de *jarlsberg* e já começassem a enjoar de seu perfume adocicado de nozes (poderiam fazer isso em Oslo, mas até quando ainda estragariam todos os possíveis prazeres daquela viagem com os próprios problemas?); não tinham visitado o forte, com sua famigerada Torre de Rosenkrantz, nem Håkonshallen, uma enorme e quase milenar construção gótica de pedra; não tinham conhecido o museu marítimo nem sentido com intensidade e constância a chuva gelada, penetrante, de Bergen. Se ficasse em Oslo para o curso, ainda poderia voltar durante um fim de semana ou vários, ainda poderia fazer tantas coisas, todas sem Alister, todas sem...

– Que horas é o trem? – perguntou Magnólia, arrancando o sobrinho de seus devaneios.

Ele não respondeu de imediato, mas sentiu a impaciência na voz dela. Se permanecessem em silêncio, começariam a ficar desconfortáveis com a briga entre Tadeu e Gunnar no andar de baixo. Apesar das vozes abafadas e de uma série de acusações impossíveis de interpretar, estava bastante cristalino que falavam em norueguês, porque a musicalidade da conversa era outra.

– Não sei, acho que daqui a uma hora – respondeu Tomas, erguendo os ombros.

– Você já sabe o que vai fazer em relação ao curso?

Tomas não esperava aquela pergunta e estranhou o interesse da tia.

– Vou decidir em Oslo, depois de conversar com algum orientador. Já cansei de repetir isso...

Sem mais explicações e porque as vozes ínferas começavam a perturbar sua concentração, Magnólia deixou a sala sem fazer novas perguntas.


O trem para Oslo partiu às 12h17. Sob uma chuva fraca, mas constante, todos compraram lanches prontos numa pequena loja, deixando o sobrado de madeira da Kjellersmauet com as malas nas mãos e um ar tépido de conformação. Parecia errado ir embora quando a sensação de que tinham chegado há pouco era tão profunda. Ao mesmo tempo, um cansaço coletivo pareceu se impor a todos, exceto sobre Herbert, que se manteve visivelmente triste, até perdido, por ter de partir tão cedo. Algumas atrações turísticas e passeios eram cancelados naquela época do ano, de modo que "viram o que realmente precisavam ver", como dissera Tadeu num tom um pouco seco naquela mesma manhã. Desde que guardara novamente a chave no pequeno cofre preso à porta de entrada, atravessando o centro da cidade, até embarcar e sentar-se mal-humorado ao lado de Gunnar, sua expressão não havia mudado nenhuma vez. Estava emburrado, seu corpo todo fechado. Gunnar também se manteve quieto, olhando para os outros com uma ligeira preocupação, como se pedisse desculpas em silêncio. Todos já sabiam que os dois tinham brigado, mas ninguém imaginava que Tomas fosse a razão da briga.

Muriel estava tão desanimada que ao invés de registrar o caminho de volta com a câmera fotográfica, tudo o que fez foi apoiar a cabeça numa das mãos e contemplar a paisagem que deslizava como uma pintura. Sua respiração abriu uma mancha de umidade no vidro, e para o desespero de Magnólia, que vinha observando seus movimentos, não tentou limpá-la com a manga da blusa para enxergar melhor. A mancha continuou diante do rosto da sobrinha, mas antes que Magnólia pudesse deixar o próprio assento para limpar o vidro, Herbert a segurou delicadamente pelos ombros.

— O que será que aconteceu com os dois? — sussurrou ele, indicando Tadeu e Gunnar com a cabeça.

Como na primeira viagem, eles estavam sentados do outro lado do corredor, mas não dividiam o lugar com Tomas, sentado com Muriel. Era Orlando que tinha ficado com eles, e não parecia incomodado com aqueles silêncios pontiagudos.

— Só ouvi os gritos — disse Magnólia, mantendo o olhar fixo na sobrinha. — Acho que não queriam ir embora.

— Ninguém queria.

– Então não sou ninguém.

– Aposto que você ficaria mais alguns dias. Ela me sugeriu isso.

Como Muriel não perceberia, Herbert apontou para ela com o dedo indicador. Magnólia se remexeu, então se abraçou para se esquentar e deu de ombros.

– Oslo também é uma cidade linda. Eu moraria lá – disse Magnólia.

– Espero poder conhecer, não gostaria de voltar amanhã ao Brasil.

– Não compramos as passagens, ninguém diz quando vamos. Isso já está me incomodando.

– Bem, eu não estou com pressa.

– Você veio me ver ou fazer turismo?

– Pergunto a mesma coisa a vocês – provocou ele, falando ainda mais baixo. – Desde que cheguei, e por tudo o que o Tadeu me contou, não acho que estão aqui pelo Tomas. Parece mais um passeio vazio e sem propósito, porque nem turismo vocês sabem fazer.

Magnólia finalmente tinha conseguido desviar os olhos de Muriel, mas a tentativa de se concentrar na muda paisagem de gelo fracassou. Herbert começava a irritá-la com aquela insistência em provar seu pensamento rápido.

– Então estamos quites.

– Não. Você sabe que vim por sua causa.

– Eu não quero falar sobre isso. Não de novo, Herbert. Não aqui. Vamos deixar tudo para o Brasil.

– Ou seja, vamos deixar tudo para depois, como você sempre preferiu.

Ela o encarou intrigada. Não era comum ver Herbert tão defensivo, provocativo. Um novo fogo parecia arder dentro dele, um fogo que ela conhecia muito bem: o do desejo de brigar, de sentir e fazer sentir. Não era tão evidente quando se tratava dele. As estratégias emocionais de Herbert eram sempre muito veladas, mas como Magnólia estava próxima de seu rosto, tão próxima que chegava a sentir o hálito de maçã que escapava de seus lábios entreabertos, captou naqueles olhos castanhos o brilho do tal fogo.

– Como eu sempre preferi – repetiu ela. – E como sempre vai ser.

– *Sempre?* – perguntou ele, forçando uma expressão insolente de surpresa que, dez anos antes, Magnólia teria recebido com ternura.

– Sim. Por quê?

– Não sei, me parece estranho você falar de "sempre" quando discutimos sobre divórcio dois dias atrás.

Definitivamente, Herbert estava diferente. Seguro. Armado, pensou ela. Embora não parecesse temer suas palavras, ele carregava um escudo. Durante toda a segunda-feira, tinha permanecido em silêncio, fugindo do toque de Magnólia, das conversas, ficando cada vez mais distante. Agora, renovado, parecia outro homem, e sua postura belicosa revelava um irritante verniz de superioridade. Sua passividade e sua voz alarmada tinham dado lugar a uma linguagem impetuosa com a qual ela não estava acostumada.

Magnólia quis abraçá-lo para estilhaçar aquele escudo, mas diante da ideia de ser afastada com algum argumento ou gesto corporal, virou-se novamente para a janela e não respondeu mais o marido.

Foi só quando chegaram em Oslo, por volta das sete da noite, que se lembraram do frio que fazia na cidade. Sob uma miríade de estrelas fincadas na carne da escuridão, o inverno se despedia mais uma vez em novas pinceladas de azul e lilás, e num horizonte quase invisível havia uma luz desbotada em tons de tangerina.

Eles não sabiam como seria aquela noite na cidade, quais novas palavras encontrariam sufocadas no silêncio uns dos outros. Não sabiam o que iriam comer no jantar, nem se Magnólia ficaria irritada por não poder comprar vinhos àquela hora devido à lei – um receio desconfortável que sempre gerava alguma tensão.

E o que ninguém poderia suspeitar, nem mesmo com a melhor capacidade de observação possível entre pessoas próximas, era que naquela mesma manhã em Bergen, ao acordar, Tomas havia erguido o lençol sobre o corpo adormecido de Tadeu e que Gunnar observara tudo sem falar nada, esperando pelo pior. Uma rápida e impensada carícia, um simples gesto que tivera o poder de agitar o parco equilíbrio que vinha sustentando a relação dos dois, gerando uma briga cujo sedimento empedraria no fundo de seus corpos.

E o que definitivamente ninguém sabia ou poderia ter planejado se revelou como o maior acontecimento da viagem, talvez até maior do que o desaparecimento de Magnólia: eles ainda não voltariam para o Brasil porque uma viagem para o sul da Suécia seria feita dois dias depois, com o mesmo caráter inesperado das últimas semanas, abrindo uma nova ferida no corpo já enfraquecido da família.

# TERCEIRA PARTE
## Suécia

# 1.

Com uma escala de vinte minutos na estação de trem de Gotemburgo, o silêncio branco e inodoro de Oslo, com seu frio crepitante e sua névoa azulada de todas as manhãs, foi substituído pelo marulho azul espumoso da cidade de Malmö, no sul da Suécia. A troca da paisagem norueguesa pela sueca se deu em poucas horas, entre a manhã e a tarde daquela quinta-feira – e foi uma troca brutal, sensível a todos de dentro do trem. As árvores, as florestas, o verde intenso e as camadas de gelo deram lugar a um terreno plano e aberto, um horizonte azul de rendas luminosas e um pedaço deslumbrante do mar Báltico, com suas águas movediças que se perdiam num céu desbotado, quase cinza, num litoral esticado e fresco, aparentemente menos misterioso e escarpado do que o litoral da Noruega.

Magnólia foi a última a desembarcar, envergonhada pelas recordações confusas das últimas horas, cujo peso parecia carregar na mala junto às roupas. Desde Gotemburgo, havia intercalado momentos de sono com outros tantos de mau humor, sem falar com ninguém durante a viagem.

Quando finalmente saíram da estação de Malmö e sentiram a gélida umidade vinda do mar, fascinados pela consciência de estarem inesperadamente em um novo destino, sentiram um misto de medo e curiosidade. Magnólia olhava ao redor com o cenho franzido não porque estivesse irritada, mas porque nem o frio ar sueco daquela tarde conseguira despertá-la totalmente. Dormir durante a viagem havia sido também um escape, uma fuga decente das conversas que mais cedo ou mais tarde teria de entabular com Herbert. Ela o conhecia suficientemente bem para saber que, estando a sós em um trem, afastados dos sobrinhos, do irmão, de qualquer conhecido, Herbert faria todas as acrobacias argumentativas para discutir as coisas que precisavam ser discutidas e que convergiam num só ponto: o casamento. O sono seria sempre a melhor forma de fugir de todas as coisas.

Mas agora estavam em Malmö, a terceira maior cidade da Suécia, e a despeito do cansaço, de uma modorra crescente que só injetava em suas veias uma profunda vontade de morrer, Magnólia desejava sentir-se bem simplesmente por estar ali. Aos poucos, os outros não teriam mais importância, como tantas vezes pareceram não ter durante os dias em Oslo e Bergen.

Seria uma nova viagem e, talvez, um novo começo.

O tom que Tadeu e Gunnar usaram para convidar todos àquele passeio surpresa (inclusive para eles) foi tão cuidadoso que beirou o ridículo. Dois dias antes, quando chegaram em Oslo, eles haviam recebido um telefonema de um empresário sueco interessado em fazer uma parceria com a rede de lojas de equipamentos esportivos que mantinham. Toda a negociação, as conversas e as propostas teriam de ser feitas pessoalmente em Malmö na sexta-feira, porque o empresário – cujo nome, Max, fez Tadeu lembrar-se de um ex-namorado sueco de Gunnar – teria de viajar para Frankfurt no sábado. Quem tinha comentado sobre o lucrativo negócio que o casal mantinha na Noruega fora a irmã de Gunnar, namorada do primo de Max, que vivia em Malmö há quase dez anos. O tom para o convite inesperado fora cauteloso porque, diferentemente de Oslo e Bergen, todos teriam de pagar por um hotel.

Orlando relutou a princípio, lançando olhares confusos e preocupados a Tomas, que ainda precisava conversar com o diretor do curso de escrita. No entanto, antes mesmo de um consenso e sentindo-se um pouco culpado, já havia decidido aceitar a viagem e todos os gastos inclusos. Malmö era exatamente a cidade que vinha tentando se lembrar desde que pensara em Laura. Era lá que ela vivia com Markus Hallman há quase dois anos. E embora fosse uma péssima ideia, era lá que ambos se reencontrariam e que ele finalmente testaria a força ou a ruína dos seus sentimentos por ela.

O ruído das malas sendo arrastadas no antigo calçamento de pedras fez Magnólia despertar de vez, lembrando-a das ruazinhas estreitas e centenárias de Bergen. Tadeu e Gunnar não pisavam em Malmö há muito tempo, mas sabiam o caminho até o hotel e acharam melhor não pegarem um táxi porque era perto – menos de um quilômetro, atravessando uma avenida, duas praças e um calçadão cheio de lojas e prédios seculares no centro da cidade.

Muriel tirou a câmera da mochila e começou a disparar uma sequência de fotos, ficando para trás. Tomas e Herbert andavam lado a lado em silêncio, olhando para os suecos com timidez e ouvindo, de tempos em tempos, aquele idioma próximo do norueguês, mas que não era norueguês. Isolado dos outros, Orlando pensava em Laura, na possibilidade de revê-la bem, feliz, saudável, quase uma sueca, ou, na pior das hipóteses, triste, alcoólatra, traída ou mesmo abandonada, perdida num país estrangeiro com sonhos estrangeiros. Mas os suecos não pareciam ter essa fama. O povo era muito feliz, sólido, verdadeiro. As notícias que lera sobre a Suécia eram as mais positivas, e o país permanecia dividindo as primeiras posições entre os melhores lugares para se viver com qualidade. Orlando não conseguia imaginar Laura infeliz, embora uma pequena parte de seu coração sentisse uma crueldade prazerosa, uma alegria mesquinha diante dessa alternativa.

Sem compartilhar suas emoções, Magnólia havia decidido aproveitar a cidade, viver naquele novo lugar tudo o que não vivera nas cidades norueguesas. Ao mesmo tempo, sentia medo, vontade de recuar, de desistir, de voltar para o Brasil o mais rápido possível. A lacuna sombria entre o sábado e o domingo em Bergen às vezes parecia esgarçar-se, tornando a escuridão de seu sentido ainda mais palpável, mais assustadora. E às vezes ela se estreitava, apertada pelo medo que sentia de encará-la, não somente uma vez, mas muitas, revivendo o terror. Por aquela lacuna passavam estilhaços coloridos de lembranças, alguns cortantes, outros não. Se ela conseguisse fingir até segunda-feira, quando retornariam a Oslo, chegando ao fim de toda aquela viagem, se ela conseguisse ao menos ignorar o monstro prestes a devorá-la quando retornasse ao seu apartamento com um marido que já não reconhecia, alguma coisa teria voltado ao lugar, alguma coisa estaria novamente encaixada, correta, segura. E embora esse pensamento fosse um engodo, também era um bom paliativo.

— Você sabe que estou fazendo isso pelo Tomas, não sabe? — cochichou Tadeu, aproximando-se de Orlando.

Ele foi pego de surpresa e o encarou como se tivesse acabado de ouvir uma ofensa.

— A viagem — explicou Tadeu.

— Você acha que ele vai ficar bem aqui?

— Fiz o convite pensando nele. É uma ótima oportunidade, Orlando. Pode ser até um sinal, porque não esperávamos esse convite. A Suécia não estava nos nossos planos.

— Tudo bem, mas e quando voltarmos para Oslo? Tudo isso é temporário, esse bem-estar dele. E talvez seja isso o que mais me preocupa, sabe?

— Talvez a cabeça dele comece a seguir outra direção, como o curso. O que não acho uma boa ideia é ele ficar lá agora, onde imaginou uma vida com o Alister, onde recebeu a notícia...

— Sinto medo por ele, Tadeu. Sei que você entende minha preocupação.

— Claro que eu entendo. Mas fique tranquilo: Malmö é uma cidade incrível, com muito vento, um mar lindo, e vocês vão ter mais tempo juntos. Aliás, acho que aqui é o lugar certo para vocês conversarem.

— Não vejo o que o vento ou o mar podem fazer por ele. Talvez até piore, se o lembrarem de casa ou da mãe...

— Eu ficaria feliz em um lugar que me passa a sensação de estar em casa.

– O Tom não ficaria – retrucou Orlando. – Disso eu tenho certeza.

Tadeu suspirou e puxou a mala com mais força, acelerando o passo para continuar afastado de Gunnar, mas a uma distância segura para não magoar o marido.

– E ele não é muito de conversar – disse Orlando, baixando o tom de voz e olhando de esguelha para o filho, que puxava a mala devagar, mirando distraído um sebo de livros que estava fechado. – Quando conversa, a emoção toma conta e ele não consegue se controlar.

– Só quero que saiba que esses dias a mais com vocês, a verdadeira família, vão ajudá-lo um pouco.

– Muito pouco. Eu não vejo como...

– Só aproveite – interrompeu Tadeu, friamente. Estava cansado da negatividade de Orlando, mas não tinha coragem de ser sincero com ele a respeito. – Talvez Tomas não volte para o Brasil, e não sabemos quando vocês vão se ver novamente. Então aproveite. E tente confortá-lo. Sem pressão.

Orlando fechou a cara até o hotel, uma antiga construção de esquina com fachada rústica cor de caramelo e uma torre imponente no centro. O discurso paternalista de Tadeu tinha ecos de sermão, deixando-o levemente irritado. Orlando sabia ou achava saber ser pai. Tinha consciência de seu papel, e não devia dar tanta atenção à preocupação e ao comportamento de Tadeu. Mesmo assim, quis respondê-lo de forma igualmente fria, mas seu impulso foi paralisado pela expressão de Tomas quando passaram pela recepção: estava apático, e pela primeira vez ele viu isso com bons olhos. No filho, a tristeza era muito aflitiva, dolorida, enquanto a alegria, naquele momento ou em qualquer outro, seria visivelmente fabricada. A apatia o tranquilizava, ainda que também o alertasse para recordações bastante vívidas de Sara, que, mesmo sem querer, ainda levava consigo.

Quando pegaram o elevador para o terceiro andar, Magnólia debatia em silêncio a questão dos quartos. Queria um só para si, mas agora, com Herbert ali, qualquer decisão que envolvesse seu isolamento provocaria uma onda geral de pânico e mal-estar, além de um comportamento irascível ou, na melhor das hipóteses, melancólico no marido.

A divisão acabou sendo como todos esperavam: Tadeu e Gunnar num quarto, Orlando e os filhos em outro e Magnólia e Herbert num terceiro, os três cômodos alinhados, separados por finas paredes cobertas por um antigo papel cor de ferrugem com estampa de folhagens. Não era o melhor hotel da cidade, mas um dos menos piores. Tinha um cheiro forte de madeira, tecido lavado e ausência. Foi isso que Magnólia sentiu durante o primeiro minuto sentada na cama de casal, olhando enquanto Herbert lavava o rosto com a porta do banheiro aberta.

E foi com um sorriso que ouviu Orlando e Muriel falando do outro lado da parede, embora não pudesse identificar as palavras. Eram mais como um som abafado, vozes que lembravam lamentos no fundo de um túnel.

– Isso tudo é uma loucura – Magnólia disse de repente.

Herbert voltou-se para o quarto secando o rosto e ergueu os ombros.

– O quê?

– Outra viagem, outra parada, outra cidade desconhecida. Parece que estamos de férias. Você mesmo disse outro dia que não estamos aqui pelo Tomas. Agora eu entendo. Não faz sentido. Ou faz? Ando tão confusa...

Por alguns segundos ele considerou se sentaria ou não ao lado dela, e quando finalmente decidiu fazê-lo, mesmo que brevemente, jogou a toalha sobre uma cadeira e fez questão de que seus corpos se tocassem.

– Se está preocupada com dinheiro, relaxe.

– Não é isso. É a falta de perspectiva que me desorienta. Prometi a mim mesma que aproveitaria mais essa viagem, que aceitaria o inesperado, como Elisa dizia, mas na hora não é nada fácil.

– Hoje é quinta-feira, vamos embora na segunda. Não precisamos de perspectiva, só dar alguns passeios, aproveitar. Quem sabe não conseguimos conversar um pouco?

– Já disse que faremos isso no Brasil.

– E por que esperar? – provocou Herbert.

Magnólia suspirou e baixou a cabeça, relutante. Queria e não queria começar uma discussão que o fizesse se calar. O ambiente e a postura dos dois, com os ombros caídos e os lábios curvados para baixo, lembravam uma pintura qualquer de Hopper, os espinhos de acusações entre ambos perfurando lentamente o silêncio que insistia em apertá-los um contra o outro.

– Porque lá teremos todo o tempo de que precisamos. Podemos passar o dia no apartamento brigando. A gente pode até se matar, se quiser. Aqui não.

Herbert franziu a testa e quase soltou uma risada cínica, mas conseguiu se segurar.

– É assim que você imagina a nossa conversa? Como uma briga? Eu não disse que queria brigar.

– Mas é o que acontece. Toda vez. Eu não quero ter outro motivo para ser julgada, apontada como a chata da viagem. Quero esquecer tudo por alguns dias e tentar pensar mais no Tomas. É por isso que estamos aqui, não é?

– Tudo bem.

– Ele não deve estar entendendo nada, coitado – disse Magnólia, levantando-se. – Sendo levado de um lado para o outro como um objeto, uma mala. Me sinto mal por ele.

Naturalmente, Herbert ainda amava Magnólia, e foi pelo simples fato de amá-la que seus braços a envolveram pela cintura, surpreendendo-a. Ele pousou a cabeça na altura do umbigo da esposa e sentiu o cheiro de sua roupa, uma camada floral quase imperceptível de algum perfume que ela devia ter borrifado no corpo mais cedo, antes de se vestir.

– Não se sinta mal por ele – disse, a voz quase abafada pelo tecido.

– Eu preciso.

– Os outros já estão fazendo isso, Mag. Sinta-se mal por nós.

– Não dá. Já estou muito ocupada me sentindo mal pelos outros.

Herbert a apertou com mais força.

– Já não sei o que sinto por nós – disse Magnólia. – É uma espécie de neutralidade, a mesma apatia que vejo constantemente no rosto do Tom. E me desculpe por isso, eu não consigo controlar. Nós provocamos isso. Você provocou.

Ela não afastou os braços dele, nem moveu os pés ou os joelhos para indicar que queria deixá-lo. Imóvel, esperou que ele se cansasse, e quando finalmente viu-se livre, deu as costas para uma silhueta resignada e trancou-se no banheiro para chorar tudo aquilo que vinha guardando há dias.

# 2.

Ao entardecer, o céu de Malmö assumiu um tom de mel luzidio, e um cordão de nuvens muito brancas desceu próximo ao mar, lembrando uma crosta de sal. A luz podia ser a mesma de um copo de tequila cruzado por um raio, mas ninguém pensou nisso enquanto assistia ao pôr do sol, o frio escalando lentamente seus corpos cobertos de casacos e cachecóis. Tudo estava verde e arenoso, e os edifícios, tocados por um sol de cobre, pareciam espelhos de caramelo em contraste com esse novo céu, refletindo seu calor fictício sobre toda a costa. Até o vento em Malmö tinha uma cor indefinida, um frescor violáceo que atravessava os cabelos, os gramados, as copas das árvores, as lápides do cemitério no centro da cidade, os chapéus e as franjas dos cachecóis, as bandeirolas dos bares e o fogo azulado dos aquecedores que despontavam entre as mesas externas dos restaurantes.

Mais cedo, quando deixaram o hotel, Herbert não perguntou diretamente a Tadeu ou a Gunnar o que fariam e aonde iriam, mas a todos, como se conhecessem a cidade ou escondessem qualquer plano de viagem dele. Não conseguia evitar se sentir um estranho, um estrangeiro naquela família em terra estrangeira, experimentando novos sentimentos estrangeiros. Por isso havia um pequeno alívio no fato de Gunnar também estar ali, ligado à família apenas por um laço afetivo, e não sanguíneo. Era diferente de Tadeu, que embora não tivesse qualquer parentesco com Magnólia, Orlando e os filhos, graças à relação que Tomas tivera com Alister nos últimos sete anos, havia se aproximado muito daquele estranho círculo sempre interrompido pela distância e pelas constantes brigas. Na verdade, Herbert de repente se sentiu orgulhoso por aquela nova ideia que poderia acrescentar ao livro: a família não era exatamente um anel fechado, mas um aro de chaveiro (sendo cada um uma chave?, e se fosse assim, abririam o quê?), possível de ser esgarçado quando se força coisas dentro dele, ou quando se tira, abrindo uma passagem quase impossível.

Talvez todas as famílias fossem como um aro, concluiu ele quando se aproximavam de um trapiche vazio sobre o qual flutuava um par de aves tão brancas que chegavam a cintilar. Só os mortos formavam anéis fechados; eram o próprio material desses anéis, porque viver requeria certa flexibilidade, e sempre havia uma saída, uma passagem.

– O que foi? – perguntou Magnólia.

Ela vinha observando Herbert desde o hotel. Agora, parados atrás de uma mureta de concreto, contemplando o crepúsculo, ela tinha os olhos nele, naquela expressão alegre que ele não conseguia ocultar, nos traços em volta dos olhos, embora o perfil de menino, que subitamente havia retornado sem que ela percebesse, lhe causasse uma íntima e pouco experimentada emoção. Os outros estavam muito próximos, mas em silêncio, envolvidos pelo vento salino, e não pareciam ouvir nada do que diziam.

– Como assim? – perguntou Herbert, finalmente.

– Você está sorrindo, parecendo um bobo.

Magnólia não tinha falado com crueldade, ele sabia. Seu tom de chacota encobria um desejo involuntário de aproximação.

– Eu sempre quis conhecer essas cidades – explicou. – Bergen, Malmö, depois Oslo. Desde que li Karl Ove.

– Knausgård?

– Ele mesmo. Nunca pensei que viríamos aqui tão cedo.

– Você sempre preferiu a Inglaterra, terra da sua amada Virginia – disse Magnólia, sorrindo. – Na verdade, você sempre teve uma tendência para as monarquias. Vai ver por isso gosta tanto da Escandinávia e tem esse fascínio por tudo o que aparece nos livros.

– Não tenho tendência para as monarquias, só acho que esses países estão muito à frente do resto do mundo em relação ao desenvolvimento, à organização social, à qualidade de vida. Não pode ser coincidência.

– Eu não vou discutir política. Só sei que gosto do frio, das comidas, das bebidas e da limpeza.

– Você já tinha visitado a Suécia, mas não Malmö, certo? Ela negou com a cabeça, deixando-o confuso. Poderia ser um "sim" para o fato de não ter visitado a cidade, ou um "não", contrariando o que ele acreditava. Ninguém esclareceu, e ficou por isso mesmo.

Magnólia também passou a contemplar o mar e a fímbria de nuvens, a perceber pouco a pouco o som espumoso das águas chegando ali perto. Quanto mais escuro o céu ficava do outro lado, às costas de todos, mais verde brilhava o horizonte. À esquerda, era possível ver a ponte de Öresund, uma imponente construção de quase oito quilômetros de extensão que ligava a cidade sueca à Dinamarca.

– Copenhague está a menos de quarenta minutos – disse Tadeu de repente, apontando para a ponte. Tinha visto os olhares de todos voltados para ela, àquela hora cravejada de pontos que tremeluziam à distância. – Começa ali, continua lá na frente, desce para dentro do mar e sai na Dinamarca.

– A ponte entra no mar? – perguntou Muriel, boquiaberta. – Podíamos ir e voltar qualquer dia desses, o que acha?

Ela tinha perguntado ao pai, como uma adolescente respeitosa que Orlando não via há muito tempo. Soara mais como um pedido suplicante do que uma dica de viagem. Ele sabia que, se negasse, ela iria mesmo assim com Magnólia, com o irmão ou mesmo sozinha. Desde o episódio em que Muriel raspara o cabelo com uma máquina, dois anos antes, enquanto morava com a tia, ele sabia que a filha tinha ultrapassado a perigosa linha do "nada a perder". Cortar os cabelos sozinha não havia sido apenas um ato de rebeldia ou uma revolução estética, mas um manifesto, um depoimento da turbulência que ela mantinha bem guardada do lado de dentro. Agora suas mechas cor de chocolate já estavam maiores, e seu rosto, de contornos proeminentes, havia perdido o peso transtornado que cabelos muito curtos às vezes podem destacar. O pedido tinha sido uma estratégia simpática de acolhimento. Afinal, a decisão de ir sozinha para Copenhague seria tão problemática quanto o último desaparecimento de Magnólia.

Orlando fingiu dar de ombros, mas concordou. Se apenas uma ponte separava Malmö da capital dinamarquesa, eles não podiam perder a oportunidade. Sabia que não era sensato fazer planos agora, tão perto da noite, quando todos começavam a sentir uma fisgada de fome e um pouco de desânimo por só poderem ficar ali quatro dias. Ainda assim, era tudo o que tinham, era tudo o que Orlando tinha, e a possibilidade de encontrar Laura depois de alguns anos tornava-se cada vez mais atraente.

– Eu nunca tinha ouvido falar dessa cidade – disse Magnólia, cruzando os braços para se esquentar. Tinha se enfiado numa blusa acolchoada que não gostava muito devido à "cor de merda", como dissera a Herbert antes de deixarem o quarto do hotel. Mas a peça a aquecia, e, ironicamente, havia sido presente do marido.

– Claro que já – respondeu Orlando, se aproximando. – Laura se mudou para cá, lembra?

Magnólia mordeu o lábio sem conseguir esconder a surpresa.

– É verdade! Então você deve estar adorando essa viagem – provocou.

Orlando não respondeu. Como os outros, continuou contemplando a despedida daquele dia, mas uma pontada de constrangimento enrubesceu seu rosto.

Muriel puxou a câmera de dentro da bolsa e começou a tirar fotos do mar e do trapiche ao seu lado. O fato de não atravessarem toda a extensa construção de madeira só indicava que existia um desejo coletivo e latente de voltarem para o centro de Malmö, que tinham pressa para comer e conhecer um pouco mais a cidade enquanto não anoitecesse completamente, porque não sentiam saudade do litoral como a maioria das pessoas que vive no interior.

Tomas observava tudo de braços cruzados, resignado. Embora geograficamente estrangeira, salvo uma ou outra alteração, a paisagem era familiar: a dança das águas (àquela hora irrigadas por uma luz esverdeada, refletindo uma série de cores como abalones cheias de prata líquida), o cheiro sutil de sal, o som do vento batendo nas orelhas, o desejo de nadar, de virar água e se perder naquela imensidão. Pensar na mãe era inevitável. O pouco de água que vira em Oslo e em Bergen não tinha feito crescer dentro dele aquela trepadeira sufocante com a qual aprendera a conviver na casa de praia. Para qualquer ponto do mar que olhasse, via o corpo da mãe boiando como o de um imigrante sírio, que tantas vezes se pegara observando com assombro na televisão nos últimos anos. Sua própria fuga para a Europa, para aquele pedaço afastado de terra onde a vida parecia perfeita e a criminalidade praticamente chegava a zero, não era clandestina, não fizera uma rota ilegal, mas Tomas continuava se sentindo culpado por estar ali, vivendo o que Alister nunca viveria, sendo um imigrante de seu próprio futuro cuidadosamente idealizado.

Gunnar se manteve mais quieto do que o normal, afastado de todos, inclusive de Tadeu, como se não fizesse parte daquele pequeno grupo de turistas. Tinha as mãos enfiadas nos bolsos de um casaco esportivo azul-marinho de gola alta e um boné tão apertado na cabeça que Magnólia se lembrou por que gostava tanto de usar chapéus: pelo conforto de se afastar das pessoas, de não ser olhada nos olhos, de escapar do céu aberto por alguns instantes com o simples ato de abaixar a cabeça, usando a aba como uma imensa pálpebra.

Tadeu se ofereceu para mostrar um pouco mais da costa, mas ninguém demonstrou muito ânimo, de modo que decidiram voltar para o centro e procurar um restaurante.

— Eu também penso na sua mãe — Magnólia virou-se para Tomas, forçando um tom de voz baixo e andando devagar para que os outros se afastassem lentamente.

— Eu não estava pensando nela — retrucou ele.

— Sei que estava, e é normal. Ela teria amado esse lugar. Ela amava os litorais, não importava o país, não importava o clima. Era o que mais tínhamos em comum.

*Além do transtorno de personalidade,* Tomas teria acrescentado, mas não tinha forças para começar uma briga nem queria ser desagradável. Mesmo que quisesse, sabia que a tia explodiria e que logo todos estariam ouvindo a conversa, deixando-o envergonhado.

– Vai fazer quantos anos que ela...?

– Oito – respondeu ele com frieza. – Mas não quero falar disso.

– Então me conta o que você estava pensando.

Tomas respirou fundo enquanto Orlando se virava lentamente para trás, examinando-os pelo canto dos olhos. Percebendo que seria em vão tentar descobrir do que falavam, voltou-se para frente e entabulou uma conversa com Herbert.

– Camarões – disse Tomas, imperturbável. Seus olhos pareciam duas lagunas escurecidas por uma nuvem.

– Como assim?

– Eu estava pensando em camarões.

Confusa, Magnólia abandonou a postura impassível que, como o sobrinho, também vinha mantendo.

– O Ali não gostava de camarões. Não gostava de frutos do mar. Acho que ele teria feito uma careta de nojo naquele mercado de Bergen, com aquelas lagostas gigantes.

Ao verbalizar aquela cena, mais do que apenas imaginá-la, Tomas permitiu que se tornasse uma espécie de realidade virtual. Magnólia captou o olhar divertido do sobrinho e um sorriso tão fugaz que por muito pouco não a fez chorar. Era como se ele tivesse visto a careta do namorado logo diante deles, enquanto caminhavam de volta para o centro de Malmö. Quando a cena se desfez, ficou cabisbaixo outra vez, e algo dentro dele rachou, partindo-se em novos fragmentos.

– Ele também teria gostado daqui.

– Eu sei. Era só nele que eu estava pensando – mentiu.

– Isso te faz bem?

– Menos do que eu poderia permitir.

– Por quê?

– Não sei, tia Mag – respondeu ele, erguendo os ombros. Queria mais do que tudo correr para longe dela, esconder-se em seu quarto no hotel. – Eu não consigo me sentir bem pensando no que aconteceu com ele.

– Você acabou de sorrir.

– Por causa dele. Eu não me culpo se ele é a razão de uma pequena alegria, sabe? Mas se a fonte é outra...

– Não tem problema nenhum.

– Para mim, tem. Eu deixei que as outras fontes secassem. Mas não acho que isso faz sentido, nem que você vá entender.

– Você sabe que pode sempre contar o que quiser para mim, da forma que quiser – sussurrou Magnólia, estranhando o próprio tom de voz, quase maternal. – Não temos segredos.

– Ah, não?

Tomas parou de repente e a encarou. Apesar da barba rala, Magnólia viu nele um homem muito mais velho, alguém com mais de trinta anos, e não apenas dezoito. Seus olhos agora faiscavam, avançando condenatórios sobre ela.

– Claro que não. Antes até tínhamos – começou ela, um pouco irritada –, mas depois que você leu meu diário...

– Então me diga, por que você sumiu em Bergen? O que aconteceu naquela noite?

Magnólia apertou os dentes com força, ressaltando o contorno da mandíbula. Ao contrário do que ele esperava, ela o encarou, mas não respondeu.

– Viu só? Você sempre age como quer, sem se importar com os outros. E esconde o que lhe convém. Parece que temos segredos. Parece que não estamos tão interessados assim em compartilhar nossas emoções, mas sim em saber a dos outros, sem interesse verdadeiro nem amor.

– Tom, eu já...

Ela baixou o rosto e viu que os outros tinham parado, esperando por eles. O nó em sua garganta se avolumava como um cancro carnudo.

– O quê? – insistiu ele. – Eu estou tão cansado, tia.

– Eu já não confio mais no amor – respondeu ela, agora com os olhos vermelhos. – Mas ainda confio em você.

– Mentira! Você apareceu cheia de hematomas e não explicou nada para ninguém. Não explicou nada para mim. Isso não é confiança. Cansei desse interesse fingido, da sua falsidade! Você não pode confiar em alguém que chama de "perigoso", e foi isso o que você escreveu naquele maldito diário!

– Eu só não confio em mim mesma – disse Magnólia, cruzando os braços e tentando disfarçar o rosto já riscado pelas lágrimas.

– Ninguém confia em você. Nem eu.

Ela tentou abraçá-lo, mas Tomas recuou com um sorriso de incredulidade.

– Chega! – disse ele. – Não precisa mais interpretar esse papel. Você não é a minha mãe, você não está me ajudando. Eu...

Ele soltou os ombros e limpou o nariz.

– Por que você veio com o papai e a Muriel? Não foi por mim, porque você continua sendo a mesma pessoa egoísta de sempre. Preocupada apenas com o seu transtorno, com o seu diagnóstico, alimentada por toda a crueldade que guarda sobre todo mundo.

– Tom, eu não sou assim. Eu não quero ser assim.

– Eu nem te reconheço mais.

Ele secou os olhos e caminhou em direção aos outros, deixando Magnólia sozinha, tocada por um novo tremor de suas velhas aflições. Herbert tinha dito a mesma coisa, não tinha? Ou era ela que não reconhecia o marido?

Quando voltou a caminhar devagar, falando sozinha entre golfadas de ar que esfriavam seus pulmões como se nevasse dentro dela, Magnólia concluiu que também não se reconhecia. Tomas tinha sido a única pessoa a enfrentá-la daquela forma, e por algum motivo obscuro, ao contrário do que seu passado indicava, isso a deixou estranhamente aliviada.

# 3.

Não importava mais se restavam poucos ou muitos dias em Malmö, se os planos incluíam um passeio de vinte minutos ou de seis horas com a família: para Magnólia, qualquer perspectiva era odiosa. O sentimento inicial de viver a cidade, a tentativa de se retratar consigo mesma, de esperar que a bomba emocional que vinha carregando, da qual já ouvia o ritmo alarmante do cronômetro, explodisse somente no Brasil, iam pouco a pouco sendo substituídos por um pânico crescente e aviltante que ela experimentara poucas vezes durante a viagem.

A conversa com Tomas tinha desestabilizado Magnólia. Algo dentro dela havia acordado de um sono profundo, como num estalo, num susto. Imaginou como seria sua vida se todas as pessoas próximas a ela lessem seu diário. Mas ela mesma não havia sido uma versão mais confusa e honesta dele? Magnólia tinha fases de se voltar para dentro, outras de se projetar para fora – e durante essas últimas, ela nunca precisou registrar nada no papel porque os outros desempenhavam essa função. Sem perceber, usava amigos e familiares para escrever a própria história. Próximos ou não, eram eles sua plataforma de registro, o material de sua própria construção e, às vezes, de sua desconstrução.

Talvez não houvesse, enfim, tanta diferença entre ser detestável e ser honesta – o que agora parecia um eufemismo para egoísta, como Tomas a tinha chamado.

Como uma nuvem carregada, eles deslizaram para dentro de um restaurante indiano que havia numa ruazinha estreita, pouco movimentada. O cheiro de curry e pimenta aquecia o ar feito luzes vermelhas invisíveis. Painéis e vitrais com divindades indianas e mesas redondas cobertas por toalhas branquíssimas compunham toda a decoração, além de uma dúzia de lamparinas metálicas onde ardiam pequenas velas aromáticas.

– Não tem comida sueca nessa cidade? – resmungou Orlando com um sorrisinho provocador, puxando uma cadeira e fazendo barulho para que o dono, um indiano com um grosso bigode cor de canela que vinha em sua direção, não o ouvisse.

Com uma simpatia exagerada, o homem entregou quatro cardápios e se afastou rapidamente. Os sete eram os únicos ali dentro, exceto por um casal jovem que conversava em inglês.

– Que sutil – disse Magnólia, abrindo o guardanapo sobre as pernas. Herbert pensou em repreendê-la, mas desistiu.

– Estamos na Suécia – sussurrou Orlando, com medo de que alguém o entendesse. – Não tinha uma opção melhor?

Ele tinha feito a pergunta para Tadeu e Gunnar, que dividiam um canto apertado do outro lado da mesa. Embora estivessem juntos, nenhum deles parecia querer ficar perto um do outro. A organização dos lugares se dera naturalmente, conforme o que cada um acreditara ser melhor. Magnólia e Tomas também tinham sentado em lados opostos, mas isso pouco adiantou porque seus olhos se cruzavam constantemente numa dança de descuido e constrangimento.

– Você vai enjoar da comida sueca a partir de amanhã – brincou Tadeu. – Tem mais opções do que você imagina.

– Como o quê?

– Almôndegas com batata, sopa de ervilha, feijão, salsicha, carne de porco e toda variedade de pães e peixes. Na verdade é uma comida bem básica. Quem não quiser nada disso pode optar por outras mais saudáveis.

Orlando pareceu desapontado.

– O que foi? – perguntou Magnólia. – Estava esperando aquela carne nojenta que você comeu em Bergen?

– Sim, Rudolph estava muito saboroso. Acho que o Papai Noel não sentiu falta de uma reninha.

Magnólia sorriu cinicamente e escondeu o rosto atrás do cardápio. Em um milésimo de segundo, a fome que vinha sentindo foi substituída pela vontade de socar o irmão.

– Sei lá, só pensei que teria algo diferente – admitiu Orlando.

– Ainda estamos na Europa. O básico se resume a carnes, batata e pão. Alguns legumes, mas sempre os mesmos... Nos próximos dias poderemos experimentar pratos locais. A cidade é turística, e o que não faltam são restaurantes com a boa e tradicional comida sueca.

– Uma pena que as opções vegetarianas sejam tão escassas – Orlando riu, mas Magnólia não baixou o cardápio para revidar.

– Pelo contrário – corrigiu Tadeu. – O povo escandinavo tem buscado uma vida cada vez mais saudável, e a dieta vegetariana vem ganhando espaço. Metade dos meus alunos de canoagem e caiaque é vegetariana ou vegana. Existe todo um sistema para melhorar a qualidade da alimentação e dos produtos vendidos nos supermercados, mas é claro que a tradição histórica não vai mudar.

Assim que terminou seu breve discurso, Tadeu percebeu com uma pontada de rancor que ninguém havia prestado muita atenção. Talvez Muriel, a única vegetariana na mesa além de Magnólia, mas ela estava mais ocupada revendo as últimas fotos da viagem no visor da câmera do que fingindo que o ouvia.

O que ele não percebeu foi que Gunnar havia sido excluído de sua fala. "Metade dos meus alunos." Colocado daquela forma, o pronome fizera com que os ouvidos do marido estalassem de ódio. E ele não perdoou o deslize:

– "Seus" *alonos*? – perguntou ele baixinho, com um leve tremor na voz, antes de se levantar. – *Obregado* por me cancelar.

Tomas e Orlando o ouviram, mas permaneceram de cabeça baixa, dividindo o cardápio e fingindo escolher qualquer prato que parecesse menos ousado na quantidade de pimenta.

– Aonde você vai? – indagou Tadeu, entortando a boca.

– Ao *panhero*.

Gunnar saiu batendo os calcanhares como se tivesse se libertado de uma armadilha. E não eram só os punhos ou a mandíbula travada que indicavam a ira instalada naquele início de noite. Trocar "excluir" por "cancelar" era um erro incomum, do tipo que Gunnar só cometia nas raras vezes em que se irritava.

Orlando permaneceu em silêncio por muito tempo, deixando que a expressão em seu rosto indicasse o quão absurda achava aquela situação. Parecia um mal sinal começar a estadia em Malmö comendo num restaurante que de sueco não tinha nada, e cujos funcionários os observavam com um misto de curiosidade e insolência por detrás de um velho computador.

Quando Gunnar retornou à mesa, ele, Tadeu e Orlando optaram por um prato de arroz com frango ao *curry* e uma porção extra de frango marinado no iogurte, além de alguns antepastos acompanhados de folhas finas e crocantes de *chapati*. Os outros quatro, mais tomados pela preguiça de escolher do que pela fome, pediram os mesmos pratos: arroz frito com vegetais, *pani puri* e *dal*.

– O que é *dal*? – perguntou Muriel.

– Um ensopado de lentilha vermelha – explicou Magnólia.

Subitamente, uma vontade muito forte de transferir para Muriel o carinho e a simpatia que sentia por Tomas se apoderou dela, e pareceu, pelo menos a curto prazo, uma decisão que a divertiria se produzisse pelo menos uma faísca de ciúme no sobrinho.

Quando os pratos chegaram, o nível de pimenta da comida fez com que pedissem meia dúzia de garrafas de cerveja, que, para desespero coletivo, estavam mornas. O que não gostavam, empurravam com a bebida em goladas profundas e longas, ocupando também o silêncio. Magnólia, por sua vez, gostou de sentir a boca queimar. Havia muito tempo que não comia algo tão temperado e picante, que agulhasse sua língua nas mais diferentes regiões, prevendo pelo menos um par de aftas. Era como se a ardência proporcionasse um prazer diferente, sombrio, que ela podia compartilhar com os outros de maneira silenciosa. E era igualmente prazeroso ver todos à mesa tão incomodados com a pimenta.

Para aumentar o desespero de Herbert e de Orlando, que estava suando mais do que todos e limpando a testa com o guardanapo, Magnólia pediu um pequeno vidro de pimenta calabresa, que espalhou sobre o prato numa chuva abrasiva de flocos vermelhos e alaranjados, como se fosse sal.

Com o prato ainda mais sanguíneo, quase crepitante, ela mastigou devagar, encarando o irmão e o marido com um sorriso diabólico. Já não sentia a língua, os cantos da boca ficaram amortecidos como se tivesse levado ferroadas nos lábios, e embora seu comportamento parecesse uma espécie de autopunição, ela não via dessa forma. Punia lentamente os outros à mesa, enjoados e suados, e quando se imaginou arrastando a cadeira para trás, abrindo a calça e esfregando ali, entre as pernas, um novo punhado de pimenta, sorriu consigo mesma. Teria sido divertido, pensou, saboreando a cena.

Sentiu vontade de tossir e espirrar, tudo ao mesmo tempo, mas, com uma força que ela mesma desconhecia, se concentrou para não passar mal, enquanto Muriel e Tomas viravam os copos de cerveja como se fossem de água gelada.

– Comida indiana – riu Tadeu, abrindo dois botões da camisa e se abanando com o cardápio. – Vocês vão ver que a sueca não é assim.

– Tenho certeza disso – disse Orlando, mal-humorado.

Magnólia sorriu, tentando provar a todos que estava bem. Orlando evitava o olhar da irmã e, com medo de repetir a vergonhosa cena da dor de barriga em Bergen no restaurante de sopas, levou uma mão disfarçadamente até o ventre. Talvez atraísse um ou outro olhar desconfiado, mas ele podia mentir, podia dizer que a pimenta tinha pesado, que tinha exagerado no frango. No entanto, era aquela dor outra vez, semelhante a uma pontada com uma agulha de tricô, ainda que nunca tivesse passado por isso.

Com a cabeça abaixada, ergueu os olhos e piscou violentamente, emergindo de um novo estupor que ninguém reparou – estavam todos ocupados demais sofrendo com os efeitos da pimenta. Gunnar passou o restante do jantar em silêncio e não fez nenhum comentário sobre a comida. Era estupidamente óbvio que os pratos seriam hipertemperados e apimentados, então achou estranha aquela reação conjunta.

Com um ar furtivo, Tomas vinha observando o triângulo invertido de pele que contrastava com a camisa azul-marinho de Tadeu. Ele não tinha uma quantidade significativa de pelos no peito, mas alguns fios castanho-claros despontavam daquele espaço que deixara à mostra ao desabotoar a camisa. Não estava suado como os outros, mas se estivesse, sua pele brilharia – e para a surpresa de Tomas, sua boca encheu-se de água com esse pensamento. Envergonhado, virou o restante do copo de cerveja e desviou o olhar, só então percebendo que Gunnar o observava em silêncio. Por mais que aquele sentimento parecesse errado e que o rosto de Alister se colocasse inevitavelmente sobre qualquer coisa, Tomas não se sentia completamente culpado. A culpa era da cerveja.

O desconforto na mesa era geral, e em certo ponto pareceu chegar até mesmo ao casal que conversava em inglês. Os dois se levantaram subitamente, pagaram a conta e deixaram o restaurante com uma expressão rabugenta e as testas úmidas de suor. Talvez fosse uma necessidade fisiológica por conta da comida apimentada, talvez um compromisso, mas fato é que, quando o casal se foi, o ambiente se tornou ainda mais opressivo, e os sete passaram a engolir quaisquer comentários avulsos com mais cerveja, que descia pela garganta como um refrigerante amargo e sem gás.

Para o constrangimento de Herbert e divertimento de Magnólia, ela soltou um peido tão alto que todos precisaram fingir não escutar. Algo dentro dela se libertava – talvez literalmente. Não sendo um crime, sentia-se livre para fazer o que bem quisesse, e ainda que não soubesse se aqueles sentimentos eram uma reação à cerveja ou à pimenta, tinha certeza de que lhe faziam bem e a deixavam surpreendentemente mais leve. A provocação tinha o mesmo nível de acidez da comida que ardia em seu estômago, e ela pensou que talvez fosse disso que estava precisando: não de remédios, conversas, terapia ou compreensão, mas de pimenta. Pimenta e álcool. Se tivessem bebido vinho, a noite teria sido muito mais divertida, mas a cerveja a tinha deixado em razoável harmonia consigo mesma, quase sonolenta.

– Vamos pedir a conta? – sugeriu Orlando. – Vai ser bom andar no frio lá fora.

– É, vai ser bom sentir um choque térmico – brincou Muriel.

Enquanto esperavam a conta, Herbert quis saber aonde iriam no dia seguinte.

– Bem, nós temos aquela reunião – disse Tadeu, apoiando os braços sobre a mesa.

O movimento fez com que a abertura da camisa ficasse ainda mais próxima de Tomas. Era um gesto, uma inflexão corporal quase feminina. Obviamente, Tomas não se interessava por decotes de mulheres, mas aquela simples abertura de três botões da camisa de Tadeu estava mexendo com a sua imaginação. O decote era provocantemente masculino, e Gunnar não deixou de reparar nisso nem por um segundo. Magnólia não se sentiu atraída por aquele trecho de pele, tampouco Muriel, que já tinha voltado sua atenção para a câmera fotográfica. Se Tadeu se inclinasse um pouco mais sobre a mesa, um quarto botão se abriria sozinho.

– Vocês podem andar pelo centro, pelas praças, e no sábado podemos ir à praia, depois a Copenhague – sugeriu ele.

– Orlando, você não comentou que queria catar conchas ou algo do tipo? – perguntou Magnólia, virando-se para o irmão. A forma como seu corpo girou na cadeira sem nenhum pudor deixou claro que já estava levemente embriagada. – Só não sei pra quê, já que você vive praticamente dentro de uma...

A alfinetada não veio em boa hora. Há algum tempo, Orlando havia comentado com a irmã o desejo de testar uma mistura de tintas e conchas para alguns quadros experimentais, mas nem as tintas nem as conchas poderiam ser brasileiras. Algo a ver com um conceito de exterior, de "coisa de fora", que vinha idealizando, o que gostaria de ter feito a tempo da inesquecível exposição de Laura no Loulastau, em 2012, quando as obras tinham o mar como tema principal. O quadro dos afogados ainda flutuava em sua mente, e quase podia ver os corpos cinzentos boiando na água escura – sempre que se lembrava dele, Sara se lançava em sua memória como uma pontada na cabeça.

– Podemos andar bastante pela orla no sábado – continuou Tadeu. – A praia de Ribersborg é a mais famosa, perto de onde estivemos hoje para ver o pôr do sol.

– Tudo o que eu quero agora é tomar um banho – disse Magnólia, azeda.

– Só se for para se refrescar dessa quantidade absurda de pimenta que você comeu.

Para espanto geral, inclusive de Gunnar, que ainda os conhecia pouco, o comentário ácido não tinha vindo de Orlando, mas de Herbert.

– Eu gosto – rebateu Magnólia.

– Duvido – retrucou ele.

– Então você não me conhece, benzinho.

E soltou outro peido, com um sorriso triunfal.

Magnólia detestava ser contrariada na frente dos outros, principalmente quando o motivo dizia respeito a ela – sua personalidade, seus gostos, suas preferências. Herbert falava por ela como se quisesse testá-la, e ela sabia disso. Ambos odiavam aquele jogo público de provocações e odiavam um ao outro quando se comportavam assim, mas, por alguma razão obscura, aquela era a fórmula que tinham encontrado para não definharem nem se deixarem destruir pelo complexo bélico em que o casamento havia se transformado.

O frio que os aguardava do lado de fora do restaurante foi um lembrete de onde estavam. O ar permanecia gelado e úmido, vindo do mar em ondas azuis. O movimento nas ruas havia diminuído, e a sensação era a de que nada mais naquele dia poderia ser dito ou sentido porque tudo ficava pequeno, irrisório, perto do sono e do cansaço da viagem que subitamente recaíram sobre eles. Voltaram para o hotel, e contrariando o desejo incubado de Gunnar, Tadeu não abotoou a camisa, mas recolheu as mãos para dentro dos bolsos do casaco e andou na frente de todos, acelerando o passo para conversar a sós com Tomas.

# 4.

Quando deixaram o restaurante, o dono se apressou em apagar as luminárias e encerrar o expediente. Eles tomaram um caminho diferente para voltar ao hotel: contornaram dois quarteirões de lojas encimadas por apartamentos escuros, saíram numa avenida maior, arborizada e ladeada por prédios históricos, até darem novamente no calçadão de pedras, onde avistaram a torre do hotel. Passaram pela porta automática de vidro em silêncio. Uma mulher loura na portaria entregou as chaves e sorriu para eles – o único sorriso sincero daquela noite.

A última provocação ocorreu quando Herbert conduziu Magnólia até o quarto pelo braço. Antes de fechar a porta, ele viu o olhar de desconfiança de Orlando em sua direção, mas logo todos estavam a salvo, pelo menos por algumas horas, em suas respectivas conchas.

– Seu irmão tem me olhado estranho, como se quisesse me atacar – disse Herbert.

Fingindo não ter escutado, Magnólia foi até a janela e cruzou os braços. Não conseguia ver mais do que algumas janelas do prédio defronte e o luminoso de uma loja do outro lado da rua escura, mas qualquer coisa era melhor do que encarar o marido. Na verdade, mesmo se tivessem ficado em um dos quartos mais baratos, com uma vista terrível para a parte interna do prédio, onde havia um enorme sistema de tubulação prateado, ainda seria melhor do que olhar para Herbert.

– Fico imaginando o que vocês conversaram antes do seu desaparecimento – ele continuou. – Até agora trocamos poucas palavras, mas mesmo quando ele tenta ser simpático, sinto algo forçado, um ranço, como se ele estivesse passando mal.

Herbert e Magnólia estavam de costas um para o outro, mas ele a via pelo espelho do banheiro. Ela permaneceu isolada no próprio silêncio, com uma das mãos sobre a parte do braço em que ele tinha tocado.

– Você viu como ele ficou esfregando a barriga no restaurante? – insistiu Herbert, tirando primeiro o casaco, depois os sapatos e a calça jeans. – Deve ter sido o que mais sofreu com a pimenta. Na verdade, até eu sofri. Achei essa ideia bem idiota, mas não quis ser o chato da noite. Sabia que uma culinária diferenciada tiraria você dessa letargia.

Magnólia finalmente decidiu encará-lo. Ele ainda estava de costas, o pescoço tombado sobre o peito enquanto desabotoava a camisa. Quando se virou para ela, vestia apenas cueca, meias e uma regata branca. Ela não estava chorando; sua expressão era um misto assustador de aflição e desprezo. A pele estava mais pálida do que o normal, e uma das mãos envolvia a barriga como se estivesse com dor.

– Parece que nós dois sofremos – disse Herbert, friamente.

– Você precisa parar de falar por mim – Magnólia rebateu.

– Como assim?

Ela sorriu cinicamente e sentou numa poltrona próxima à janela, inclinando o corpo para a frente como se fosse vomitar.

– Você só me provocou durante o jantar. Me desafiou, me tratou com frieza. Disse que não gosto de pimenta e praticamente sugeriu que eu não bebo cerveja nem conhecia aqueles pratos! Não sei se foi efeito da pimenta, mas de repente você ficou...

– Agressivo?

– Grosso.

– Queria ver alguma reação sua, algo mais forte! – disse ele, erguendo os ombros e andando pelo quarto como se procurasse alguma coisa. – Você tem sido seca, apática, não tem reagido como costumava reagir. Quando pediu aquela porção extra de pimenta calabresa para provocar todo mundo, achei que tivesse enlouquecido.

– Agora é uma hora perfeita para você me chamar de louca.

– Não estou te chamando de louca. Olha, foi divertido. Até o seu peido, que no início achei uma coisa grotesca, muito distante da mulher com quem me casei, acabou sendo divertido. Mas o segundo talvez tenha sido forçado, não sei.

– Nada foi forçado, mas pense o que quiser – rosnou Magnólia. – E esse discurso de "mulher com quem me casei" me enoja. Já perdi a conta de quantas vezes te vi limpando a bunda no banheiro com a porta aberta e achei isso normal justamente porque éramos casados.

– Ainda somos.

– Herbert, eu estou com muita dor por causa daquela maldita pimenta. Não quero te ouvir agora. Não quero te olhar! Meu estômago embrulha só de ver esse seu sorrisinho. E pelo amor de Deus, tire essas meias. Você fica muito cafona assim.

Ele olhou para os próprios pés, sem entender, enquanto ela se inclinava outra vez, massageando a barriga.

– Aliás, a dor foi o único motivo pelo qual não fiz um escândalo por você ter me arrastado pelo braço até aqui – completou Magnólia.

– Fiz isso pelo seu bem. Nós bebemos demais.

– O Orlando bebeu demais, o Gunnar bebeu demais, VOCÊ BEBEU DEMAIS! Eu não preciso que ninguém me conduza como uma inválida. Você sabe que cerveja nunca me embriagou!

– Eu sei? Acho que não sei nada sobre você, Mag. Se eu disser que sei, vai achar que estou falando por você.

– Eu não estou bêbada, estou com dor!

– Você quase caiu subindo as escadas.

– Talvez tivesse sido melhor. Quebrar o pescoço pelo menos me livraria dessa conversa e dessa sua cara esnobe.

Herbert contraiu o maxilar.

– Como foi que a Cíntia conseguiu gostar de você, hein? Antes que ele pudesse responder, a expressão de Magnólia mudou subitamente e ela correu para o banheiro, batendo a porta com força. Tudo o que ele ouviu em seguida foi a mistura de caldos se chocando e o som de qualquer coisa sólida, ou quase, caindo na água até então cristalina do vaso.

Com uma careta e uma sensação de derrota, tentou não visualizar a cena nem imaginar o cheiro que tomaria conta do banheiro. Deitou-se do lado esquerdo da cama de casal, recostando-se nos travesseiros à espera de um chamado por ajuda. Mas Magnólia era orgulhosa, teimosa. Poderia evacuar ou vomitar as tripas, o coração, poderia até mesmo abortar outro filho – a imagem de um feto carbonizado pela quantidade de pimenta ingerida pela mãe fez Herbert tremer por alguns segundos, provocando um leve enjoo –, mas ela nunca o chamaria nem pediria um copo de água ou de leite gelado para aliviar o calor daquele desconforto.

Ele acabou adormecendo, e por alguns segundos que pareceram horas, sonhou com Magnólia pegando fogo, enquanto ela, ainda de roupa, deitou-se no lado oposto da cama, chorando baixinho até também pegar no sono.

– Vocês estão bem depois daquele monte de pimenta? – perguntou Orlando, esfregando a barriga.

Tomas e Muriel olharam para ele ao mesmo tempo. Em poucos minutos, Orlando faria o mesmo trajeto transtornado de Magnólia, correndo até o banheiro para se aliviar de uma pressão quente e dolorosa que vinha aumentando lentamente em seu estômago.

– Comi muito pouco daqueles legumes – disse Muriel, sentada na cama e voltando a mexer na câmera fotográfica. – O perigo estava ali. Mas no seu caso foi o frango. Não entendo por que você continuou comendo, se estava tão forte.

– Porque pagamos pela comida – respondeu ele, seco. – E estava saborosa, apesar de tudo. E você, Tom?

Tomas refletiu por alguns segundos, enquanto o pai, com movimentos muito próximos aos de uma mulher grávida, andava lentamente até a cama, deitando-se com três travesseiros entre as costas e o pescoço e massageando a barriga. Até o gesto de inclinar-se para trás devagar tinha o mesmo zelo de uma gestante cuidando para não romper a bolsa.

— Eu não senti nada — respondeu, erguendo os ombros. Sua boca ainda queimava, mas não era uma ardência incômoda, e seu estômago estava normal.

Orlando o encarou surpreso, soltando a cabeça no travesseiro e limpando o suor da testa. Então cravou os olhos numa pequena arandela ao lado da cama e continuou sua massagem.

Tomas também se deitou, mas fechou os olhos.

— A tia de vocês estava muito estranha hoje — Orlando comentou.

— Hoje? Ela é estranha — disse Muriel.

Ela retirou o cartão de memória da câmera, ligou o notebook sobre o travesseiro e encaixou o pequeno retângulo de plástico azul na lateral do aparelho. As fotos apareceram instantaneamente na tela, a maioria das tiradas em Oslo em tons de branco e sépia, e uma pequena parte colorida das outras tiradas em Bergen. Eram mais de setecentas imagens, que rolaram como um filme, embaralhando sua visão.

— Nossa, amanhã vejo isso com mais calma — disse Muriel, soltando um bocejo e colocando o cartão de volta na câmera.

— No começo, achei que ela estivesse emburrada por causa daquele silêncio todo — continuou Orlando, como se não tivesse ouvido a filha. — Mas quando as cervejas chegaram e ela comeu toda aquela pimenta, percebi que alguma coisa estava errada. Ela parecia meio... alucinada, vocês não acham?

Muriel fingiu não ouvir ou de fato já não ouvia porque, como o irmão, estava deitada de olhos fechados, distante.

— Não sei explicar. Senti que estava perturbada com alguma coisa.

— Eu conversei com ela antes de chegarmos ao restaurante — respondeu Tomas, finalmente. Continuava impassível, o corpo esticado lembrando o de um defunto, a despeito das faces rosadas pelo frio.

— Vocês brigaram? — perguntou Orlando, torcendo o corpo na direção da cama do filho. Uma nova pontada fincou sua barriga como um prego em uma parede de espuma.

— Bem, eu disse umas verdades.

— Tom, você sabe como ela é, como isso é perigoso. Ela não está bem.

— E alguém se preocupa se eu estou bem? — retrucou sem elevar o tom de voz, suas palavras frias e duras como seu corpo.

— Sei que não está, mas você deve tomar cuidado. Só isso.

Como se uma parte cristalina dentro de Tomas tivesse se espatifado, ele se sentou de forma automática na cama e encarou o pai.

— Pai, por que você nunca perguntou como o Alister e eu estávamos? Você sempre fez a pergunta no singular, sempre quis saber só de mim.

Orlando também se moveu na cama, apoiando os cotovelos nas laterais do corpo como se fosse levantar. Estava lívido, apesar do suor, do calor e da dor no estômago. Tomas raramente chamava Alister pelo nome completo, com as sete letras — era sempre Ali, e aquilo só revelava a dor contida naquelas palavras de acusação.

— Sempre vi vocês bem, não achei que precisasse...

— Mentira — vociferou Tomas, e Muriel abriu um pouco as pálpebras, entrevendo os dois a menos de um metro de distância. — Você nunca aceitou meu namoro, apenas fingiu que estava tudo bem para você seu único filho homem ser gay.

Orlando baixou a cabeça e, parecendo uma criança muito grande, passou uma das mãos sobre o lençol, fazendo desenhos geométricos desconexos.

— Você nunca me orientou, nunca se interessou pela minha vida, sempre se afastou de mim. E agora que o Ali está morto, você pergunta como eu estou, quer se aproximar, quer conversar. Durante os últimos anos, eu quis conversar. Muitas vezes! Mas você estava sempre ocupado.

– Tom, não sei por que você está trazendo esse assunto. Eu estava falando da sua...

– Da minha tia, eu sei! – A voz de Tomas saiu um pouco mais alta, quase espumosa entre os dentes. – Sempre ela! Ela é o centro de tudo, das preocupações de todos! Eu estou cansado. Pensei que essa viagem repentina de vocês fosse para me apoiar, para pelo menos tentar me ajudar, mas só vejo vocês brigando, de cara amarrada, sendo frios e cínicos uns com os outros o tempo todo!

– Foram sua tia e sua irmã que tiveram a ideia dessa viagem! – retrucou Orlando, irritado.

– Ah, pronto! Agora a culpa é minha – sussurrou Muriel, fechando os olhos outra vez.

– Eu sabia que isso não ia dar certo, mas elas me convenceram. Agora que estamos aqui, não podemos ir embora, mas logo...

Ele não terminou a frase. Com uma agilidade quase olímpica, Orlando saltou da cama e correu até o banheiro, batendo a porta e abrindo a torneira para que ninguém ouvisse o inevitável.

– Eu odeio todos vocês – disse Tomas, levantando-se da cama.

Antes que alcançasse a porta, Muriel agarrou seu pulso, apertando-o de leve. Foi o suficiente para que ele parasse e a olhasse nos olhos, desculpando-se em silêncio. Então, puxou o braço com leveza e saiu do quarto.

Para a surpresa de Tomas, Tadeu estava no corredor, sentado no chão acarpetado com as costas apoiadas na parede do quarto ao lado. Sua cabeça pendia entre as pernas, e na escuridão dos braços e dos joelhos formava-se uma espécie de ninho onde seu rosto estava mergulhado.

Pensou em voltar, mas um rangido da madeira fez com que Tadeu erguesse os olhos inchados e vermelhos, revelando as mangas da camisa manchadas de lágrimas.

– Ei – disse Tomas, constrangido.

– Ei – ele respondeu sorrindo.

Tomas enfiou as mãos nos bolsos da calça e caminhou timidamente até ele. Com um tapinha no chão, Tadeu pediu que se sentasse. Ele deixou que as costas deslizassem pela parede e cruzou as pernas. Tadeu estava acabado e cheirava a álcool. Foi então que Tomas reparou numa pequena garrafa de vodca vazia ao seu lado, uma das muitas bebidas que enchiam os frigobares das suítes.

– Eu ofereceria um pouco, mas acabei com ela – disse Tadeu, enrolando a língua.

– Tudo bem.

Às vezes, não há nada mais a ser dito. Às vezes, gestos simples como dar as mãos, entrelaçando os dedos, e deitar a cabeça no ombro de alguém, podem ser a maior forma de carinho. Foi o que Tomas fez, sentindo seu coração pulsar como se, pela primeira vez em muito tempo, estivesse vivo.

# 5.

A garrafa vazia de vodca ficou jogada no corredor do hotel, sozinha. Agora, não passava de um pequeno brilho entre as portas dos quartos que uma câmera de segurança talvez conseguisse captar se ali houvesse mais luz.

Tomas e Tadeu tinham ido até o bar, onde um homem de cabelos pretos e pequenos olhos azuis se revezava entre limpar o balcão e tomar café em uma xícara branca manchada. Há muito tempo sem usar seu poder de observação, Tomas não relutou em reparar na mancha úmida que os lábios do homem deixavam na porcelana. Era como se ele não soubesse beber com aquela peça, deixando escapar uma gota a cada gole.

– Tem certeza de que quer beber mais? – arriscou Tomas, com medo de que Tadeu fosse grosseiro com ele como o pai tinha sido tantas vezes durante as crises de alcoolismo.

– Já estamos aqui, Tom – sussurrou ele, colocando o dedo indicador na frente dos lábios. – Ninguém precisa saber. A gente merece.

– Por quê?

– Porque somos os abandonados. E os abandonados bebem.

Tomas não quis fazer mais perguntas. Pelo menos não imediatamente. Apesar de os olhos de Tadeu ainda estarem muito vermelhos, ele já enrolava menos a língua para falar. Tomas percebeu que ele tendia a balançar mais os ombros quando estava embriagado, e sua voz ficava menos potente. Talvez a versão sóbria de Tadeu fosse forçadamente máscula. Talvez o Tadeu verdadeiro fosse aquele homem desinibido que gostava de beber e se sentia bem com o fato de não precisar engrossar a voz nem ser tão viril.

O barman sorriu, aparentemente surpreso com a língua estranha que falavam. Em inglês, Tadeu pediu dois drinques de vodca cítrica com hortelã, manjericão e lima-da-pérsia. Embora a bebida levasse uma colher de açúcar, os dois fizeram careta ao experimentar. Depois riram e colocaram os copos sobre o balcão, agradecendo ao barman. Tomas sentiu suas costas e seu rosto repuxarem com o frio. Segundos depois, o drinque começou a esquentar seu corpo e uma queimação agradável dominou sua garganta.

— Faz tempo que não bebo algo forte.

— Isso é bebida de criança – riu Tadeu.

— Duvido que a sua irmã deixava você beber vodca quando criança.

— Ah, a Laura sempre foi uma chata, uma carola! Mas não vamos falar dela, senão daqui a pouco a veremos entrar por aquela porta. Sabe aquele velho ditado do "falando do diabo"?

— Esqueci que ela estava morando aqui.

— Deve ser algum sinal cósmico, sei lá – disse ele, tomando um gole maior. – Por que o nosso provável parceiro de negócios tinha que morar justo em Malmö? Se ela descobrir que estou aqui e não dei notícias, vai me matar.

— Achei que vocês não tivessem muito contato.

— Não temos, mas ela sempre vai ser a irmã mais velha. A chata, a que cobra, a que quer sempre se mostrar preocupada. É detestável, na verdade, mas... Pelo menos ela gosta do Gunnar.

Tomas estava relutante em perguntar sobre os dois, o motivo de virem brigando, e então bebeu outro gole para criar coragem. O barman apenas observava. Tadeu o encarou diversas vezes, embora tentasse disfarçar.

— E por falar em negócios, onde você e o Gunnar vão se reunir amanhã?

Tadeu recuou a cabeça e pensou por alguns instantes. Parecia distante, ausente de si mesmo. Fazia uns movimentos engraçados com a boca, como se tocasse um saxofone invisível, mas só estava pensando, conjeturando enquanto encarava a mistura esverdeada do drinque.

– Não sei se isso vai acontecer – disse, virando o resto da bebida e batendo o copo no balcão com um estalo desrespeitoso. Peter, o barman, cujo nome Tomas leu no crachá, terminou o café e lançou um olhar cauteloso para Tadeu.

– O quê? O cara já foi para Frankfurt? – perguntou Tomas, incrédulo.

A expressão no rosto dele afligiu Tadeu. Havia deixado escapar um pouco de raiva, como se não suportasse a ideia de terem feito outra viagem sem motivo. Era verdade que Tomas amava viajar, que queria conhecer toda a Escandinávia, mas aquela série de passeios repentinos por uma reunião que agora havia sido cancelada já estava se tornando risível.

– Estou falando do Gunnar. Acho que ele não vai mais – tranquilizou-o Tadeu, envolvendo seu cotovelo com a mão esquerda num pedido irritante de paciência. – A reunião está combinada para as duas da tarde num restaurante aqui perto.

Tomas esperou que seu rosto esfriasse. Não suportaria a ideia de outra viagem em vão, não depois do fracasso em Bergen sob um domingo chuvoso e com a tia desaparecida.

Em boa hora, Peter surgiu com uma porção de salgadinhos apimentados e uma tigela com amendoim. Tomas colocou três na boca e mastigou devagar, mas o som do amendoim estourando o perturbou e ele parou de comer para terminar o drinque. Tadeu começou a beliscar o salgadinho e encarou Peter outra vez.

– E por que Gunnar não iria? – perguntou Tomas, finalmente.

Ele sabia que a partir daquela pergunta, tudo se esclareceria. Talvez, então, com um pouco mais de sorte e de álcool no organismo, Tadeu conseguisse se abrir. Pediram mais bebida, dessa vez somente dois copos de vodca com gelo e um pouco de água tônica. Outra vez a queimação, e Tomas começou a sentir as mãos mais leves.

– Você sabe que nós brigamos – disse Tadeu, olhando-o fixamente. – Todos sabem. Eu já nem sei o que vai acontecer amanhã...

– Mas o que houve? Você sabe que pode me contar tudo.

– Posso fazer uma coisa? – perguntou Tadeu, aproximando seu banco do banco de Tomas. Ele ficou paralisado.

– Fazer?

– Desculpa. Falar. Falar uma coisa.

Tomas não respondeu, apenas esperou. Com o canto do olho, viu Peter parar o que estava fazendo para observá-los.

– Você é muito carinhoso, Tom. Eu precisava te dizer isso. Se não fosse você, não sei o que seria dessa noite.

Ele envolveu a mão de Tomas com as duas mãos e começou a massageá-la. Estavam estranhamente frias por causa do drinque, mas era um toque suave, carinhoso, que Tomas não sentia há muito tempo.

– Talvez eu já tivesse ido embora – continuou Tadeu, olhando para as três mãos naquela espécie de sanduíche sensual que começava a esquentar o pescoço de Tomas. – Talvez eu tivesse dado um tapa na cara dele. Sei lá.

– Você pode conversar comigo sobre o que quiser – disse Tomas, ao mesmo tempo constrangido e aflito com a possibilidade de Gunnar descer as escadas, possíveis de ver do bar através de um espelho na parede oposta.

– Você é muito especial – continuou, esfregando as mãos dele. – Por isso o Gunnar tem ciúmes de você.

– De mim? Por quê?

Ele não havia pensado naquela hipótese, embora vez ou outra tivesse calculado os limites daquela amizade. Tudo começou a complicar e se deteriorar a partir do caso da cueca. Segurou-se para não lembrar do cheiro, mas era impossível. O mesmo cheiro parecia escapar das mangas da camisa de Tadeu. Não a parte forte dele, mas a parte doce, a parte que brotava como uma flor de pele. Exsudação. Sentiu sua mão mais livre.

– Você não precisa saber – respondeu Tadeu.

– Mas é claro que preciso. É de mim que ele sente ciúmes!

– Está tudo bem, meu querido. Tudo vai ficar bem.

Sem soltar a mão de Tomas, Tadeu pegou o copo com a outra e bebeu dois goles sonoros. Seus olhos recaíram mais uma vez sobre Peter.

– Não vai ficar bem se você continuar flertando com esse cara – disse Tomas.

Com um movimento ágil e rude, Tadeu soltou as mãos e fechou a cara. Peter já estava de costas e lavava os copos do primeiro drinque.

– Você parece o Gunnar falando.

– Mas eu tenho razão, não tenho? Não quero fazer nenhum julgamento, mas...

– Já fez – disse ele, num tom quase inaudível e irritantemente tranquilo. Parecia entorpecido. – Você tem razão, o Gunnar tem razão. Talvez só eu não tenha...

– Por que o Gunnar tem razão?

Tadeu o encarou com um sorriso sarcástico. Ficava menos bonito assim, e Tomas sentiu um forte ímpeto de esmurrá-lo. O sorriso era quase delinquente de tão ofensivo, como se ele soubesse de algo que Tomas não sabia.

– Porque ele viu o que você fez.

– E o que eu fiz?

– O lençol – respondeu Tadeu, misterioso. – Em Bergen.

Tomas enrubesceu e virou o rosto. Sua defesa consistia em mastigar os barulhentos amendoins para não ouvir o próprio coração pulsar, nem sentir seu corpo indo cada vez mais para a frente, como se empurrado por dentro.

– Não quero fazer nenhum julgamento também, meu querido.

Aos ouvidos de Tomas, a voz de Tadeu soava um pouco cínica, embora no fundo acreditasse que ele só queria conversar. Na verdade, ele desejava que Tomas admitisse o estranho comportamento que tivera na última manhã em Bergen.

– Me desculpe – disse Tomas, parando de mastigar. – Não sei por que fiz aquilo. Nem sei como vocês viram.

– Ouvimos você sair da cama. Casas de madeira podem ser bem barulhentas. Mas relaxa.

– Eu não deveria ter feito aquilo. Foi... coisa de criança, eu sei.

– Você só levantou um lençol e viu dois homens seminus – disse Tadeu. – Que mal há nisso?

Tomas ergueu os ombros, ainda sem conseguir encará-lo.

– Você não tentou nada, Tom. Relaxa.

Se algum deles continuasse a falar para que não houvesse um único vão de silêncio, qualquer coisa seria dita, qualquer sentença seria dada, e a vontade por mais bebida só cresceria. Em vez disso, permitiram, por quase um minuto, que se formasse entre eles uma bolha surda e desconfortável de silêncio. Tomas encarava uma mesa ao lado cuja toalha branca tinha uma pequena mancha de bebida na borda. Tadeu jogara meia dúzia de salgadinhos apimentados dentro da boca e os mastigava ruidosamente.

Sem que pedissem, Peter pousou dois copos diante deles. Foi uma surpresa para ambos. Havia uma mistura de gelo, vodca e algum xarope azulado que espiralava oleoso, como a fumaça de um incenso. Com um movimento de cabeça, o bartender os deixou a sós outra vez, indo em direção ao aparelho de som e acionando uma antiga coletânea de jazz.

– Ei, vamos brindar? – pediu Tadeu, erguendo o copo.

– A quê? Às mentiras? – perguntou Tomas, rindo, embora ainda estivesse incomodado.

– Aos segredos.

Os olhos de Tadeu faiscaram quando ele pronunciou aquela palavra. Tomas viu ali, em suas íris claras, o reflexo da cueca branca. Voltou-lhe o cheiro, a luz do quarto na penumbra, o corpo de Tadeu coberto por uma camada fina de água quente, gotas cintilantes como contas de vidro presas à pele.

– Aos segredos, então – disse, erguendo o copo.

— Aos mais provocantes e mais perigosos segredos! – bradou Tadeu.

Os copos tilintaram e eles beberam. Era uma bebida mais doce, menos forte, que trouxe conforto em vez de acidez.

— Agora, me conte um segredo – pediu Tadeu.

Tomas sentia-se levemente encorajado a dizer qualquer coisa. Durante os últimos cinco minutos, vinha acumulando uma força desconhecida que queria jogar seus sentimentos para fora, que queria libertá-lo.

— Eu não sei. Essas coisas podem ser perigosas...

— Anda logo! A gente não tem a noite toda – disse Tadeu, piscando para Peter.

Tomas bebeu outro gole da bebida azul e encarou o sueco. Não sabia o que estava acontecendo, mas sabia que o álcool tinha o poder de inflar, ainda que provisoriamente, a coragem.

— Eu roubei... uma cueca sua – disse, tentando desviar o olhar.

— Não – disse Tadeu, sorrindo como uma criança. – Eu quero um segredo. Algo que eu não saiba.

Ele sentiu o coração voltar a palpitar. Tadeu riu, agora de verdade, naturalmente, chacoalhando os ombros. A melhor risada que Tomas via em muitos dias, talvez semanas.

— Você tinha que ver a sua cara!

— Mas como...?

— Eu vi você pegando a cueca – disse, tranquilamente. – Mas não achei nada de mais. Achei até bonitinho.

Nem o fato de Tadeu estar tão tranquilo fez com que a temperatura de Tomas diminuísse. Sentia o rosto arder, e não seriam algumas risadas ou umas doses de vodca no sangue que conseguiriam relaxá-lo quanto àquela descoberta. Decidiu que jogaria a cueca fora assim que voltasse para o quarto.

— Você devia ter me contado – disse Tomas.

— O quê?

— Que sabia.

— Mas você teria ficado mal, meu querido. Esquece isso. Eu fazia muito esse tipo de coisa.

– Na adolescência.

– Você ainda é um adolescente, Tom.

Ele pensou em pegar as mãos de Tomas, mas desistiu no meio do caminho, encontrando desapontamento em sua expressão.

– Vamos parar com esse papo de segredos e dormir. Já passa da meia-noite. Ele já deve estar querendo fechar – disse Tadeu, indicando Peter com os olhos.

Tadeu entregou o cartão do seu quarto e Peter registrou as bebidas no computador. Tomas não conseguiu agradecer. Tinha emudecido diante daquela revelação humilhante. Se Alister o visse, teria rido e zombado dele até o fim do ano.

Quando estavam quase saindo, Peter assoviou para eles. Tomas e Tadeu se entreolharam, desconfiados.

– Vocês dois – disse o barman com um sotaque português lusitano, sorrindo e pegando os copos do drinque azul. – Vocês formam um casal bonito.

Eles se entreolharam e riram.

– Nós não...

– E o último drinque era afrodisíaco. Por conta da casa.

Peter se virou para a pia e deu início a um longo assovio que acompanhava a melodia do jazz, enquanto abria a torneira e lavava os copos.

Assustados e um pouco tontos, sem conseguir respirar direito, os dois subiram para os quartos em silêncio, tropeçando em alguns degraus e rindo baixinho. Se o barman tinha ouvido e compreendido tudo, então ele sabia sobre Gunnar. Sabia de tudo, talvez mais do que eles mesmos. Antes de fecharem as portas, Tomas e Tadeu trocaram um olhar de dúvida que não dizia "boa noite", e sim perguntava o que diabos estava acontecendo.

# 6.

O novo dia amanheceu pulsando em cores vivas. O céu, como raramente viram em Oslo, estava esticado e polido num azul profundo que se confundia com o mar Báltico. As árvores pouco folhadas das praças e alamedas eram invadidas por uma luz dourada e oblíqua, pincelando sobre os galhos qualquer coisa que lembrava um derramamento de cobre. As pedras do calçadão em frente ao hotel, dando em ruazinhas menores que se perdiam por todo o centro, também tinham sido destacadas por uma chuva fraca e constante que caíra durante a madrugada, e agora brilhavam como joias entre os prédios históricos em tons de vermelho, cinza e marrom. Até os toldos dos cafés e restaurantes pareciam mais coloridos, chamativos, e suas bordas, suas franjas e seus enfeites adejavam como bandeirolas.

Tomas acordou com um pouco de dor de cabeça, mas sem qualquer vestígio de sono. Ele deixou o quarto com Muriel e Orlando, que ainda bocejavam, no mesmo instante em que Magnólia e Herbert viravam o corredor em direção à escada. Trocaram um bom-dia apaziguador, dominado em boa parte pelo sono, embora estivessem animados com a cidade.

O brilho do dia em Malmö lembrava o de Bergen – o mesmo ar gelado, as mesmas cores vibrantes, o sol, uma capa de cera sobre a cidade; a conhecida, embora rara, sensação de força, de liberdade e de clareza, como se tudo fosse possível e a vida não fosse mais um obstáculo, mas um atalho pelo qual se podia passar de olhos fechados. Dali em diante, tudo seria melhor, tudo seria perfeito – foi o que eles inspiraram de uma só vez, feito ar puro. E ainda que, sem medo, soubessem em seus corações que aquela sensação era provisória, que o sentimento de prazer era tão mais efêmero e escapável do que o sentimento de dor, que penetra, todos – cada um deles, silenciosamente, imaterialmente – decidiram agarrá-lo pela raiz para então depositá-lo no peito telúrico de seus maiores anseios, inclusive do maior de todos, que era eclipsar, nem que fosse por um único dia, aquele dia, a natureza agressiva de suas formas de linguagem e a inexorável crueldade de suas relações.

Quando terminavam o café da manhã, Tadeu e Gunnar desceram do quarto vestindo calças jeans escuras e casacos um pouco leves demais para o frio que fazia. Para a surpresa de alguns, percorreram o caminho até o restaurante de mãos dadas. Essa expressão amorosa entre eles era atípica. Tudo bem que estavam na Escandinávia, onde tudo era muito comum, mas para os dois, diante dos outros cinco, de comum aquele comportamento não tinha nada. Tomas sentiu-se incomodado. Alguma coisa dentro dele revirou, como uma bolota de comida estragada. Os dedos fortes de Tadeu entrelaçados nos de Gunnar, as alianças brilhando mais do que nunca, embora nunca tivesse dado atenção a elas. Tentou lembrar se Tadeu usava a aliança durante a conversa que haviam tido no bar, mas só tinha forças (ou capacidade) para trazer à memória os lábios dele, os copos cheios de gelo e bebida, o drinque azulado, o olhar provocante do sueco, o sotaque português. Olhou em volta buscando Peter, mas por ali havia apenas alguns poucos hóspedes e duas recepcionistas louras vestindo uniformes azuis. Tomas afundou na cadeira e continuou mastigando um pedaço de pão seco.

Não eram só os outros cinco que tinham acordado mais leves. Tadeu e Gunnar fizeram questão de demonstrar o máximo de afeto, o que deixou Orlando visivelmente incomodado e deu a Tomas uma sensação deliciosa de vingança, como se o pai precisasse ver aquilo, fazer parte daquilo. Tadeu estava sendo educado com o marido, que por sua vez falava como se toda a ansiedade sobre o negócio com o empresário sueco energizasse suas palavras e seus gestos.

Magnólia não fez perguntas nem conversou muito com Orlando, mas seu rosto estava tranquilo, sem linhas sulcando a testa, os lábios cobertos por um batom rosa-claro que a deixava mais jovem. Ele a olhou e se lembrou da vez em que ela sentira o vento entrando em seu Volvo depois de buscá-la na estação, sete anos antes. Tinha o mesmo semblante tranquilo daquela Magnólia mais jovem e igualmente inconstante. Ela não vestia chapéu agora, durante o café – um bom sinal para quem a conhecia bem –, mas Orlando quase podia enxergar um sobre os cabelos castanhos bem-penteados da irmã.

Satisfeitos, mas menos luminosos do que o dia, os sete deixaram o hotel logo depois do café. De suas bocas escapavam pequenas nuvens de vapor, que logo se dissipavam sob o sol que cobria metade do calçadão. Fazia um frio diferente da Noruega, mais úmido, mas bastava andar um pouco para que manchas de calor começassem a crescer nas articulações, por baixo das roupas. Não era um calor desconfortável, ao contrário: parecia mais um combustível para que continuassem andando. Seguiram pela esquerda e saíram numa movimentada rua de paralelepípedos que ladeava a praça Gustav Adolfs, onde mais ao centro, entre árvores próximas a uma fonte, se estendia uma fila de bancas de frutas e verduras cobertas por lonas brancas.

Um homem careca de olhos azuis sorriu para eles quando se aproximaram de uma mesa coberta de framboesas. Havia uma segunda mesa com outras frutas vermelhas, algumas importadas, outras da região. Era quase ridícula a perfeição de seus gomos brilhantes, suas cascas imaculadas. As bananas, vindas de Porto Rico, coloriam um lado da banca com o mesmo amarelo brutal de uma gema de ovo e custavam quatro coroas suecas cada. Como não tinha banana no café da manhã do hotel, compraram meia dúzia. Magnólia se regozijou com uma caixinha de framboesas e outra de cerejas reluzentes. Antes que pudesse mexer na bolsa para pagar, porém, lembrou-se de que não tinha dinheiro sueco. Ninguém tinha nem uma moeda sueca. Tadeu e Gunnar riram da situação e correram até um caixa eletrônico, enfatizando que não precisavam se preocupar. Dessa vez Orlando não se incomodou, seu orgulho ofuscado pelo brilho da casca das cerejas – eram frutas, afinal, só isso. Não estavam pagando por um jantar com mais quatro garrafas de vinho em algum restaurante superfaturado para turistas. E como todos vinham se mostrando tão calmos e estranhamente recuados, manter um comportamento assisado parecia não só a coisa mais certa a se fazer, como a mais natural.

Quando Tadeu e Gunnar voltaram, conversando em no-ruuguês e trocando sorrisos como Tomas nunca tinha visto, as frutas foram pagas, e o troco, deixado para Denis, o feirante de olhos azuis. Ele agradeceu e se afastou sem desfazer o sorriso, indo para o meio da barraca, onde havia um sino pendurado por uma corda, e, ninguém sabe se por tradição particular, mania cultural ou mesmo um artifício afetivo para turistas, tocou o sino três vezes em comemoração à gorjeta. Fez tudo isso com o rosto iluminado, agradecendo mais uma vez pela compra e pela visita quando todos já caminhavam em direção à fonte.

A estrutura era quadrada, e de seu centro emergia um casal de estátuas que, molhadas, brilhavam sob o sol filtrado pelas árvores como se estivessem cobertas de óleo. Magnólia, Herbert e Orlando pararam para admirá-la, e enquanto Muriel tirava uma série de fotos, Tomas aproveitou para comer meia dúzia de framboesas e observar Tadeu e Gunnar dividirem uma banana, conversando em tom baixo sobre a reunião que teriam mais tarde. Ao lado havia uma fileira de edifícios baixos e caiados em estilo renascentista francês, com restaurantes e cafés cujos terraços davam para a praça. Era nessa arquitetura que Muriel focava sua câmera quando finalmente deixaram o lugar em direção ao cemitério.

O Gamla Kyrkogarden, antigo cemitério de Malmö que ligava a praça ao Kungsparken, se estendia até uma avenida movimentada, mas ninguém ousou parar para se sentar num dos muitos bancos que dividiam espaço com as lápides. O cemitério abrigava nomes famosos da cidade, alguns nascidos no início do século XIX, mesma época em que a praça fora fundada. A pedido de Tomas, Muriel fotografou vários nomes cravados nas lápides. Aquela breve conversa entre os irmãos foi uma aproximação torta e arisca que se revelou mais estranha do que imaginavam, como se ambos fossem amigos de longa data que não se viam há muito tempo e que, num primeiro contato envergonhado, não sabiam como se comportar. Ele não sabia exatamente por que queria guardar aqueles nomes, mas queria. E ninguém se importou em perguntar.

Terminando de comer uma mão cheia de cerejas, Magnólia contemplava as árvores secas que cresciam como monstros por todo o cemitério. Já era bastante enigmático o fato de aquela construção estar no centro da cidade, ao lado da praça onde todos os anos acontecia o festival de música mais famoso de Malmö, e aquelas formas retorcidas, com galhos e troncos enormes, só potencializavam a força sombria e misteriosa do lugar.

Sem que visse, Herbert sorriu para ela. Ele percebia, com uma serenidade que não sentia há muito tempo, como ela estava calma, livre dos seus demônios, mesmo que apenas por alguns minutos. Seus olhos brilhavam, e de sua boca caíra uma gota do sumo da cereja, manchando seu queixo de vermelho. Com cuidado, ele ergueu a mão e o limpou com a ponta do dedo.

Magnólia não surpreendia as pessoas somente de forma negativa. Seus humores terroristas às vezes eram eclipsados por gestos de carinho, como naquele instante em que aproveitou a mão de Herbert em seu rosto para puxá-la até os lábios, beijando-lhe os dedos com uma ternura que chegou a emocioná-lo. Teria preferido que ela tivesse feito isso olhando-o nos olhos, mas aquilo era um progresso imensurável. Na verdade, visto por um ângulo que poderia ser considerado extremo, era praticamente o recomeço de seu casamento. Tinha se esquecido do quanto os lábios de Magnólia ficavam macios quando ela queria agradar. Aquele beijo tinha sido seu gesto de transfiguração, ou pelo menos era isso que Herbert sentira.

Depois daquilo, ela não soltou mais a mão dele. Ainda sem olhar para o marido, fascinada pelo cemitério, pelas árvores, pelo som dos próprios passos, pelo caldo das cerejas que aveludava sua língua, deixando um resquício adstringente, ela tinha baixado a mão de Herbert e a segurado com uma força nova, calorosa, caminhando ao lado dele devagar como se fossem dois namorados jovens sem qualquer noção de tempo ou espaço.

Orlando os observava de longe, como Tomas. Muriel aproveitou a posição em que estava – vinha tentando fotografar um espaço entre duas lápides onde se desenhava o próprio caminho asfaltado do cemitério – para registrar aquele momento: Magnólia e Herbert de mãos dadas, depois dos conflitos e das agressões, das tempestades e dos gritos, da frieza e do caos, pareciam o sinal muito simples, quase banal, de uma nova era. A surpresa foi passando como uma rajada de vento até chegar em Tadeu e Gunnar, que também passaram a observá-los de longe, até que o casal parou e se abraçou em silêncio, completamente distraído do mundo ao redor. Ninguém disse nada, ninguém sorriu nem trocou um olhar de alívio. Ficaram todos em seus lugares, esperando que algo se partisse, que uma voz soasse mais alto, que aquele sonho acabasse. Mas não era um sonho, e estavam todos muito acordados. Pelo menos por enquanto.

# 7.

Foi só depois de atravessarem um bairro residencial, passando por uma escola, um parque e finalmente por uma sequência de edifícios claros que se estendia até um conjunto de prédios menores e quadrados, de arquitetura moderna, que eles chegaram perto do mar. Passava do meio-dia e o sol brilhava opalino como numa tarde de verão, embora continuasse frio e o fim do inverno adejasse no ar azulado feito longos braços em despedida. Em dias quentes, o litoral pulsava de banhistas que paravam para esticar as pernas no longo deque de madeira em frente ao mar. Como naquela região não havia praia, mas um aglomerado de pedras roliças esculpidas pela água, era naquela estrutura que lembrava uma esteira que se podia tomar sol, ver o mar e até mergulhar nas águas intensamente azuis do Báltico, em um pequeno trecho onde fora afixado um aviso de permissão para mergulho – em outros tantos pontos ao longo da costa de Malmö, o aviso era de proibição.

Tadeu e Gunnar se separaram do restante ainda no centro da cidade. Iam se encontrar com o empresário sueco, deixando o caminho livre para os outros explorarem a costa como se tivessem o dia todo para isso – e de fato tinham. De onde estavam era possível avistar trechos da cidade, a ponte, a praia mais ao longe, gramados estufados em meio à areia, uma linha escura formada por algas e dejetos marinhos e os trapiches pintados de branco que avançavam mar adentro, como peças de um andaime horizontal abraçando a água.

As ondas batiam nas pedras com um som fervilhante, precipitando-se sobre elas em espirros que espumavam até o deque. Estavam em um local separado por níveis, três degraus altos nos quais era possível sentar-se e apoiar as costas para observar o mar. Magnólia e Herbert fizeram isso antes dos outros, unidos por aquele novo e inesperado respiro em seu casamento. Era como se alguma coisa salina, algo vindo das águas, da cidade, do litoral sueco, tivesse atravessado o cemitério e possuído suas percepções.

Ainda estavam de mãos dadas, e Herbert aproveitou para acariciá-la com a outra mão. Parecia mergulhado numa fantasia, num sonho em cuja carne estava preso feito osso. Mas tudo era muito real, e embora o silêncio de Magnólia ainda incomodasse, ela parecia bem, talvez ponderando os últimos dias ou fazendo planos para os próximos. O almoço num típico restaurante sueco tinha sido satisfatório, com poucos diálogos, mas nada carregado com os rancores corrosivos dos dias anteriores. Magnólia tinha até aceitado uma primeira taça de vinho branco e, educadamente, com a voz baixa de uma mulher frugal, recusado a segunda. Até Tomas tinha o rosto mais iluminado, e agora inspirava o mar como se quisesse sorvê-lo lentamente.

Orlando e Tomas sentaram-se na ponta oposta do degrau, esticaram as pernas, descascaram duas bananas e desabotoaram as blusas, deixando que o sol entrasse um pouco. Muriel tinha substituído as frutas pela câmera, que seguia manejando próxima ao rosto, a boca ligeiramente aberta, um olho no visor e o outro fechado. Fotografou a ponte que levava à Dinamarca, os próprios pés sobre o degrau de madeira, a família, a água, as curvas das pedras escurecidas pelas ondas, os blocos de condomínios milionários que se erguiam por toda a costa feito joias cravejadas de brilhantes, com suas fachadas espelhadas de concreto branco e varandas de vidro verde, e as formas muito finas das nuvens, agora quase transparentes, como fiapos de cera quente endurecidos contra o frio do céu.

– Os litorais me fazem pensar muito na sua mãe – disse Orlando, sem olhar para Tomas.

Muriel ergueu o rosto um pouco acima da câmera para prestar atenção na conversa. Estava próxima, logo atrás deles, e era fácil disfarçar que vinha apenas fazendo outra série de fotos, concentrada em suas ideias.

– Você quer dizer...?

– Não, por isso não – interrompeu Orlando. – Eu mal conseguiria continuar na nossa velha casa se fosse por isso.

Tomas abaixou o rosto e ficou brincando com um fiapo da casca da banana. Definitivamente não era uma coisa que o afetava tanto – olhar para o mar e ver sempre o corpo da mãe, lembrar-se da carta deixada por ela. Agora, o mar tinha ganhado outro significado, pois o que ele temia era encontrar, entre as cristas das ondas, um pneu, uma boia, qualquer coisa que lembrasse as partes de um avião. Já tivera dias piores em que os únicos destroços visíveis em sua imaginação eram partes do próprio corpo de Alister, boiando cinzentos, quase esverdeados, intumescidos, dilacerados pelos animais marinhos.

– É a paixão que ela tinha pelo mar – continuou Orlando. – Ela nunca moraria no interior, sempre foi uma pessoa litorânea. E vocês também – disse, apontando para ele e Muriel com um meneio de cabeça. – Vocês sempre gostaram de banho, de água, sempre quiseram acompanhar sua mãe até a praia.

– Você acha que isso tem a ver com o jeito que ela... partiu? – indagou Tomas. Pela primeira vez não sentira medo da palavra, apenas um receio incômodo, como se a morte ainda fosse muito forte para o pai e a palavra correta, a palavra crua, pudesse deixá-lo nauseado como no dia anterior.

– Não sei, Tom. Pode ser, mas não penso muito nisso.

Os dois ficaram em silêncio. Muriel percebeu que estava há muito tempo sem fingir que fotografava e voltou a câmera para o bloco de prédios atrás deles. Esse era sempre seu ponto de fuga: podia girar o corpo, esconder o rosto atrás da câmera e chorar. No instante em que se virou para trás, seus olhos já estavam cheios d'água. Nunca flagrara o pai e o irmão falando da mãe, sobretudo do suicídio, de forma tão tranquila. Desejou poder fotografar a mãe ali mesmo: a imaginou de braços abertos, talvez erguendo um dos pés, sorrindo como uma estrela de cinema para rir logo em seguida da própria pose. E ao final daquela súbita sessão de fotos emoldurada pelo Báltico, todos bateriam palmas para Sara, que ficaria envergonhada e, ansiosa, se aproximaria da filha para ver as imagens no visor da câmera.

Malmö tinha o cheiro da mãe.

– Eu não queria ir embora – disse Magnólia, suspirando.

Usava um chapéu de feltro cinza cuja aba o vento dobrava de tempos em tempos, cobrindo parte de sua testa e fazendo Herbert sorrir. Sob a luz daquele dia, ela parecia mais jovem, talvez com trinta e poucos, quase a mesma época em que eles tinham se conhecido, concluiu ele.

Ela continuou como se lesse os pensamentos do marido.

– Porque é muito calmo, muito bom. Muito tranquilo. Deve ser maravilhoso acordar todos os dias em um apartamento desses, com essa vista.

– Você morou numa casa de praia por bastante tempo – ele comentou.

– Mas é diferente. Aqui é diferente. Até a cor do mar é diferente. O cheiro, o vento, tudo. Me sinto bem aqui. Não sei se é porque estamos sozinhos agora, se o Tadeu e o Gunnar nos tiram um pouco da privacidade ou se nos apressam, mas estou bem. De verdade, Herbert.

Eram poucas as vezes em que Magnólia usava o nome do marido, e agora tinha soado tão carinhoso, tão repentino, que Herbert ficou surpreso. Poderia desconfiar de qualquer coisa, às vezes queria desconfiar, mas não vinha sentindo indícios de ebulição por parte da esposa. Estava tão acostumado ao transtorno de Magnólia, ao ácido oculto em suas palavras, que aquele comportamento calmo, quase humilde, chegava a tirar dela um pouco do brilho incendiário pelo qual ele tinha se apaixonado. Aquela postura suave se aproximava dos tempos em que ela misturava os remédios e ficava prostrada na cama ou no sofá, dopada, a voz fraca e serena como a de uma criança que precisa de cuidados especiais.

– Podemos nos mudar para o litoral, se você quiser – disse Herbert.

Magnólia ergueu os ombros e sorriu. Sua intenção não era estabelecer qualquer novo estilo de vida com ele, nem voltar para a casa de praia do irmão, mas aquela imagem a atraía: acordar, ouvir o som amassado do mar, vestir um roupão, caminhar até uma varanda e se ver diante de uma porção do oceano, emoldurada por uma extensa faixa de areia branca onde pudesse correr todas as manhãs antes de tomar café. Sozinha, sem Herbert. Entregar-se ao dia sem se prender a nada nem ninguém. Sua ideia de felicidade incluía Herbert, mas não em todos os momentos.

– É tentador – disse ela, finalmente. – Mas e o seu trabalho? Você tem uma estabilidade invejável. Mudar para outra cidade com certeza iria te prejudicar.

– Eu consigo outro emprego. Ou me dedico aos livros. Posso dar aula particular de literatura e português.

– Você faria isso por mim? – perguntou Magnólia, e seu tom não era de dúvida ou assombro, mas de súplica, como se na pergunta estivesse subentendido que ela pedia, sim, que ele fizesse tudo isso por ela, por favor.

– É claro que eu faria. Se isso te fizer bem.

– Eu estou bem, Herbert. Já disse.

– Você entendeu. Se isso te trouxer felicidade, eu quero fazer, eu quero mudar. Se isso fizer bem ao nosso casamento.

Aquelas palavras arderam em Magnólia como se Herbert tivesse beliscado seu braço. Ela se afastou num pulo discreto, ficando a quase meio metro dele, encarando os próprios joelhos. Alguma coisa antiga, já conhecida, tinha acionado dentro dela. Herbert ergueu um braço para tocá-la, depois desistiu e pensou em apoiar a mão para se aproximar, mas achou melhor ficar ali mesmo.

– O que foi? – perguntou enfim, rendendo-se.

Muriel tinha se aproximado deles para tirar uma foto e ficou parada entre dois degraus, sem saber como agir. Orlando e Tomas não perceberam a nova atmosfera gelada que havia se instaurado. Alguma coisa se rompera, e doía num silêncio gutural como uma tesourada cravada nos tendões de uma pessoa muda.

— Você quer se mudar pelo casamento — disse Magnólia, quase sem mover os lábios.

Ela via a sombra de Muriel no deque, mas se recusava a voltar para perto de Herbert para que ele a ouvisse com mais clareza. Ao contrário da exposição sempre desejada a fim de humilhar seus interlocutores, dessa vez Magnólia não queria que ninguém ouvisse a conversa.

— Eu disse que me mudaria se isso trouxesse felicidade a você. O que consequentemente faria bem ao nosso casamento.

— Eu sei aonde você quer chegar.

Herbert já estava revirando os olhos, sem conseguir se conter. As mudanças repentinas no humor de Magnólia não eram propriamente uma surpresa. Seu casamento inteiro fora um ensaio para a aceitação, para a compreensão e, principalmente, para a vigília de um controle razoável da sanidade — tanto sua quanto da esposa.

— Você quer me satisfazer para que tudo continue lindo e perfeito.

— Tudo estava lindo e perfeito alguns minutos atrás — rebateu ele.

— Porque você não estava me provocando. Mas agora vem com esse papinho irritante de casamento, de recuperar as coisas.

Herbert suspirou e baixou os ombros. Sentiu-se derrotado de repente, as costas pressionadas por uma nova força que ele preferia não suportar. Queria entregar-se àquele peso, àquela carga. Entregar-se simplesmente.

— Você beijou minha mão, andamos de mãos dadas. Há quanto tempo não fazíamos isso, Mag?

— Você está sendo ridículo.

– Há quanto tempo não nos sentíamos tão bem na presença um do outro? Eu não estava reconhecendo esses gestos, mas você parecia tão...

– Diferente? É porque você não me ama de verdade, Herbert. Você ama essa interpretação, ama o que espera de mim.

– Então você não estava sendo verdadeira? Era tudo um teste?

Magnólia também baixou a cabeça e se aproximou dele outra vez. Foi o suficiente para sentir seu perfume, ver que seus olhos tremiam e que sua respiração estava novamente consumida pela ansiedade.

– Não era um teste, eu estava bem. Mas quando você fala em casamento, isso parece ser mais importante do que eu. Como uma instituição. E eu odeio ver o casamento dessa forma, você sabe.

– Tudo bem, então. Não vamos falar mais disso – disse Herbert, friamente. Alguma coisa também havia se rompido nele, mas como a corda de um instrumento, vibrando intrépida no ar sem qualquer resistência.

– Nem de mudança – disse Magnólia. – Por favor.

– Como quiser.

Os ombros de Herbert voltaram-se novamente para trás. Todo o peso que havia sentido alguns segundos antes caiu de repente. Ele se levantou sem olhar para ela e fez um breve alongamento com os braços.

– Aonde você vai? – perguntou Magnólia.

– Eu também queria saber.

Ele virou as costas para ela e começou a andar pelo deque em direção a um trapiche. Muriel ergueu a câmera para fotografá-lo assim, caminhando de costas, mas Magnólia lançou um olhar tão evidente de reprovação que tudo o que ela conseguiu foi mover a lente para disfarçar. Tomas e Orlando, absorvidos pela paisagem e pelo vento, não viram as lágrimas de Magnólia. Ela abaixou a aba do chapéu com as duas mãos e em seguida abraçou o próprio corpo.

# 8.

Encorajado pela frieza restabelecida entre Magnólia e Herbert, Orlando se aproximou da irmã, sentando-se ao seu lado. Secretamente, Tomas agradeceu por isso a qualquer divindade na qual não acreditava. Queria ficar sozinho e estava cansado da insistência do pai em criar assuntos aleatórios, num irritante desejo de falar apenas porque acreditava que qualquer conversa o deixaria um pouco melhor. Ele não estava melhor, e o litoral de Malmö havia acendido o sonho de Alister em sua mente. Em fevereiro, enquanto conversavam por e-mail, Alister contou que havia sonhado com um litoral como aquele, mas Tomas não dera muita atenção. Lembrava-se dele dizendo que não se sentira bem durante o sonho porque os dois se afastavam – havia um ranço, um mal-estar. Tomas se esforçou para lembrar da descrição do sonho, mas tudo o que sabia era que havia trapiches, prédios e um céu muito azul.

A certeza de que Malmö era aquele lugar, de que tinha emergido do futuro como um mau sinal, deixou Tomas enjoado. Queria correr até a água e vomitar, se atirar, ser consumido pelo frio do mar e desaparecer entre as algas que se inclinavam lentamente, como se lá embaixo tudo tivesse o aspecto gelatinoso de um sonho. Em vez disso, apenas se abraçou, seguindo o gesto da tia, e contraiu o abdômen, tentando abafar uma dor profunda que quase o fez chorar. O nó apertou na garganta e, num movimento impensado, ele se levantou e correu até a beirada do deque, cuspindo no mar toda a saliva que havia acumulado na boca. Infelizmente, o nó permaneceu. Junto da saliva talvez tivesse cuspido uma dúzia de palavras, mas a dor continuava e não havia como colocá-la para fora. Talvez cortar-se fosse uma opção, mas sentiu vergonha ao encarar as marcas em seus braços.

– Você sabe que isso é nojento, não sabe?

Muriel havia surgido atrás dele, a câmera erguida no rosto. Tomas ouviu o clique seguido do risinho insolente. Ela voltou os olhos para o visor e examinou o resultado: o rosto do irmão ocupava todo o enquadramento, salvo alguns pedacinhos de mar nas bordas. Sua pele impecável, os olhos luzidios como dois faróis de pedra verde, o mesmo rosto voltado para dentro e uma tristeza quase infantil formando toda a sua expressão.

A foto tinha ficado um pouco desfocada, mas Muriel não a apagou. Ao vê-la, Tomas não teve qualquer reação, ou escondeu a surpresa por ter gostado de um registro tão natural. Alister teria rido de sua expressão e o chamado carinhosamente de criança. A três meses de completar dezenove anos, mesmo com o rosto mais magro e um despontar sombrio de olheiras, ele mantinha certa ingenuidade, a sombra da criança que tinha sido quando perdera a mãe: os lábios ligeiramente voltados para baixo e o nariz em contraste, arrebitado, faziam do seu rosto uma cartografia de sua infância, através da qual era possível explorar todos os recônditos de sua vida.

– Era só saliva – respondeu ele sobre a cusparada no mar, dando de ombros. – Deve ter coisa pior aí dentro.

– Estamos na Suécia – disse Muriel. – Não é como se despejassem o esgoto no mar.

– Então chame de cuspe da sorte.

– Você não costumava fazer isso. Na verdade, nunca te vi cuspindo.

– Minha garganta está doendo.

A desculpa era e não era uma mentira. Era o nó o responsável pela dor, e ele sabia que se trocasse mais algumas palavras com a irmã, desataria a chorar e soluçar, sem conseguir explicar o que estava sentindo.

– Talvez seja o vento – murmurou Muriel.

Ele não respondeu.

– Pode erguer os braços para eu tirar uma foto sua?

Qualquer coisa seria melhor do que abrir a boca outra vez. O vento também batia em seus olhos, aumentando a vontade de chorar, o que seria outra boa desculpa. Sentia o rosto inteiro pinicar, e foi com dificuldade, por causa do casaco acolchoado que vestia, que Tomas ergueu os braços. No mesmo instante, Magnólia e Orlando olharam para os dois e seguraram o riso. Ambos sabiam que, se demonstrassem qualquer reação, o encanto sobre aquela foto seria desfeito.

– E um sorriso, por favor! – pediu Muriel.

Ele tentou sorrir, mas só foi capaz de esboçar um esgar.

– Um pouco mais de esforço, Tom. Pense em alguma coisa feliz. Só por cinco segundos. Vai ficar muito estranho se você não sorrir e ficar com os braços erguidos assim.

– Como um surto – disse ele.

Muriel se afastou, subindo dois degraus, e posicionou a câmera diante do rosto. Enquanto Tomas pensava em algo feliz, todos os tipos de paisagem deslizaram diante de seus olhos – e todos envolviam Alister, eram sobre Alister ou o colocavam em primeiro plano. Seus braços foram se soltando lentamente, até que, sem perceber, seu corpo já formava uma cruz contra o mar. Muriel não disse nada e fotografou o irmão assim mesmo. Ele forçou um sorriso que saiu um pouco alucinado e voltou a erguer os braços.

– Agora uma de costas.

Tomas ficou emburrado e cruzou os braços.

– É a última, prometo. Depois você pode se jogar na água, se quiser.

Ele permitiu um daqueles breves sorrisos com os quais às vezes contemplava a tia, raríssimos e preciosos momentos em que seu rosto se iluminava. Em seguida, virou de costas e enfiou as mãos nos bolsos do casaco.

– Muriel – cochichou Orlando, cerrando os dentes.

– Muriel!

Ela não tirou a câmera do rosto, mas viu o pai de soslaio.

– Cuidado com as coisas que você fala – sussurrou ele, impaciente.

Muriel sentiu vontade de mostrar o dedo do meio para o pai, mas preferiu ignorá-lo. A indiferença sempre o afetava mais. Olhando outra vez para a câmera, sentiu pena do irmão. Ele estava exatamente no centro da foto, o corpo levemente tombado como o de um anjo que acabara de cair ali por engano. Os ombros estavam baixos demais, e nada tirava de sua cabeça a impressão de que estivesse chorando. Seria uma foto triste, que o faria pensar não na sua presença solitária diante do mar, mas na ausência de Alister, no que faltava naquela composição.

Mesmo assim, ela tirou a foto, mas antes girou o botão de efeitos, colocando no modo preto e branco. O visor clareou subitamente, o céu azul se tingiu de um cinza-claro, as águas ficaram escuras e só a nuca branca de Tomas brilhou como um alvo, onde a cruz que indicava o centro da imagem pousou naturalmente.

Foi como disparar uma espingarda: no instante em que o dedo de Muriel apertou o botão, produzindo um clique duplo, Tomas caiu de joelhos.

Orlando e Magnólia se levantaram imediatamente, mas não saíram do lugar. Ao invés de correr até o sobrinho ou pedir que o irmão o fizesse, Magnólia teve uma reação estranha, girando a cabeça à procura de Herbert. Ele estava a mais de cem metros de distância, andando devagar com as mãos nos bolsos e dando rápidas olhadas para o mar, parecendo jogar alguma coisa na água de tempos em tempos. Ela hesitou. Queria chamá-lo, mas seria um ato de desespero. Precisava saber antes o que tinha acontecido com Tomas.

– Tom! – chamou Muriel, baixando a câmera.

Ela não escondeu o espanto. Tinha olhado assustada para a câmera e detestou-se por alguns segundos pelos pensamentos absurdos que atravessaram sua mente. Correu até o irmão e, vendo-o chorar de joelhos, ergueu um braço com a mão aberta como um aviso para que nem o pai nem a tia se aproximassem.

Tomas não fazia nenhum movimento brusco, não soluçava, tampouco parecia estar de olhos abertos. No entanto, as lágrimas rolavam grossas e silenciosas, acumulando-se no queixo e unindo-se numa só gota maior que caiu em sua calça.

– Tom, o que houve?

Como raramente acontecia, Muriel se permitiu um gesto afetuoso, difícil até mesmo para ela: sua mão tremeu quando tocou o ombro do irmão, com receio de que ele fosse se afastar ou gritar com ela. Não adiantou. Ele permaneceu quieto, imóvel, como se estivesse com medo.

– Tom, por favor, fala comigo. Não vou mais tirar fotos, olha – disse ela, tampando a lente e puxando a máquina por cima da cabeça, deixando-a sobre o deque.

Orlando e Magnólia mantinham um olhar de suspeita e receio sobre os dois, mas discreto, temendo alguma reação de Tomas. Embora não pudessem ver, a expressão de Muriel era resoluta, e ela esperou o irmão se recompor. Seus joelhos ossudos já doíam quando ele finalmente engoliu em seco e abriu os lábios para falar.

– Eu queria gritar, mas não consegui.

Muriel suspirou.

– Como assim?

– Lembra de quando eu gritei no parque das estátuas, em Oslo?

Como não obteve resposta, ele continuou, sem olhar para ela.

– Foi a tia Mag que disse para eu gritar. Disse que me faria bem. Eu gritei e me senti bem como não me sentia havia muito tempo. Foi bom, sabe...

– E o que aconteceu agora?

Ele ergueu os ombros, parecendo confuso. De repente, sentiu-se ridículo e envergonhado. Tinha certeza de que a tia e o pai observavam toda aquela cena constrangedora.

– Não sei. Fiquei com vontade de gritar, mas me faltou ar. Senti uma dor no pescoço e vontade de chorar, e então caí. Foi tão estranho... Tudo ao mesmo tempo.

Ele olhou para o mar e apontou a inclinação azulada das águas.

– Acho que fiquei tonto com o mar, sei lá.

– Por que não fechou os olhos?

– Eu só queria gritar, Muriel. Mas acabei estragando sua foto.

Ela alcançou a alça da câmera e a puxou de cima do degrau do deque. Depois ligou o visor e mostrou a última foto ao irmão. A composição em branco e preto pareceu admirá-lo. Ele estava de pé diante do mar, como um rei, um desbravador, sutilmente frágil, solitariamente suscetível. A foto lhe trouxe uma sensação única de paz. Era o seu registro mudo diante do mundo.

– Viu? Você não estragou a foto, só a deixou melhor – disse Muriel, num tom vitorioso que buscava espreitar a reação do irmão.

Na verdade, sentia orgulho de si mesma, mas parecia errado, até mesmo cruel, congratular-se por registrar a tristeza de alguém. Pensou em quantas vezes fotografara estranhos nas ruas, em feiras e parques de diversão, pessoas tomando sorvete e comendo algodão-doce com a dureza de um autômato, posando inconscientemente contra as luzes coloridas da noite, a alegria artificial dos brinquedos giratórios induzindo uma felicidade envernizada. Quantos modelos anônimos dessas fotos estariam tristes? Quantos registros da sutil melancolia humana, do tipo que se esconde atrás de um doce ou de um sorriso amarelo, ela fizera sem saber? Muriel sabia que a fotografia chegava somente na parte de fora, que não era nem tinha a pretensão de ser um raio-x de emoções, mas o que ela transmitia importava. Perguntou-se então, de repente constrangida e duvidando de si mesma, se aquelas pessoas de quem tinha roubado breves momentos cavariam um pouco mais de tristeza diante das fotos ou se deixariam acender um pouquinho de luz, de algo bom.

Felizmente, a foto de Tomas não mostrava seus olhos vermelhos e inchados. Era um retrato único, mudo, inexpressivo.

A expressão da paisagem ficava por conta do mar, dos tons de cinza, branco e preto, da fuligem afetiva daquele instante.

– Eu gostei – disse Tomas, finalmente.

– Vou revelar e mandar enquadrar. Será meu presente pela sua mudança, uma lembrança dessa viagem.

– Já não sei se quero ter lembranças dessa viagem.

– Sempre teremos, querendo ou não.

Tomas suspirou e olhou para longe, mirando um ponto indefinido onde parecia enxergar um segredo só seu.

– Acredito que a gente queira se lembrar de uma viagem pelas coisas que sentiu, não pelas coisas que viu. E não temos sentido tantas coisas boas em comparação às belezas que vemos por aqui – disse ele.

– Pode ser.

– Estou sendo muito idiota ou deprimente? Pode falar.

Muriel sorriu e apertou a câmera com força, segurando-se para não chorar.

– Um pouquinho. Mas isso também faz parte de você.

Ela finalmente o abraçou e, contra o mar metálico que servia de paisagem para aquele breve momento de ternura, os dois formaram uma nova fotografia vista apenas por Magnólia e Orlando, que os contemplavam em silêncio.

# 9.

Os cinco alcançaram a praia tomados por um silêncio acerado, que cortava o ar em tiras de luz e o dispersava, sufocando seus corpos. Caminharam devagar pela areia à procura de uma palavra que não despedaçasse como um torrão de sal. Ladearam as algas naufragadas como panos escuros e retorcidos, vendo em sua extensão oleosa o brilho daquela quietude intocável. Sentiram o vento gelado cobrindo as réstias de sol entre os matagais e perceberam juntos, como se tomados por uma consciência compartilhada, que aquele vento tornava surda a canção do mar. As ondas rolavam mudas, sua espuma deslizando timidamente, e os corações batiam conforme a violência inaudita de uma ansiedade quase arenosa. Lentos e trêmulos, eram sonâmbulos na areia.

Andaram separados como se não se conhecessem, mas próximos como se desejassem conhecer. Tinham os olhos nos ombros dos estranhos que compunham aquela família, nas nucas dos desconhecidos que eram parte de seus amores, no mar e nas águas, na ponte que parecia estar naquela cidade, mas que também estava em outra. Queriam abraçar, fazer rir, pisar com um tipo divertido de assombro no caldo frio e azul que chegava pastoso, mas sem julgar quem não quisesse molhar nem mesmo a ponta dos pés. Lançavam olhares como balas, atirando contra o mar, alvejando o azul sem perceber o rompimento, derramando o sangue marinho sem ver a crueza dos próprios pensamentos. Pararam quase ao mesmo tempo, e ao mesmo tempo guardaram as mãos nos bolsos, franziram a testa contra o sol sueco, contaram as conchas que desenhavam trilhas em torno de seus pés e só então se olharam, vigiando-se com amor e ódio, com carinho e desprezo, com afeto e repulsa, como se nada mais precisasse ser dito, só sentido. Como se suas emoções fossem finas esferas de vidro com o peso de bolhas de sabão, como se dispersassem sob a urgência do desaparecimento, sob o perigo da fragmentação. Em poucos segundos tudo seria estilhaçado, e então choveria um vapor de vidro moído que cortaria, que laceraria, abrindo mais uma ferida na pele fetal das coisas não ditas.

O sol brilhava com intensidade nos cabelos de Magnólia, fazendo Herbert pensar em caramelo derretido. Queria abraçá-la, envolver sua cintura, chegando por trás numa espera quase ensaiada, queria sentir o cheiro de seu pescoço e acalmá-la não com palavras, mas com um suspiro que atingisse uma mecha de seus cabelos. Magnólia, por sua vez, queria afastar os cabelos da nuca, prendê-los com as mãos numa torção improvisada que combinasse com o sentimento de juventude que vinha experimentando diante daquele mar, abrindo uma fenda no vento. Queria olhar para Herbert, sentir as mãos dele apertando o osso de sua cintura, o calor da palma subindo por suas costelas, a barba por fazer roçando-lhe a nuca. Abraçou-se frente à brisa fria como se precisasse se aquecer. Seus braços estavam logo ali, o corpo dele estava logo ali, mas sentia-se tão sozinha quanto aquelas conchas carcomidas pelo tempo, isoladas na areia como pequenos monstros, miúdas aberrações marítimas que o grupo maior de conchas lustrosas e claras tinha rechaçado da praia com a ajuda das marés. Suas emoções iam e vinham feito bolhas formadas na espuma salgada, deixando suas marcas na areia e recuando como seres indefesos, só para voltarem em seguida com um desejo renovado, polido, de alcançar outros pés, de tentar um novo espaço. Magnólia queria chegar assim em Herbert: de repente, como se fosse levá-lo consigo, mas recuando logo em seguida, indo embora e se misturando ao resto do mundo, sem a obrigação do retorno, sem a prisão do abraço.

Orlando recolhia as conchas com o cuidado de quem recolhe filhotes de pássaros feridos ao tentarem voar. Suas mãos vacilavam diante de uma concha quebrada, tremiam ao toque áspero de uma que lembrava os olhos de um peixe ou as escamas de um anjo de pedra. As serrilhadas podiam cortar a pele, e ele as pegava com cuidado redobrado, devagar, agachando o corpo gordo, tentando se equilibrar por alguns segundos antes de ficar de pé outra vez, ofegante e satisfeito com suas escolhas.

Muriel fotografou suas mãos cheias de conchas, seu sorriso branco e sincero como o de uma criança que encontrou um tesouro escondido na areia. Ela também sorria a cada foto, erguia a câmera e cobria o rosto, o brilho do dia atravessando a lente e inundando seus olhos. Click. Click. Click. Os estalos sucessivos pareciam conchas se debatendo dentro do seu novo sonho de fazer o pai feliz com aquelas fotos, com o registro daquela experiência. Talvez fizesse novos retratos, talvez fizesse dos retratos em ângulos inesperados a sua marca. Ainda não tinha uma, mas sua preferência era pelas pessoas, pelo universo monocromático, pela espontaneidade. Ela virou a máquina para Tomas e o fotografou de costas. Suas mãos ainda dentro dos bolsos, a marca dos seus passos seguindo-o na areia molhada como fragmentos de sombra. Seus cabelos estavam maiores, ela percebeu pela foto. Não os cortava desde o Brasil, e eles já começavam a formar cachos que o faziam parecer mais jovem.

Muriel sentiu outra vez seu mar interior subir até os olhos, a água salgada quase transbordando, e apagou a foto num impulso, como se não pudesse perceber o irmão através daquele registro. Encarou-o com medo de perdê-lo. Em seguida, olhou para cada um deles espalhados na praia, desejando abraçá-los como se pela última vez.

Tomas, mais próximo da água, não via ninguém. Seus olhos singravam o azul e eram singrados por ele, e a cada novo sopro nos cabelos, a cada chacoalhar das conchas que o pai recolhia às suas costas, só o que ele desejava era correr em linha reta e desaparecer com o recuo do mar. Queria correr até que a força da água tirasse seus pés da areia, até que fosse puxado pelas algas, como tentáculos tentando afogá-lo. Seria bom, pensava ele, mas alguém falou alguma coisa e tudo se perdeu na chuva de vidro, rompendo a bolha e tornando o azul encarnado como se o dia tivesse, de súbito, tropeçado no tempo em que eles estiveram ali.

– Você não tem vontade de simplesmente entrar?

Foi Magnólia quem fez a pergunta. Parecia direcionada a Herbert, mas ninguém podia dizer ao certo. Na verdade, soara mais como uma questão genérica dita equivocadamente em voz alta, um lapso. Talvez tivesse perguntado para si mesma, mas a frase ressoou em todos que a ouviram – Herbert, Orlando e Tomas. Muriel já estava longe, tomada pelo som das ondas e do vento, preocupada com a máquina fotográfica e com seus cabelos, enroscados na alça presa ao pescoço.

– Entrar, simplesmente – Magnólia continuou baixinho, e só Herbert, que se aproximara, pôde ouvi-la agora.

– Mag?

Ela encolheu os ombros trêmulos como se a voz dele fosse um aviso, e ele finalmente a abraçou de lado. Não foi um abraço carinhoso, nem apertado nem solto demais, mas suficiente. Eficiente. Aos poucos, Magnólia foi soltando o corpo, mas continuou a contemplar o horizonte como se não sentisse a presença do marido.

– É como se as ondas nos chamassem ao alcançarem a areia, e depois, no recuo, como se tentassem nos atrair para algo surpreendente que só seríamos capazes de conhecer se andássemos em direção a elas, se aceitássemos esse convite...

– É uma visão bonita.

*E estranha também,* ele teria acrescentado, mas temia por outra discussão, e agora sentia-se mais vulnerável do que nunca com os outros tão próximos. Imaginou Magnólia se livrando dos seus braços e correndo pela areia em direção à água, como Tomas queria fazer. O mar era perigosamente sedutor, e eles sabiam disso.

— Se não estivesse tão frio... – disse Magnólia, ajeitando os ombros para finalmente se livrar do abraço.

Herbert não se incomodou – ao contrário, já esperava por isso. A questão era quanto tempo duraria aquele abraço, por quanto tempo Magnólia suportaria uma dose sincera e natural de carinho. No fundo ele sabia que o gesto era um pouco forçado, para não dizer premeditado. E ela não funcionava com carinho, não desfazia rancores com abraços. Era o tipo de mulher que se reconstruía emocionalmente no próprio silêncio, com a própria independência, sem a ajuda de um homem ou de desculpas brilhantes demais com o verniz da comiseração. Magnólia detestava aquele jogo, e a conversa com o marido ainda pulsava em sua mente.

Os dois andaram para longe do grupo, ela à frente, ele logo atrás, novamente olhando as conchas como quem procura a palavra certa cravada na areia.

Orlando olhou para eles com pena. Queria ir embora, voltar para a solidão do seu ateliê. Então se lembrou de Magnólia insinuando que devia vender a casa e sentiu o velho ódio retornar. Continuou observando os dois. Haviam cortado caminho entre um tufo de plantas que ladeava o início de um trapiche e caminhavam sobre ele ainda separados, mas com o mesmo desejo de chegar ao fim e olhar o mar de cima. O trapiche de madeira pintado de branco reluzia como um farol horizontal, e foi nele que os olhos de Tomas e Muriel também pousaram. Ela tirou mais algumas fotos, uma sequência dos dois separados por alguns metros no meio da construção que entrava no mar e outra de quando alcançaram o fim, onde se apoiaram em silêncio.

Todos os seguiram, cada um por um caminho diferente. Tomas, num passo mais lento, ficou para trás, e por diversas vezes voltou a olhar o mar desejando um mergulho, desejando ter Alister ali para pegarem uma porção razoável de conchas e levarem de volta a Oslo, onde as colocariam num pote de vidro que enfeitaria a sala. Amigos noruegueses apontariam as conchas em jantares despretensiosos e eles se lembrariam, juntos, do dia em que conheceram Malmö. Descreveriam o litoral sueco para as visitas que não o conhecessem. Mostrariam, naturalmente, como eram felizes, e sonhariam secretamente em comprar um daqueles apartamentos modernos com fachada de vidro espelhado que davam para o mar e que tinham visto, ainda no Brasil, em séries policiais e filmes escandinavos.

O trapiche era estreito e longo, um braço que entrava impiedosamente no mar até onde as águas se agitavam com um mistério maior, mas abria-se num retângulo com quatro bancos de cada lado. As águas do Báltico batiam nas pilastras escuras, formavam bolhas e recuavam apenas para voltar com a mesma intensidade.

Orlando sentou-se no banco mais distante da irmã, um ponto estratégico onde parecia não os ver nem os vigiar, mas do qual conseguiu notar, com um pouco de desconforto, que ela puxara o braço das mãos de Herbert como se estivessem brigando outra vez. Uma dúzia de conchas em suas mãos ajudavam-no numa interpretação capenga de alheamento. Olhava para as mãos abertas fingindo analisar cada curvatura, cada tom violáceo, cada borda cortante das conchas enquanto seus ouvidos tentavam alcançar a conversa dos dois.

Tomas seguia caminhando devagar, até que parou no meio do trapiche. Quando olhou para baixo, Muriel aproveitou o ângulo para fotografá-lo outra vez. Para a surpresa da irmã, ele virou o pescoço para ela e sorriu, esperando um novo retrato. Ela ajustou a câmera e um novo estalo fez o sorriso dele desaparecer.

– O que foi? – ela perguntou, receosa.

– Não tem sentido continuar sorrindo depois de uma foto.

– Por quê?

– Porque fotos são mentirosas. Do contrário, ninguém forçaria o sorriso. Por que as pessoas não podem ser fotografadas como realmente estão se sentindo?

– Porque fotos são registros, e elas querem registros felizes.

– Ou mentirosos.

Muriel baixou os olhos para a câmera e examinou a foto que acabara de tirar. O sorriso de Tomas não parecia de mentira, um sinal de que ele sabia disfarçar bem seus sentimentos.

– Então por que você sorriu? – perguntou ela, tentando desafiá-lo.

Ele deu de ombros e voltou-se para o mar outra vez. Não tinha uma resposta, e mesmo que tivesse, não daria. Talvez dali a alguns anos, revendo aquela imagem já tão distante temporal e afetivamente, agradecesse à sua antiga versão pelo sorriso automático, mas não agora.

Foi só depois de passar por Tomas e seguir para a ponta do trapiche, que Muriel respirou fundo e revirou os olhos, tentando fugir de uma possível discussão. Sentia amor pelo irmão, mas como todo amor fraternal, havia sempre uma dose fatal de impaciência a ser controlada. As palavras dele a tinham machucado em um canto profundo que ela mesma desconhecia. Ninguém nunca havia relacionado a fotografia a uma mentira, mas, a julgar pela infelicidade de Tomas, a verdade daquela afirmação destruía qualquer coisa em que ela acreditara até então.

Muriel foi para perto de Magnólia, confirmando o medo de Orlando: Herbert se calou na mesma hora, apoiando-se na beirada de madeira e virando o rosto em direção à ponte que levava à Dinamarca. Se Orlando estivesse próximo, teria percebido os olhos umedecidos do cunhado e a respiração irregular da irmã. Magnólia batia a ponta do pé no chão, um gesto impaciente, enquanto Muriel voltava à tentativa de desenrolar seus cabelos da alça da câmera.

Tudo aconteceu muito rápido, num tempo confuso e inquieto que o cérebro de Orlando não conseguiu processar devidamente. Segundos antes de ouvirem o grito que fez com que Herbert se virasse assustado, quase perdendo o equilíbrio, que Orlando se levantasse de súbito, derrubando todas as conchas, e que Tomas paralisasse no trapiche, aterrorizado demais para correr, as ondas ensurdeceram o assombro no rosto de Muriel, congelando aquele momento no ar como se algo pesado parasse de cair de repente, flutuando contra a gravidade. Enquanto suas mãos erguiam a máquina fotográfica sobre a cabeça e a alça parecia finalmente se desprender de seus cabelos, Magnólia levantara o braço direito e, num gesto impensado, com um tapa que lhe doera as juntas dos dedos, acertara a câmera. Muriel gritou, mas ninguém viu quando a máquina mergulhou pesada no mar, produzindo um sonoro *glup* depois de formar um arco até a superfície, cobrindo o sol por um milésimo de segundo, um rápido eclipse, para então desaparecer entre as algas que adejavam furiosamente, como se tivessem fome daquele pequeno novo caos.

# 10.

A câmera fotográfica afundou com o mesmo peso irresistível de uma âncora. Não oscilou nem por um segundo no ondear das águas, tampouco se prendeu entre as algas. Sequer foi possível ver a alça flutuar num último gesto de despedida, acenando para cima, para os olhos frios e assombrados de Muriel, enquanto o mundo subitamente parecia ter parado de girar e nada mais fazia sentido.

As mãos de Muriel tremiam sobre o apoio de segurança, mal conseguindo tocar a madeira para firmar os dedos. Sentindo o equilíbrio vacilar, as pernas começando a ficar fracas, ela deixou a primeira lágrima cair quando um segundo grito, agora de Magnólia, ecoou pelo trapiche. Era como se a tia tivesse demorado um minuto inteiro para compreender o que havia acontecido e, com seu grito, feito eclodir a emoção da sobrinha num rompante que começava a atingir a todos numa onda concêntrica e insidiosa. Outras lágrimas se seguiram em pequenas convulsões, mas a expressão de Muriel não era de tristeza, e sim de ódio. Seu choro foi sendo lentamente transferido dos olhos já vermelhos para o restante do corpo, numa vibração que a lançou num ataque furioso sobre a tia, agora em choque.

– Por quê? – gritou Muriel. Estava confusa entre encarar Magnólia e se apoiar no canto do trapiche, onde podia ver o ponto exato em que a câmera afundara.

Ela curvou o corpo sobre a beirada de madeira, mas não viu nada além das franjas oscilantes das algas e do movimento enjoativo do mar. Apertou os olhos, como se naquela busca fosse encontrar algo que contradissesse sua descrença, porque parecia impossível acreditar no que havia acabado de perder: todos os seus registros, todas as suas fotos, toda aquela viagem.

Muriel queria gritar, mas sentiu uma súbita dor de garganta. Queria cravar as unhas no rosto da tia, quebrar seu punho, esfolar aquela mão que havia estapeado sua câmera, sua maior joia, mas ainda conseguia raciocinar, e parte dela não permitiu que seguisse com aquelas vontades. Alguma coisa havia se perdido dentro dela, como agora a câmera estava perdida no mar.

– Por quê? – gritou novamente, aos prantos. Era tudo o que podia fazer com a migalha de autocontrole que havia lhe restado.

– Não foi de propósito – defendeu-se Magnólia.

A voz saiu baixa e seca. Embora sua expressão permanecesse inalterável, parecendo mais preocupada com a dor provocada pelo tapa do que com as consequências daquele gesto, seu coração estava tão acelerado que ela considerou a possibilidade de estar sofrendo um ataque fulminante.

– Você jogou a minha câmera! – berrou Muriel, andando de um lado para o outro. – Eu perdi tudo! TUDO!

Orlando já estava de pé, segurando novamente parte das conchas como se fossem pedras preciosas. Herbert e Tomas tinham parado no meio de um gesto, de um passo mais próximo das duas, sem qualquer reação, paralisados diante do terror que poderia surgir.

– Estava cansada das suas fotos – disse Magnólia, sem olhar para a sobrinha. – Dessa câmera toda hora nas suas mãos... Fiz sem pensar. Eu juro que...

– Você faz tudo sem pensar, sua vaca! Tudo! É inacreditável!

Foi a vez de os lábios de Muriel começarem a tremer, cobertos por um caldo espesso e brilhante, uma mistura de lágrimas e muco que escorria ininterruptamente de seu nariz, atravessava o queixo e se depositava numa cavidade abaixo do pescoço.

— Você não pode ficar tirando fotos dos outros quando bem entende — continuou Magnólia, dando um passo para trás e desviando os olhos para o mar, como se subitamente fosse mudar de assunto ou pular na água para fugir da sobrinha.

— E você não pode fazer o que bem entende — disse Muriel, baixando o tom de voz e levando as mãos até as têmporas. Tentava controlar a respiração, mas parecia outra tarefa impossível.

Ela olhou para o pai buscando um vestígio de apoio, mas tudo o que encontrou foi sua figura patética e infantil, segurando um punhado de conchas, olhando da tia para ela com os olhos perdidos de uma criança assustada. Sabia que Orlando estava acostumado a reagir daquela forma: não reagindo. Muriel não conseguia acreditar que tinha perdido sua câmera e suas fotos, praticamente sua vida inteira, tampouco era capaz de admitir para si mesma que aquilo estava acontecendo. Era pior do que um acidente, do que uma casualidade. Pior do que o tapa no rosto que Magnólia lhe dera em Oslo.

— Você, como sempre, não vai fazer nada, não é? — perguntou ela, ainda encarando o pai. — Você viu o que ela fez e não vai fazer nada. Todo mundo viu o que ela fez! Não viu?

A última pergunta saíra estridente demais. Orlando não respondeu, assim como Herbert e Tomas, que continuavam paralisados, suas respirações suspensas como se a qualquer instante o trapiche fosse desmoronar.

— Desgraçada — disse Muriel, voltando-se furiosa para a tia.

Ela não avançou sobre Magnólia, mas sobre a barra de segurança, que agarrou com força para dar impulso ao corpo.

*Pelo menos o cartão de memória*, pensou Muriel.

Pelo menos o cartão.

Magnólia deu um passo para trás e soltou um grito quando a sobrinha jogou as pernas para o outro lado, sentando-se na larga estrutura de madeira prestes a mergulhar. Orlando e Tomas correram até ela, as conchas caindo outra vez como uma chuva crocante sobre as tábuas do trapiche, e Orlando puxou a filha pela blusa. Ele não imaginava que ela fosse se soltar com tanta facilidade. Esperava alguma resistência, algum movimento vigoroso de oposição, mas antes que seu corpo oscilasse assustado, Muriel já havia perdido a rigidez e caído de costas sobre as conchas.

Ela permaneceu assim por alguns segundos, os braços abertos sobre o chão. O som seco do corpo contra a madeira continuou ecoando pelo trapiche, e o grito que se seguiu foi ainda mais intenso e lamentoso do que o primeiro. Magnólia tinha levado as duas mãos à boca e assistia à cena horrorizada. Herbert pensou em ajudar, mas ficou ao lado da esposa, sem piscar, enquanto Tomas corria para a beirada como se procurasse uma forma de resgatar a câmera sem que ninguém percebesse.

– Você enlouqueceu? – perguntou Orlando aos berros, e estendeu o braço para que a filha se levantasse.

Muriel não parava de gemer. Suas mãos estavam trêmulas, os braços sacudiam assustadoramente e todo o seu corpo vibrava numa estranha convulsão que fez Tomas se afastar e contemplar a cena com um misto de assombro e fascínio. Já não pensava mais na máquina, mas na reação da irmã.

– Você acabou com as minhas costas – gemeu Muriel, apoiando-se nos cotovelos. – Não consigo respirar...

– Não tem mais jeito – disse Orlando. – Não tinha como você recuperar a câmera. Não é pulando na água que você...

– Você me machucou – interrompeu ela e sussurrou para si mesma: – Pelo menos o cartão...

– Filha, me desculpe, eu...

– Fez sem pensar? Deve ser um mal de família.

Negando a ajuda de Orlando, Muriel finalmente se ergueu, quebrando meia dúzia de conchas com os tênis e soltando outro pequeno grito que fez o pai recuar. Tremeu ao erguer a blusa com a mão esquerda, em seguida levou a outra mão à base das costas, de onde, lentamente, puxou uma concha, cuja parte afiada da borda estava coberta de sangue.

Como se precisasse daquele momento, daquela prova, sentindo seu corpo inteiro passar por uma nova onda de tremor – dessa vez de prazer –, Muriel girou o corpo para a família emudecida e assustada, revelando um corte que sangrava. Orlando fez um chiado com os lábios e soltou os ombros. Dois filetes de sangue desciam até o cós da calça, produzindo uma pequena mancha na costura do jeans. O corte tinha pouco menos de três centímetros, mas contrastava terrivelmente com a pele branca de Muriel. Ao redor dele começava a se formar um anel cor-de-rosa.

– Pelo menos uma lembrança – disse friamente, mas sem conter o choro.

Ela voltou a cobrir o corte com a blusa e chutou um par de conchas antes de jogar no mar a que ainda segurava. Ninguém viu onde essa concha mergulhou nem reparou no sangue que se diluiu na água. Por um instante, Orlando imaginou a filha presa entre as algas, afundando cada vez mais para recuperar a máquina. Não se arrependia de tê-la puxado, tinha agido por instinto, mas não parava de pensar no quanto suas costas estariam doendo, muito mais do que o corte.

– Muriel, vamos voltar para o hotel e cuidar disso – pediu ele, estendendo-lhe um braço.

– Eu só queria o cartão de memória – sussurrou ela, e lançou um olhar de ódio para a tia. – Mas agora perdi tudo. Tudo! Quase mil fotos da viagem! Você tem ideia do que são mil fotos, pai? E tudo por causa dessa vaca desgraçada!

Herbert foi o único a prever os movimentos de Muriel: ela passou por Orlando como se ele não existisse e avançou sobre Magnólia, que percebeu a intenção da sobrinha de empurrá-la sobre as mesmas conchas que haviam machucado suas costas e conseguiu se desviar.

– Pode parar com isso! – disse Orlando, escudando a irmã. Ele tinha o hábito irritante de erguer os dois braços para pedir calma – coisa que todos na família sempre detestaram, inclusive Sara – quando tentava conter as raras brigas dos filhos.

– Não foi um acidente! – gritou Muriel. – Ela jogou minha câmera de propósito!

Tomas se aproximou da irmã e tentou trocar um olhar de cautela com Herbert, mas ele não estava olhando em sua direção. Tinha toda a atenção concentrada em Magnólia, que, para a sua surpresa, parecia bastante inerte em relação a tudo. A concha manchada de sangue não saía da mente de Tomas. Sem querer, ele olhou para a cicatriz ainda rosada em seu braço.

– Mag, você pode se explicar? – pediu Orlando. – Você sabe que esse silêncio só piora a situação.

– Não! – bradou Muriel, se afastando. – Não quero mais ouvir a voz dessa mulher, nem suas desculpas esfarrapadas. Não quero ouvir a voz de ninguém!

Ela pisou propositalmente sobre as outras conchas antes de deixar o trapiche batendo os pés, e envolveu o corpo com os braços como se sentisse frio. Herbert se aproximou ainda mais de Magnólia, apertando seus ombros em sinal de apoio, e Orlando deixou-se desabar em um banco. Tomas olhava da irmã, cada vez mais distante na paisagem, para os outros, que também a observavam sem saber o que fazer.

– Mag... – começou Herbert, mas ela se desvencilhou dele e foi se apoiar na beirada onde Muriel tentara pular.

– Agora não – disse ela, secamente.

Tomas sentou-se ao lado de Orlando e indicou a irmã com a cabeça.

– Vamos nos perder.

– Estamos todos perdidos – respondeu o pai, resignado. – Sempre que as coisas começam a ficar bem, acontece algo.

– Quer que eu vá atrás dela?

– Vai lá, filho. Vamos ficar esperando.

Tomas assentiu com a cabeça e se afastou a passos ligeiros, sem olhar para Herbert ou Magnólia. Nas raras vezes em que Orlando o chamava de "filho", algo dentro de Tomas se expandia, inflando como um balão – ele só não sabia se aquilo era emoção ou alguma reação de medo frente à seriedade repentina na voz do pai.

Enquanto atravessava o trapiche, Tomas pensou no que aquela viagem significava. Nas perdas que giravam em torno daquela perda maior, a de Alister. Cada um estava ali para sepultar seus mortos, fossem eles pessoas, registros fotográficos, seres imaginários ou simplesmente pensamentos insistentes. Pensou que a irmã havia perdido a mãe para o mar, e agora a câmera. Sentiu o vento no rosto, o frio nas bochechas, o ar azulado atingindo os espaços entre os seus cabelos já tão crescidos. Lembrou-se do som da câmera caindo na água, do som das costas de Muriel se chocando contra as tábuas de madeira, do som das conchas sendo pisoteadas. O corte nas costas, o sangue, o olhar furioso da irmã e uma luz apagada nos olhos da tia. Lentamente, de forma quase irreparável e imperceptível, aquela viagem se tornava um pesadelo do qual ninguém parecia conseguir escapar e que os assombraria para sempre. E agora Muriel tinha uma nova ferida para esconder junto com todas as outras que ninguém via.

Ele também desejou ter uma concha, um estilhaço, qualquer coisa que lancetasse parte do seu silêncio ou pelo menos um pouquinho de sua vida.

# 11.

Quando a cabeça de Tomas desapareceu sob a faixa de areia que dava na orla, onde já se viam ciclistas e corredores, Orlando finalmente se permitiu chorar. Era um choro baixo, concentrado, interrompido por pequenos soluços infantis que o deixavam subitamente sem ar. Chorava assim desde pequeno, pousando o queixo no peito, cruzando as mãos e apertando os olhos com força, tentando fugir de quaisquer olhares, como se tivesse vergonha das lágrimas. Agora, um pouco mais gordo, o queixo duplo servia de apoio para a cabeça de cabelos finos e emaranhados pelo vento. Quase não havia ninguém na ponta do trapiche, mas as pessoas que ele não queria ver estavam ali, a alguns metros, de costas, fingindo que nada tinha acontecido ou simplesmente receosas de se aproximarem.

O silêncio de Magnólia e de Herbert zunia em suas orelhas, causando um desconforto que no passado o teria irritado. Em outros tempos, ele já estaria gritando com a irmã, cuspindo ferozmente todas as atrocidades de que ela fora capaz nos últimos anos, em parte para defender a filha, mas também, secretamente, para expurgar um pouco do próprio rancor. No entanto, não tinha mais forças para isso, nem mesmo para erguer a cabeça na tentativa de atrair um dos dois com seus olhos vermelhos e constrangidos para uma conversa paliativa.

Orlando sabia que mesmo com a aproximação certa, as palavras certas e quem sabe até o carinho certo em seus ombros caídos, ele permaneceria intocável. Ver Muriel pronta para se jogar no mar por causa de um cartão de memória, o corte em suas costas, a sombra de cólera naqueles olhos que, anos antes, viviam sempre embaçados por uma paz duvidosa, e Magnólia agindo não apenas com crueldade, mas também com indiferença, tudo isso tinha feito crescer dentro dele uma vontade de fuga, de evasão, e, misteriosamente, de morte.

Ele espiou com o canto do olho algumas conchas perto dos pés, depois deslizou o olhar manchado de lágrimas para o cunhado e a irmã. Continuavam impassíveis como estátuas sob o sol frio. Lembrou-se com perturbadora nitidez do momento exato em que Muriel havia mudado: sua tentativa de suicídio sete anos atrás, em julho de 2012. Dias depois de sua recuperação, quando finalmente retirou as faixas dos pulsos, sua postura se tornou esquiva, seus olhos se nublaram de uma tristeza constante e sonâmbula, como se tivesse passado a enxergar a vida através de um véu. Suas bochechas se encovaram, deixando as maçãs do rosto proeminentes, e seus lábios se voltaram para baixo. Passaram-se namorados, frustrações, e assim seus ombros formaram duas magras e ossudas pontas, seus braços deram uma suave alongada e seu cabelo foi cortado à máquina, de qualquer jeito, em frente a um espelho sujo, durante uma de suas últimas crises. É claro que Orlando não conhecia todos esses detalhes, mas era um choque perceber que havia perdido sua filha, ou parte dela, há muito tempo. Os cortes nos pulsos tinham liberado não só uma poça de sangue, mas toda uma personalidade ataviada de novos sofrimentos.

Havia um motivo maior para que Orlando não saísse do lugar e enfrentasse Magnólia: o cansaço. Aquela viagem inteira parecia uma espécie de provação, um castigo, e ele estava cansado das brigas que não paravam de se acumular, das sentenças amargas que escapavam dos lábios da irmã com aquela frieza brutal de sempre. Estava cansado de tentar compreender Magnólia, de defender quem merecia ser defendido, de ser o escudo da família. Embora fosse uma *borderline* talentosa para esconder o transtorno, Sara também aparentava um leve cansaço pelo menos uma vez por mês. O que ele desejava agora era uma cama confortável, ligeiramente fresca, com três travesseiros e a escuridão total de um quarto silencioso. Estava cansado até para imaginar por quantas horas conseguiria dormir, caso não tivesse uma família, caso estivesse em casa, ouvindo o mar do outro lado da janela, sem preocupações com dinheiro, filhos, transtornos, saudades e todas as coisas que o tornavam humano. Nos últimos tempos, ser uma pedra parecia mais tentador.

Foi com um sobressalto que Orlando percebeu uma sombra cobrir seu corpo, tirando-o de suas divagações. Ele ergueu a cabeça e viu Magnólia de braços cruzados. Não parecia tão apática como antes. Na verdade, seus olhos reluziam uma preocupação que ele raramente via, o que também o preocupava.

– Posso me sentar aqui? – perguntou ela, apontando a extremidade vazia do banco.

Ele não respondeu e ela se sentou assim mesmo, mantendo os braços cruzados. Embora a pergunta fosse educada, Orlando teria preferido que ela tivesse simplesmente se sentado – aquele gesto quase licencioso parecia agredi-lo. Ele queria e não queria conversar. Sentia-se proprietário daquele banco, daquele espaço, onde se mantivera razoavelmente calmo durante os últimos minutos, em silêncio. Magnólia rompia alguma coisa, desmanchava um pouco de sua paz, perfurava-a com mais intensidade através da voz, da polidez forçada. Agora, parecia que ela estava pisando em ovos. Ou em conchas. Seus olhos estavam vermelhos, assim como o nariz, que ela assoou com um lenço de algodão puxado nervosamente do bolso do casaco.

– Não sei se aceito um pedido de desculpas agora – disse Orlando, assustado com o próprio rompante. Demorou alguns segundos para ele acreditar que tinha falado aquilo. – Estou cansado dessas brigas, Mag.

– Eu não vim me desculpar – disse ela, friamente.

Ele finalmente se virou para encarar a irmã. Herbert se mantinha de costas, olhando inalterado para o mar.

– Você já fez alguma coisa sem saber por que estava fazendo? – perguntou Magnólia.

– Mag, eu não quero...

– Pois é esse o resumo da minha vida – continuou ela. – Quase tudo o que eu faço é por impulso. Quando já aconteceu, não sei por que fiz. Eu simplesmente fiz sem ter um motivo. A gente não precisa de motivo para tudo. Nem as pessoas saudáveis precisam.

– Isso é controlável.

– Não nas minhas condições.

Orlando desistiu de jogar na cara da irmã que a única coisa que ela sabia fazer com eficiência era culpar seu transtorno de personalidade por tudo. O tom de voz era o mesmo de uma vítima que acabara de perder a casa, a família e os animais de estimação num incêndio, algo que não só o deixava sobrecarregado, mas também com raiva.

– Eu ouvi você dizer para a Muriel que estava cansada das fotografias dela – Orlando falou sem mudar o tom de voz, porque tinha receio de que Herbert se intrometesse e voltasse a ser o advogado da irmã ou, como ele gostava de pensar, seu cão de guarda.

Ela finalmente descruzou os braços e, ficando um palmo à frente de Orlando, apoiou-os nas pernas, segurando a cabeça com as mãos como se não pudesse mais ser vista pelo irmão, cujo ódio já podia sentir.

– Não sei por que fiz aquilo – disse ela.

– Como esse hematoma no seu pescoço? Como quando você desapareceu em Bergen?

Ela então cobriu a marca com os cabelos, fingindo não ouvir.

– Eu estou cansado, Mag.

– Não é só você. Todos estamos, e todos só repetem isso. Eu também estou cansada e exatamente por isso não sei por que fiz o que fiz. Foi uma reação.

– Reação a quê? Não houve ação nenhuma por parte da Muriel.

– Ela pretendia tirar fotos minhas. E do Herbert. E sabe que não estamos bem. Eu cansei dessa invasão.

– Aí está o seu motivo.

Ela o encarou e sentiu vontade de empurrá-lo do banco, de vê-lo se cortar nas conchas pontiagudas, mas graças ao frio exagerado que sentia, Orlando havia se armado com três camadas de roupas grossas, impenetráveis.

– Não era a vida dela – disse Magnólia, finalmente. – Era uma câmera estúpida.

– Que era a vida dela – disse Orlando. – Alguma coisa muito ruim pode surgir disso tudo e eu não sei se estou preparado para saber o quê. Não sei se quero passar por isso. Não de novo.

– Ela pode comprar outra. E aquele machucado vai cicatrizar, ninguém vai se lembrar de nada. A Muriel não vai me matar nem pode me processar por algo tão bobo. Podemos criar um plano que não afete ninguém.

– Um plano? Quem você pensa que é, Annalise Keating?

Ela não sorriu, mas Orlando sim. Não era um sorriso alegre, genuíno: era um escárnio de incredulidade. Tudo o que saía da boca de Magnólia soava fantasioso.

– Do que você está falando? – perguntou ele, aumentando um pouco o tom de voz. – Que história é essa de processo, plano...?

– Estou falando de pensar em um plano para contornar o que aconteceu. De não deixar que ela simplesmente se revolte e passe a me odiar, destruindo o pouco que resta dessa viagem.

– Ela já te odeia. E essa viagem nunca foi uma maravilha, então estamos na mesma.

– Dê uma câmera nova para ela – sugeriu Magnólia, alisando os cabelos. – Ela vai esquecer tudo isso.

– Desculpa, mas desde quando eu cago dinheiro?

Orlando sentiu sua voz estabilizada outra vez, e a apatia que vinha sentindo foi substituída por uma impaciência quase palpável, mas que o deixou mais forte.

– Se alguém deveria dar uma câmera nova a ela, esse alguém é você – ele continuou. – Não fui eu que a joguei no mar.

Magnólia suspirou, resignada.

– Tudo bem. Ninguém vai dar nada a ninguém. Vamos esperar para ver o que acontece. Vamos fingir que nada aconteceu, como sempre fazemos. Vamos deixar que tudo isso vire um câncer e nos coma de dentro para fora!

– Eu não estou preocupado – disse Orlando, soltando os ombros e sentindo, com um alívio assustador, as costas finalmente relaxarem contra o banco.

– Depois eu que sou a fria, a indiferente – disse Magnólia, voltando a chorar. – Todo esse ódio vai fazer mal a ela, vai fazer mal a mim.

Ela se virou para o irmão e cerrou os olhos.

– Ninguém mais me apoia. Eu preciso de ajuda. A sua filha precisa de ajuda, o Tom precisa de ajuda. Você não se importa?

Ele baixou os olhos e viu a ponta dos sapatos vibrarem como uma negação do próprio corpo.

– Não.

Magnólia prendeu a respiração.

– Eu quero mais é que vocês todos se fodam – disse Orlando. – Vou repetir: estou cansado. Can-sa-do. A partir de agora, se virem sem mim, por favor. Se amem ou se matem. O problema é todo de vocês.

Orlando não esperou que ela respondesse e se ergueu com um ligeiro alongamento que pareceu despertá-lo daquele torpor. Se Sara estivesse ali para ver sua atitude, teria ficado tão magoada que deixaria de falar com ele por dias – e apoiaria Magnólia, sem sombra de dúvida. Ele não sabia de onde tinha vindo aquela explosão verbal, aquela violência na linguagem, mas era libertador dizer o que sentia sem medo de machucar a irmã.

– Não vejo a hora de ir embora – disse, começando a se afastar. – De voltar para a minha casa.

– Você vê a hora – disse Magnólia.

– O quê? – perguntou ele, confuso.

– Você vê a hora. A Elisa dizia que não tem sentido a gente falar que não vê a hora, sendo que é o que...

– Ah, cala essa boca.

Ele finalmente se distanciou, percorrendo, com as mãos nos bolsos do casaco, o mesmo trecho pelo qual Tomas havia passado. Magnólia não sabia se chorava ou se ria, se corria atrás do irmão para impedi-lo de ir embora ou para esmurrar suas costas. Um misto de emoções muito fortes, e muito rápidas, deixou-a subitamente enjoada. Só teve tempo de correr até a beirada do trapiche e vomitar no mar. O vento levou parte do vômito aguado exatamente para o banco onde estivera sentada, e ela imaginou aquele líquido viscoso cobrindo o rosto de Orlando. Herbert a observava não com amor, mas com pena. A comiseração do marido produziu nela outra onda de enjoos consecutivos. Magnólia sentiu o gosto amargo da bile e pensou que era melhor assim, lançar seu mal-estar ao vento, ao mar, sem guardar. Na verdade, teria preferido vomitar no irmão ou no marido, e de preferência sangue. Teria preferido se esvair para que assim, talvez, alguém se importasse com ela e com o que vinha dizendo e sentindo. Foi tomada pelo mesmo sentimento de liberdade que sentira depois do aborto. Algo que a deixava aliviada, mas triste. Queria gritar, queria se lançar também no mar, queria até recuperar a máquina fotográfica para que tudo voltasse ao normal, mas sabia que não faria nada daquilo. Só tinha forças para voltar a chorar e sentar-se no chão, escondendo o rosto entre as mãos trêmulas.

## 12.

– Estou começando a me perguntar se a culpa é minha –
Muriel desabafou com Tomas.

Estavam sentados num banco de concreto pichado de uma
praça vazia onde outros jovens costumavam andar de skate. Fazia
mais frio ali do que na praia, e mesmo sob o sol fraco, Tomas
podia ver os olhos vermelhos da irmã por trás das lentes escuras
dos óculos. As folhas das árvores os cobriam com retalhos de
sombras que quase ocultavam os dois do restante da praça.

– Como assim? – ele perguntou, confuso.

– Se tudo isso é um carma, se eu preciso resolver alguma
coisa com ela, sabe?

– Você acredita mesmo nisso?

– Nem sei mais no que eu acredito, Tom. Mas parece um
tipo de maldição. Eu queria muito que ela não tivesse vindo, e
embora você goste dela, não vou me desculpar por ser sincera.
Na verdade, já percebi que ser sincera nessa família não adianta
nada. Cada um acredita no que quer.

Tomas pensou em colocar a mão sobre o joelho da irmã,
mas a imagem de Alister rindo para ele e pedindo para que não
se preocupasse tanto, para que não fosse tão piegas, o fez perceber
que aquele não era o momento certo. Nem sempre ele se sentia
capaz de atravessar a imensidão de si mesmo para alcançar o
lado oposto que mantinha invisível para os outros.

– Eu acredito em você – disse ele, optando por uma resposta direta.

– Eu sei. Obrigada – Muriel agradeceu, arrumando os óculos sobre o nariz. – Mas estou falando do nosso pai.

– O que tem ele?

– Eu não sei de que lado ele está! Depois de toda aquela história com o Herbert que te contei em Oslo, depois da acusação que a irmã dele me fez, ele ainda parece não saber em quem acreditar. E é tudo tão lógico, tão visível! Não sou eu a louca dessa família, ele já deveria saber disso.

– Posso te falar uma coisa?

Muriel ergueu os ombros, indiferente. Não tinha a intenção de ouvir o que o irmão queria dizer porque, naquele momento, ela só precisava ser ouvida. Mesmo assim, ele falou.

– Você age como louca de vez em quando.

– Todos agem como loucos de vez em quando – defendeu-se ela, mas sem ficar irritada. – Isso é normal. Não é grave. Grave é agir feito louco 24 horas por dia e tratar os outros com desprezo constante, com frieza. Estou cansada dela, Tom.

Muriel respirou fundo, surpreendendo o irmão ao inclinar o corpo para o lado dele e deitar-se sobre suas pernas. Quando Sara estava viva, quando os dois eram apenas duas crianças sem problemas tangíveis, costumavam viajar de carro nessa mesma posição, mas no sentido inverso, com Tomas deitado sobre as pernas da irmã.

– Ela destruiu uma câmera que eu tinha há anos, que comprei com o meu dinheiro.

– Eu me lembro de quando você apareceu com ela e o pai fez cara feia porque era melhor do que a que ele tinha te dado.

– Bem, ele não podia esperar que eu ficasse com aquela câmera superbásica para o resto da vida – disse Muriel, agora observando a praça sob um novo ângulo, na vertical. Se virasse mais uma vez para o mesmo lado, ficaria de ponta-cabeça, como o seu mundo. Havia um prazer secreto em ver as árvores como que saindo de uma parede de concreto, as pessoas indo e vindo em descidas íngremes ou subidas improváveis, como se presas a um novo tipo de gravidade.

– Eu sinto muito pela sua câmera – disse Tomas, sem saber muito bem o que fazer com as mãos, enfim cruzando os braços para fugir de qualquer obrigação afetiva.

– Eu também sinto muito pelo Alister.

Ele soltou os braços e olhou para ela, que percebeu o movimento e tentou virar a cabeça para ler sua expressão, mas o ângulo em que estava não permitiu. Ele não estava tenso, apenas não esperava que Muriel falasse sobre Alister.

– O que foi? – perguntou ela, finalmente virando o corpo e ficando de barriga para cima para enxergar melhor o irmão. Tirou os óculos de sol e Tomas pôde ver com perfeição a pele manchada de vermelho, as córneas estriadas pelo sofrimento que ele não presenciara enquanto ela estivera sozinha, sentada naquele mesmo banco, minutos antes de ele chegar.

– Nada. É só que... eu não esperava por isso agora.

– Me desculpe.

– Faz algum tempo que não ouço o nome dele – disse Tomas, e olhou para um ponto muito distante, entre duas árvores, onde era possível divisar um quadrado de mar azul e dourado.

– Mas obrigado por se preocupar.

– Não quero que pense que estou comparando a minha perda com a sua. Apenas saiu sem querer.

– Eu sei.

– Acho que todos estão perdendo alguma coisa nessa viagem: uns as paixões, outros a razão.

Os dois sorriram.

– Alister era as duas coisas para mim, então acabei perdendo mais do que todo mundo.

– Eu realmente não quero parecer materialista, mas também perdi uma parte importante de mim, da minha identidade – disse Muriel, começando a corar.

Tomas balançou a cabeça negativamente.

– Você não perdeu a fotografia. Ela está dentro de você. Só precisa de outro instrumento, porque o principal – ele separou o dedo indicador do médio e os colocou sobre os olhos de Muriel – você já tem.

Ela sentiu vontade de chorar, porém se conteve.

– Mas voltando ao assunto – continuou Tomas, com uma ênfase que esticava as vogais –, eu não acho que a culpa seja sua. O "assunto" era Magnólia. Desde que Tomas encontrara a irmã na praça, após uma dúzia de mensagens trocadas pelo celular, o nome da tia não havia sido mencionado, mas era ela o centro de toda a conversa e das perguntas infrutíferas de Muriel.

– Eu não sei – disse ela, voltando a colocar os óculos. – Essa perseguição toda é tão mesquinha. Tenho certeza de que tem a ver com aquele ciúme idiota.

Tomas revirou os olhos sem que a irmã percebesse.

– Eu nunca dei em cima do Herbert. Sempre respeitei aquela...

Ela parou de falar e levou as duas mãos à cabeça. Em seguida, ajeitou-se outra vez ao lado do irmão, arrumando os cabelos e fechando o casaco.

– Agora sou eu que te pergunto – disse Tomas, desconfiado daquele gesto tão repentino. – O que foi?

Muriel voltou a tirar os óculos e encarou o irmão com os olhos ainda mais vermelhos. Uma de suas pálpebras, a esquerda, vibrava como se puxada por um fio invisível.

– Posso te contar um segredo?

*Segredo.* A palavra ecoou em Tomas na voz de Tadeu, como na conversa que haviam tido na noite anterior, no bar do hotel. Quis responder que não, não podia. Queria ficar o mais longe possível de segredos.

Mas Muriel fez a pergunta novamente, como se o forçasse a dizer que sim.

– Claro – ele respondeu então, encurralado.

Ela guardou os óculos num bolso maior do casaco e olhou para o mesmo quadrado de mar que Tomas vinha observando. Era ali, naquele ponto, que eles podiam fugir por alguns segundos.

– Espero que você não me julgue, porque é muito difícil falar sobre isso. Não estou pedindo que me entenda nem pretendo dar justificativas, até porque nem saberia como começar. Só preciso desabafar com alguém.

Sua dificuldade em lançar o segredo era a mesma de lançar um pássaro para voar depois de uma vida toda preso numa gaiola. Tinha vontade de falar, mas não sabia como verbalizar aquele segredo guardado por tanto tempo, nem como usar as palavras que sempre se repetiam feito um anátema em sua mente. Aquelas palavras já estavam cheias de uma ferrugem malcheirosa da qual ela sempre se esquivava com outros pensamentos.

Muriel respirou fundo e fechou os olhos para dizer algo que Tomas nunca mais esqueceria.

– Eu me apaixonei pelo Herbert.

Ele não sabia se ria, se permanecia sério, se pedia mais detalhes. Ela tinha dito que não esperava compreensão e que não pretendia se explicar, então qualquer reação parecia um erro.

Muriel não abriu os olhos, mas forçou-os ainda fechados, tentando apagar aquelas palavras, aquele momento, as memórias da época em que dividira o teto com Magnólia e Herbert.

– Ela ficava quase o dia inteiro fora e eu só tinha ele para conversar, para dividir meus trabalhos fotográficos, para perguntar sobre o bairro, o melhor caminho para a padaria, qual ônibus pegar para chegar ao parque – disse ela, e Tomas viu suas mãos apertarem com força os punhos macios do casaco. – Nos tornamos amigos de verdade. Eu sentia que podia me abrir com ele, que tinha alguém naquela cidade estranha, alguém que compreendia o que eu estava passando com... ela. Costumávamos rir das manias dela, mas de forma inocente, sem maldade. Criamos uma relação bonita que eu só tinha sentido com uma pessoa, Tom.

Ela abriu os olhos e viu o irmão ainda em silêncio, o olhar esverdeado e gelado de quem havia subitamente compreendido tudo.

– A mamãe – Tomas completou.

– Eu só tive esse tipo de relação com ela – disse Muriel. – Essa proximidade, essa segurança. Nunca me senti muito segura com o pai por causa dos problemas dele com o álcool, mas não só por isso também. A morte da mamãe fez eu me isolar completamente, mas eu fazia de tudo para que ninguém percebesse o quanto eu estava sofrendo. Por isso fiz o que fiz – contou ela, virando os pulsos para cima. – Acabei não percebendo o quanto precisava de afeto, de segurança. Herbert me deu alguns meses de paz e solidez naquele apartamento. E ela destruiu tudo.

Tomas se ajeitou no banco e percebeu, de repente, que estava com frio.

– E você ainda...?

Alguma coisa se apagou no rosto da irmã, em seus olhos. Ela sabia que ele faria essa pergunta, e embora tivesse a resposta, não sabia como libertá-la.

– Acho que não – respondeu, finalmente. – Desde a briga, depois de ela ter praticamente me empurrado para fora do apartamento, nós perdemos contato.

– Totalmente?

– Quase. Ainda nos esbarrávamos em livrarias, perto da faculdade. Raramente no *campus*. O que eu sentia pelo Herbert foi se perdendo como muitas outras coisas. E então uma coisa terrível aconteceu no dia em que me mudei.

Tomas não queria ouvir, mas não podia impedi-la. Muriel cobriu o rosto com as mangas do casaco, soluçando antes mesmo de começar a falar:

– Eu fiquei bêbada e comi um hambúrguer de carne!

Para a sorte de Tomas, Muriel não viu seu sorriso. Na verdade sua vontade era de rir alto e depois abraçá-la. Sua irmã chorava intensamente não pela paixão que nutrira pelo marido da tia, mas por um hambúrguer de carne que havia maculado sua dieta vegetariana de muitos anos – e até então intacta.

– Esquece isso, Muriel. Não precisa se culpar assim – disse Tomas, colocando uma mão no ombro da irmã. – Ninguém vai te julgar por ter comido um hambúrguer. Está tudo bem.

Ela assentiu com a cabeça e limpou o rosto.

– Era esse o segredo. Não conte para ninguém, por favor – pediu, sabendo que seu estado naquele momento tornava qualquer pedido irrecusável. – Acho que não estou mais apaixonada.

– Você acha?

– Me sinto mais sedada do que qualquer outra coisa. Não posso estar apaixonada agora, não depois de tudo o que aconteceu.

– O Herbert é uma boa pessoa – disse Tomas. – Mas não consigo vê-lo como "apaixonável", se é que me entende.

– Um dia você vai encontrar outro cara que transmita essa segurança que ele me transmitiu – disse Muriel, abraçando o irmão.

Tomas corou levemente e deixou que uma lágrima furtiva brilhasse no canto do olho, como um diamante. Sabia que por "outro cara" a irmã se referia a alguém além de Alister, um ser imaginário com quem ele experimentaria aquela confiança no futuro novamente, e por mais que se esforçasse para não pensar em Tadeu, era por ele que vinha sentindo todas aquelas coisas no presente. Tinham um companheirismo diferente, sem amarras, que não exigia nada em troca. Talvez fosse disso que Muriel estivesse falando, mas com outras palavras.

– Tive uma ideia! – disse Muriel de repente, levantando-se e puxando Tomas do banco.

Ela sorria como uma criança contemplando um novo desejo e apontou para uma rua arborizada que levava ao centro comercial. Tomas olhou, mas não entendeu.

– Vamos comprar uma câmera nova – disse ela. – Estou com o cartão do pai.

– Muriel, ele não está aqui.

– Exatamente.

Ela não estava realmente feliz nem radiante, não de forma genuína, mas pelo menos sorria, e a ideia de comprar uma nova máquina fotográfica era libertadora: parecia o remédio ideal, não um simples placebo.

Tomas finalmente concordou e se deixou levar pelo novo plano. Talvez fosse mesmo uma boa ideia dar um pouco de alegria à irmã, ainda que isso definitivamente fosse criar mais problemas, tornando aquela viagem ainda mais insuportável, se é que isso podia ser possível.

Os dois atravessaram a praça correndo, virando-se apenas uma última vez para olhar o quadrado de mar que os espreitava de longe, como uma pintura a óleo de uma tragédia inevitável.

# 13.

Quando deixaram a loja de eletrônicos, Tomas e Muriel compartilhavam uma espécie de êxtase contido, do tipo que faz o corpo vibrar por dentro, mas em segredo. Não gritaram, pularam nem fizeram qualquer gesto ansioso que colocasse em risco a caixa onde estava a nova Canon, um modelo ainda melhor do que o antigo. A única coisa aparente eram os sorrisos cúmplices, e essa cumplicidade era exatamente o que Muriel precisava naquela tarde. Ela se conteve para não abraçar o irmão mais uma vez, agradecendo-o pela compreensão, porque sabia que isso desencadearia mais um acesso de choro.

– Ei, me esqueci de perguntar – disse ele enquanto atravessavam a rua. – Como está o seu machucado nas costas?

Muriel parou de repente e ergueu o casaco. O pouco que se via do corte ainda estava vermelho, e o sangue tinha manchado tanto a pele quanto a camiseta. Se apertasse os dedos um pouco acima da região, o corte se abriria numa pequena boca.

– Não parece bom – disse Tomas, fazendo uma careta.

– Não está doendo, mas arde.

– Vamos pelo menos comprar um curativo em alguma farmácia.

Ela concordou, baixando o casaco.

– É bom sentir esse incômodo porque me distrai de certos pensamentos – disse Muriel, e voltaram a caminhar em direção ao hotel sem saber exatamente por que seguiam aquela rota.

Encontraram uma farmácia no meio do caminho e compraram o curativo, que Tomas ajudou a colocar sobre o corte, dando um tapinha em seu ombro para que ela cobrisse as costas novamente.

– Conheço essa sensação – disse ele, baixando a cabeça quando saíram da farmácia. – Sei como é sentir que o incômodo distrai, que não te deixa afundar de uma vez.

Ela o encarou quando viraram a esquina, de onde já podiam ver a torre do hotel, e pôs as mãos em seus ombros.

– Não se corte mais, Tom, por favor – pediu Muriel. – Se não puder prometer por mim ou pela mamãe, prometa pelo Ali.

Ela não tinha chamado Alister pelo apelido de propósito, mas quando o nome escapou de seus lábios, percebeu como soava mais carinhoso e acolhedor para Tomas, cuja expressão se atenuou, ficando quase tímida.

– Eu vi as marcas – continuou, indicando o pulso do irmão.

– Não estou te julgando, sei que você fez o que podia naquele momento. Mas não precisa mais disso agora.

– Na hora foi um alívio – disse Tomas, sem conseguir olhar para ela. Seus olhos estavam fixos na sacola da câmera, e pela primeira vez ele imaginou a reação do pai diante daquele ato de rebeldia.

– Eu sei, mas me prometa que não vai fazer isso de novo. Esse alívio é passageiro e só cria marcas que você não vai querer ver daqui a alguns anos. Essas marcas sempre vão te acompanhar, sempre vão te lembrar de tudo o que aconteceu de ruim no passado. Falo por experiência própria, Tom. Eu não convivo bem com as minhas cicatrizes.

– Tudo bem. Você tem razão.

Embora estivesse bastante cansado, atingido por uma dor repentina logo atrás da cabeça, Tomas ainda teve forças para chorar. Muriel também se emocionou, mas conseguiu identificar em suas emoções, tão misturadas e sensíveis naquele dia, uma representação da própria dor na dor do irmão. Era como se eles (não somente eles, mas todos da família, cada um a seu modo e através de um prisma diferente) fossem ecos uns dos outros, vibrando de volta o que cada um sentia. Do choque entre aqueles dois ecos de angústia, brotava uma lágrima, nascia um abraço, surgia um instante de compreensão, irreprimível como água, e com tantas cordas ligando seus corações, vibrando ora em uníssono, ora em dissonância, era fácil perceber a fragilidade daqueles acordes que compunham o todo.

Um vazio desconcertante os invadiu de súbito, separando-os por uma parede de vidro que não queriam romper. De certa forma, Muriel tinha invadido um espaço intocado de Tomas, e durante aqueles segundos em que não parecia fazer sentido ficarem parados na calçada como dois sonâmbulos, embora também fosse a coisa mais sensata a se fazer, já que não temiam o que os suecos poderiam pensar, eles respeitaram aquele silêncio crescente. Às vezes o silêncio é como uma pele, cobrindo o que não se quer expor. Outras vezes é como um fungo, proliferando-se, com um odor estranho, até ser impossível ignorá-lo. Em outras, ainda, é apenas um vão através do qual caem todas as coisas não ditas, todas as palavras abafadas pelo medo.

– Onde vocês estavam?

A voz de Orlando os despertou bruscamente daquele torpor, fazendo com que Muriel quase derrubasse a sacola. Andava na direção deles com passos firmes e apressados, seguido por Magnólia e Herbert, ambos visivelmente preocupados, mas a certa distância, tentando não demonstrar interesse pelo reencontro.

– Fui atrás dela, como disse que faria – disse Tomas, secamente.

Orlando olhou a filha dos pés à cabeça, buscando seus olhos por trás dos óculos escuros.

– Você está bem?

– Está perguntando sobre o meu pequeno acidente? O que você acha? – retrucou Muriel, deixando transparecer um sorriso cínico.

O sorriso combinava com seu rosto pequeno e redondo, sobretudo agora que seus cabelos estavam mais curtos, mas nem essa harmonia às avessas foi capaz de melhorar o humor de Orlando ou deixá-lo menos desconfiado. Na verdade, ele interpretou a expressão da filha com muito mais desdém do que ela tinha pensado demonstrar.

Muriel tentava se manter impassível, com a elegância de não mencionar que estava ótima porque tinha uma câmera nova, o que tornava seu "pequeno acidente" um mero detalhe, embora nunca mais fosse recuperar as centenas de fotos que havia tirado durante a viagem. Esse pensamento fez com que algo afundasse dentro dela outra vez com o peso de um punho batendo com força na água.

É claro que a água não espirrou em ninguém, mas também não permitiu que Orlando permanecesse calado.

— Eu quero que seja direta comigo, filha.

— E eu não quero falar sobre isso — disse ela, dando de ombros. — Já está feito.

No instante em que ela terminou a frase, Orlando olhou para a sacola e franziu a testa. A pele de seu rosto passou do vermelho berrante causado pela caminhada da praia até ali para um branco reluzente que ressaltou seus olhos castanhos.

— O que tem aí? — ele perguntou.

Muriel escondeu a sacola atrás do corpo e Magnólia e Herbert se afastaram ainda mais para a entrada do hotel, cuja porta automática não parou de abrir e fechar até que uma funcionária veio pedir para que eles resolvessem se entrariam ou não. Mesmo distantes, os dois permaneceram em silêncio, certos de que estavam testemunhando a formação de uma nova briga.

— Muriel, você pode me dar essa sacola? — pediu Orlando.

Tomas olhava de um para o outro. Pensou em defender a irmã, mas ela sabia fazer isso sozinha.

— Não tenho mais dez anos de idade — respondeu ela, estreitando os olhos.

— Mas de vez em quando age como se tivesse — o pai rebateu. — Eu sei o que você tem aí.

— Então por que perguntou? Só fiz o que era certo.

— Você sabe que não temos dinheiro, e agora isso!

– Eu sei? Como eu saberia se você não conversa direito comigo? E quando conversa, não quer ouvir? – retrucou Muriel, perdendo a paciência.

As pessoas passavam pela rua e lançavam olhares assustados para eles. Observando-os de um retângulo de sombra na calçada, Tomas se encolheu sob o casaco e enfiou as mãos nos bolsos. Intimamente, desejava duas coisas: a primeira era entrar no hotel sem dar nenhuma satisfação, e a segunda era que Muriel tirasse os óculos escuros, porque não ver em seus olhos a reação àquela conversa com o pai era um pouco perturbador.

– Você vai pagar por essa nova câmera – disse Orlando, apontando para a sacola. – Não sei como, mas isso não vai sair do meu bolso. E vou bloquear o seu cartão.

– Por causa *dela*? – perguntou Muriel, e encarou Magnólia com a mesma fúria que havia sentido no trapiche.

– Por causa da sua impulsividade! – berrou Orlando. – Não precisava descontar em mim o que a sua tia fez!

– Você me puxou, você me machucou, você ficou do lado dela. Tenho todos os motivos do mundo para descontar meu ódio em você.

A tranquilidade com que Muriel disse aquelas palavras foi assustadora, o que deixou não só Orlando sem reação, mas também Tomas. Tinha um tom de sarcasmo, de cólera contida, e tudo só piorou quando ela finalmente revelou o conteúdo da sacola e a balançou na frente de Orlando, sorrindo.

– Pensando melhor, eu não descontei nada em ninguém – continuou ela. – Só me dei o que era meu. Como eu disse: está feito.

Orlando ergueu o braço para tomar a sacola da filha, mas ela se esquivou. Então, parecendo uma criança ofendida e acuada, ele se afastou em passos lentos e entrou no hotel. Herbert foi atrás, seguido por Magnólia, que antes de sair tentou se comunicar visualmente com Tomas, mas ele não entendeu o que a tia queria dizer.

Virando-se para a irmã, ele apanhou a sacola e depois a abraçou. Muriel não retribuiu o abraço, mas soltou os ombros como se fosse chorar outra vez. Se não fosse por Tomas, talvez tivesse sentado ali mesmo, no meio da calçada, e esperado que alguma coisa boa acontecesse. Qualquer coisa. Não gostava de se comportar daquela maneira com o pai, mas não tinha encontrado outra.

— Eu... não sei se fiz a coisa certa — balbuciou Muriel, cravando o queixo no ombro do irmão, que começava a se arrepender do seu gesto acolhedor.

— Não precisa pensar nisso agora. Já está feito: não foi isso o que você disse?

— Isso não vai trazer minhas fotos de volta, Tom.

— Mas já trouxe um pouco de alegria, não trouxe?

Ele a empurrou levemente para trás e a encarou.

— Eu não posso comprar nada que me traga o Ali de volta, nem a alegria que eu sentia com ele. E o mundo continua girando, para o bem ou para o mal.

— Agora você está comparando algo muito mais sério, muito mais humano, com a minha perda materialista. E estou me odiando por isso. Nunca imaginei que ficaria assim por causa de uma câmera fotográfica, nem que a alegria de ter uma nova fosse durar tão pouco.

— Ela vai voltar.

— O quê?

— A alegria.

— Acho que só fiz essa compra por vingança. No fundo, bem lá no fundo, queria provocar o pai. Mas fui infantil.

— Está feito — repetiu Tomas, sério.

Houve um tempo em que Tomas teria simplesmente deixado a irmã sozinha. Agora, sentia-se na obrigação de ajudá-la. Estavam num lugar estrangeiro, mas carregados de sentimentos nativos, antigos, quase ancestrais de tão conhecidos.

Teria trocado mais algumas palavras com ela, mas ambos ficaram em silêncio, fingindo que nada havia acontecido, quando Tadeu e Gunnar surgiram na calçada oposta. Os dois pareciam saídos de um velório.

— E aí, tudo bem? — perguntou Tomas, tentando soar natural.

Ele reparou que os olhos de Gunnar estavam vermelhos e que Tadeu contraía o maxilar, um sinal evidente de que nenhum deles estava bem.

— Como foi a reunião? — quis saber Muriel.

— Não deu certo — respondeu Tadeu. — O cara propôs uns termos absurdos de distribuição, porcentagem de vendas... Não queria que fôssemos sócios dele, mas funcionários.

Gunnar, que estava um palmo atrás do marido, encarou-o em silêncio. Um desconforto palpável pairava entre eles como uma mosca enorme e silenciosa.

— Viemos à toa, eu acho — Tadeu rosnou para si mesmo. — Mas o Gunnar gostou dos termos dele, disse que teríamos menos trabalho. Não é?

Tadeu não estava sendo mesquinho de propósito, embora evitasse se virar para olhar o marido. Pela primeira vez Tomas sentiu vontade de se afastar dele. Gunnar não parecia bem, não estava bem, mas o que ele tinha a ver com isso?

— Enfim. Amanhã vamos aproveitar a cidade e quem sabe dar um pulo em Copenhague. Vocês topam?

Tomas e Muriel assentiram com um sorriso amarelo.

Tadeu não disse mais nada, apenas entrou no hotel sem nem olhar para atrás. Não percebeu que Gunnar ficara ali parado, olhando-o com um desprezo que nenhum deles tinha visto antes.

— Aconteceu alguma coisa? — arriscou Tomas, confuso.

Gunnar balançou a cabeça negativamente.

— Está *tuto pem*. — Ele ensaiou entrar no hotel, mas parou diante da porta automática, pensativo. Então, deu três passos para trás e seguiu reto pela rua adjacente, deixando Muriel e Tomas sozinhos.

Depois de Gunnar desaparecer em uma esquina, os dois também decidiram não entrar no hotel. Algo os impelia para longe, muito longe. E por causa do frio, o calor dos aquecedores dos restaurantes e cafés parecia a única coisa agradável naquele fim de tarde, quando todas as luzes começavam a acender para, quem sabe, iluminar alguma parte deles que há muito havia escurecido.

# 14.

Quando o sábado enfim chegou, a ressaca daquela inacreditável sexta-feira que parecia ter durado um mês caiu sobre eles com o ranço de um pesadelo, um erro temporal, cósmico e incontornável ocorrido em uma época distante, pouco retida pela memória. E se por um lado todos faziam um pouco de esforço para tentar apagar as cenas do dia anterior, por outro havia uma necessidade absolutamente humana de se defender, de reter o que era essencial para que os mesmos erros e as mesmas crises não se repetissem.

Todos, sem nenhuma exceção, acordaram emocionalmente esgotados, como se tivessem chorado ininterruptamente durante a noite. A cidade amanheceu ainda mais fria, coberta por uma garoa fina e cinza que deixava transparecer, em pontos distantes, poças de um céu azul leitoso e baço. Como pegadas profundas na areia lavada pela maré, o frio e a umidade marcaram todos eles durante o café da manhã, refletindo-se em seus humores.

Muito do esgotamento impresso no coração de cada um foi naturalmente transferido para o corpo, e eles andaram pelo restaurante do hotel sentindo um cansaço ainda maior. Os ovos mexidos não pareciam saborosos; o café estava amargo demais; as frutas tinham sido cortadas num ângulo estranho, e os pãezinhos de grãos estavam secos. Nada disso era verdade, claro, mas foi assim que sentiram as coisas, insatisfeitos não só com a qualidade do que havia sido servido, mas também com o fato de que seus problemas não tinham se dissolvido milagrosamente e, portanto, parecia bastante cruel que tivessem a obrigação de acordar quando não sentiam qualquer vontade de viver.

Foi por uma insistência nada simpática de Orlando que Tomas comeu um pouco dos ovos mexidos e tomou meio copo de suco de toranja. Magnólia e Herbert não trocaram uma palavra, mas tomaram cada um três xícaras de café preto. Muriel sentou-se o mais distante possível da tia e, consciente de que estava se comportando de forma imatura, embora julgasse necessário, passou boa parte do tempo sem tocar na comida para mexer na nova câmera. A Canon girava de uma mão para a outra, produzindo calafrios em Orlando, olhares de pânico em Magnólia e um sorriso imperceptível nos lábios de Herbert e Tomas. Como tinham conversado pouco, Tadeu e Gunnar ainda não estavam sabendo do episódio da câmera, mas sentiram no silêncio desconfortável da mesa e nos olhares lançados sobre a máquina que alguma coisa havia acontecido. Mais por isso do que pelo fracasso da negociação, incluindo a briga verbal que tinham travado antes de voltarem ao hotel, acharam melhor não fazer perguntas.

Passar todo o café da manhã sob o som de talheres e mastigadas lentas foi uma experiência coletivamente agridoce – a parte doce estava somente no fato de ninguém avançar as linhas inimigas, e isso já era muito. Ao saírem para o calçadão movimentado e enegrecido pela chuva, que já rareava, todos se sentiram um pouco menos presos, e por ora tinham em mente a dissimulação como senso comum. Só assim suportariam não apenas o sábado, mas também o restante de toda aquela viagem cujo fim, agora, parecia uma recompensa.

– Você está melhor? – perguntou Tomas, alcançando Muriel.

Ela ergueu os ombros, indiferente.

– Estou gostando dela. – Muriel ergueu a câmera e ensaiou fotografar as pessoas vestindo capas de chuva em frente às lojas, mas acabou desistindo. – Só que perdi tudo, Tom. Perdi todos os nossos registros, desde o início da viagem, ainda no Brasil, passando por Oslo, Bergen, até aqui. É tão difícil acreditar nisso...

– Não passou nada para o computador?

– Pensei em fazer isso anteontem, no hotel, mas não fiz. E ainda perdi outras fotos tiradas no Brasil, semanas antes do acidente, de planejarmos toda essa viagem.

Tomas apertou o passo, seguido da irmã, e ambos abriram uma distância maior de Magnólia.

– Não vou falar para você não a odiar – começou ele, tentando encontrar nos olhos de Muriel um pouco de compreensão, embora parecesse inútil –, mas lembre-se de que cada um vai para o seu canto quando voltarem ao Brasil. Você não precisa ficar remoendo tudo isso, afinal não dá para recuperar nada.

– Muito obrigada por me deixar melhor – ela respondeu, sarcástica.

– Você entendeu o que eu quis dizer – ele emendou segurando o riso. – Agora, aproveite a câmera nova. Por falar nisso, o pai confiscou o seu cartão?

– Não. Ele tentou, mas eu fui mais rápida e o escondi no bolso.

– Logo ele vai esquecer tudo isso.

– Mas vai se lembrar quando chegar a fatura em sua doce e solitária casinha.

Os dois olharam para trás, certificando-se de que ninguém os ouvia, e se depararam com uma cena incomum: Magnólia caminhava em silêncio ao lado de Gunnar, enquanto Tadeu e Herbert conversavam sobre alguma coisa que não conseguiram ouvir. Orlando vinha logo atrás, sozinho, olhando para baixo como se os planos para aquele dia estivessem todos listados em seus sapatos.

– Aliás, por que você não volta a morar com ele? – perguntou Muriel, indicando o pai com a cabeça. – Aposto que ele se sentiria melhor, porque agora parece tão emocionalmente perturbado quanto ela.

Tomas já havia se acostumado com o uso do pronome para se referir à tia. Era como um novo código, um signo de fraternidade, embora não conseguisse sentir o mesmo rancor que a irmã.

Gostava de Magnólia, conseguia compreendê-la, mas preferia se afastar de quaisquer julgamentos, ainda que os tivesse.

– Por que *você* não vai morar com ele? – rebateu.

– Eu tenho a minha faculdade.

– E eu a minha vida em Oslo.

– Então vai ficar mesmo por lá?

Ele não respondeu. Ainda não sabia, mas parecia doloroso demais voltar a viver naquela casa, ver o mar todos os dias ao acordar, lembrar-se de uma época em que a felicidade verdadeira e comum, do tipo que só se experimenta junto à família, ainda era possível. Não reveria somente a mãe em relâmpagos mentais de afogamento, mas Alister também, ainda vivo, sorrindo, deitado na areia.

– Aposto que ele está ótimo sozinho – disse Tomas, finalmente. – E acho que não devemos nos cobrar isso. Não estamos falando de um velho babão com incontinência urinária, afinal.

Muriel lançou um olhar torto para o irmão. Podia ouvir a tia usando aquelas mesmas palavras. Não eram muito comuns as vezes em que Tomas se mostrava ácido, mas quando esse traço aflorava, era sempre numa medida extrema e, por algum motivo sombrio, combinava com o caráter dele.

– E se ele estivesse assim? – insistiu ela. – Você cuidaria dele?

– Ele não está assim, Muriel. Não precisa de nós. Tem menos de cinquenta anos ainda, não sei por que ficar pensando nisso.

– Ok, me desculpe. Acho que não gosto de vê-lo assim, sozinho. Fico pensando no que a mamãe diria.

– Então vá lá conversar com ele, oras!

– Não posso. E não quero. Vai ser bom deixá-lo assim, mais isolado, pensando no que fez, em como vem agindo. Cansei de ser boazinha com todo mundo.

– E o machucado?

Muriel deu de ombros. Percebeu que também já estava se irritando com o azedume de Tomas e não quis imaginar como seria o restante do dia. Afastando-se um pouco do irmão, tirou uma série de fotos da vitrine de um sebo abarrotada com livros usados. Em uma delas, o reflexo do pai surgira logo atrás dos seus ombros, os olhos escurecidos pela lombada de couro preto de um livro. Afastando-se ainda mais, abrigou-se na sombra de uma árvore e reviu as fotos no visor da câmera. Ela deu zoom na parte em que Orlando aparecia, e a semelhança com um desses fantasmas que se encontram em fotos antigas, na forma de vultos transparentes, era assustadora. Na foto seguinte ele já aparecia caminhando, mas somente com uma das pernas à vista, formando um borrão que lembrava uma tesoura aberta na calçada.

Como se tivesse engolido de uma vez o sabor amargo do dia anterior, Muriel sentiu um enjoo súbito diante daquelas fotos e uma vontade inexplicável de abraçar o pai. Mas era o tipo de vontade fácil de resistir, e ela não saiu do lugar, fingindo mexer na câmera enquanto os outros continuaram caminhando em direção à mesma praça onde haviam comprado frutas na manhã anterior.

Ninguém sabia exatamente para onde estavam indo. Tadeu havia até pensado em propor um passeio, mas o desânimo coletivo o fizera recuar. Ainda era sábado e já começara a fermentar certa preguiça do fim de semana, de todas as obrigações turísticas que teriam de cumprir até a segunda-feira, quando voltariam para Oslo. A ideia de dar um pulo em Copenhague era incrivelmente tentadora, e talvez os ânimos se renovassem. A verdade é que Malmö não oferecia tantos atrativos: era uma cidade bonita, com ventos frescos, algumas construções interessantes, como cemitérios bem-cuidados, parques, uma fortaleza, a igreja gótica de São Pedro, a praça Lilla, localizada numa região central repleta de casas do século XIV, e o litoral, com uma parte não somente de areia branca, mas de gramados, onde as pessoas costumavam levar cachorros, correr e fazer piqueniques no verão, e embora fosse a terceira maior cidade da Suécia, no geral era pouco aproveitável para quem viesse de outros lugares com mais opções recreativas.

Quando atravessaram o antigo cemitério do centro, dessa vez caminhando mais devagar, Tadeu se lembrou do Turning

Torso, um arranha-céu de 190 metros de altura que os outros já tinham visto da praia no dia anterior.

Sem falar nada, ele os conduziu até a base do edifício, pelo qual ficaram fascinados. Por um instante, tudo pareceu divertido novamente. Tinham os olhos pregados na construção residencial composta por nove cubos que se torciam numa angulação progressiva, dando nome à estrutura.

– É um dos mais famosos cartões-postais de Malmö – explicou Tadeu, olhando para cima. – Se não for o mais famoso.

– Eu já tinha visto esse prédio numa série policial – disse Muriel, tirando uma dúzia de fotos. – É um dos mais conhecidos da Escandinávia.

– Sua mãe teria gostado – disse Orlando, e Muriel fingiu não ouvi-lo, ainda que tivesse processado a informação.

E ele tinha razão. Sara, que sempre trabalhara com design, decoração e arquitetura, adorava projetos inovadores e teria amado estudar aquele edifício, ou mesmo sonhado em comprar um dos apartamentos com vista para o mar. Tanto Orlando quanto Muriel conseguiam imaginá-la falando alegremente sobre a construção. Tomas não chegou a ouvir o pai – além do vento que batia em suas orelhas, também estava hipnotizado pela grandeza do edifício.

– É muito mais bonito do que qualquer projeto do Niemeyer – disse Magnólia.

Para a surpresa de Herbert, ela envolveu seu braço direito no braço esquerdo dele e, juntos, ficaram admirando o mesmo ponto, contemplando as grandes janelas que seguiam o padrão inclinado das paredes.

– É uma arquitetura diferente – disse Orlando, ríspido. – Não tem como comparar uma coisa com a outra. Estamos na Escandinávia.

– Não diga – Magnólia disse com sarcasmo, baixando o rosto e sorrindo para ele. – Achei que estivéssemos em Barcelona.

– Na verdade, o arquiteto é espanhol – disse Tadeu. Parecia orgulhoso por saber tantos detalhes sobre o edifício, o que para

Gunnar não era uma surpresa, embora aos seus ouvidos aquilo já começasse a soar como uma exibição gratuita de conhecimento reciclável.

– É o mesmo que projetou o Museu do Amanhã, no Rio de Janeiro – continuou. – Mas não lembro o nome dele.

– Santiago Calatrava – disse Tomas.

Todos olharam para ele. Tomas, que estivera em silêncio, vinha pesquisando sobre o Turning Torso no celular. Foi naquele momento que todos se esvaziaram de suas angústias, substituindo-as por um inusitado interesse em comum. Magnólia não voltou a ser dissimulada com Orlando, que, aproximando-se do filho com as mãos em concha, protegeu parcialmente o celular da luz e leu com ele as informações sobre o lugar. Tadeu também se juntou a eles, deixando Gunnar novamente sozinho. Entre um parágrafo e uma imagem, Tomas lançava olhares rápidos e solidários para ele, que não percebeu o gesto. Sentia pena de Gunnar e não sabia o que fazer, embora não fosse sua responsabilidade fazer qualquer coisa. Estranhamente, Tadeu parecia cada vez mais superficial, como se forjasse uma versão feliz de si mesmo que não se confirmava nos olhos vermelhos e tristes do marido.

# 15.

A ida ao Turning Torso tinha sido o ápice daquela manhã. Não esperavam ser guiados àquele edifício que se destacava de longe, visível de praticamente qualquer ponto de Malmö, e foram surpreendidos por sua modernidade e imponência. Mas bastou saírem de lá para que a atmosfera se tornasse pesada outra vez, esmagando os frágeis laços provisórios que haviam criado. Tadeu sabia que a caminhada não faria milagres, mas achou que algumas curiosidades turísticas ao menos romperiam a represa de mágoa e silêncio que todos vinham mantendo com tanta força e segurança, como se precisassem dela para continuarem vivos.

Deixaram a base do edifício, onde ficaram por menos de dez minutos, com a impressão compartilhada de que a vista dos apartamentos para o mar Báltico deveria ser uma das mais belas da cidade, talvez de todo o litoral sueco. Depois, passaram a manhã perambulando por caminhos que apenas circundavam a praia, através de estacionamentos, áreas de lazer e ciclovias pouco movimentadas. Por duas vezes entraram em bairros residenciais de sobrados antigos que contrastavam com as ruas de prédios novos, largos e colados uns nos outros onde desembocaram, e pouco conversaram entre si.

Muriel ficou a maior parte do tempo longe do grupo, mantendo uma distância ainda maior e mais calculada de Magnólia tanto pelo desejo de evitá-la quanto pelo medo de ver sua mão se aproximando para derrubar a câmera novamente. Assim, fez questão de não fotografar a tia nem uma só vez, e sempre que ela aparecia no plano de suas fotos, fingia mexer na câmera até que Magnólia se afastasse.

Depois de uma manhã silenciosa, permeada apenas por alguns vagos comentários de Tadeu (Gunnar só abriu a boca duas vezes, uma para bocejar e outra para pedir café numa cafeteria), decidiram almoçar num restaurante de culinária local. A contragosto, Orlando evitou as carnes com as quais não estava acostumado, mas apenas porque não queria incomodar Magnólia com pedidos absurdos. Quando deixaram o restaurante, menos de trinta minutos depois, tendo novamente substituído metade das palavras pelo tilintar dos talheres e longos goles de cerveja e vinho, revelaram-se um pouco menos apáticos, como se a comida tivesse de fato feito seu papel de combustível. Magnólia, que havia optado por duas módicas taças de vinho branco, saiu com as bochechas levemente coradas, o que deixou Herbert estranhamente feliz. Sentia que ela precisava daquela cor no rosto – e um pouco de vida, pensou ele, não faria nenhum mal a alguém cuja expressão vinha sendo constantemente de morte.

Era inegável o poder do álcool sobre seu transtorno, mesmo em quantidades pequenas. Enquanto sentia o corpo mole e o rosto ainda quente, Magnólia foi tomada por uma vontade incontrolável de conversar com Tomas. Queria puxá-lo para um canto da calçada, andar de braços dados com ele, falar sobre a discussão que tiveram. O Chardonnay francês, um dos melhores que ela já tinha tomado na vida, mesmo por um preço de ouro, lhe dera um frescor renovado sobre a conversa com o sobrinho no dia em que chegaram a Malmö. Ela já provara a mesma sensação diversas vezes: a de que o álcool dava um polimento intrigante às impressões e às emoções do passado. Não tinha pensado naquela pequena briga por quase dois dias, eclipsada pela fúria de Muriel, pelas alfinetadas de Orlando, pelas ondas que Herbert jogava sobre ela, pelos conflitos que havia travado com o marido em voz baixa no instante em que entraram no quarto do hotel, deitando-se separados por um terceiro corpo invisível – o único ser saudável naquele casamento.

Agora, saindo do restaurante e vendo Tomas de costas, só queria correr até ele e pedir desculpas. Queria contar dos hematomas, do motivo de ter desaparecido em Bergen, queria perdoá-lo com sinceridade por ter lido seu diário e fingir – apenas fingir – que não se sentira ofendida com as palavras dele. Mas se por um lado era revigorante sentir o vinho sobre a língua, entregar-se àquela bebida que para ela era mais vital do que o ar, por outro era detestável a vulnerabilidade que o álcool lhe instilava. Sentira igual vontade de conversar com Orlando, de segurar a mão de Herbert, talvez até de se aproximar de Muriel e pedir para ver algumas de suas fotos. Mas alguma coisa mais profunda e intocável a impedia, e era essa mesma coisa que a mantinha presa naquele comportamento, fazendo com que se isolasse ainda mais e que os outros julgassem que não estivesse bem.

Com forçada diligência, Tomas evitava até mesmo olhar para a tia. Como o pai, estava cansado de todos, e agora esperava com ansiedade pelo retorno a Oslo. Se antes estivera em dúvida sobre seu futuro, a própria família tinha tornado a decisão mais fácil. Voltar ao Brasil seria suicídio, e ele queria viver, nem que para isso fosse preciso sentir toda a dor da ausência de Alister. Ainda assim, a fragilidade que a solidão lhe infundia era aterradora, portanto desafiadora. Ele ainda não sabia se o desafio de manter-se mentalmente são produzia o terror ou se o terror poderia transformar a solidão em Oslo em um desafio. Tomas só tinha certeza de uma coisa: a morte de Alister havia transformado sua vida para sempre, e só agora ele começava a compreender isso com mais clareza.

– Ei, quer conversar? – perguntou Herbert, caminhando devagar ao lado de Magnólia.

Eles adentraram um parque de árvores centenárias através de uma ponte e então se espalharam, como se algo invisível os rondasse e finalmente suspirasse de alívio, afastando-os uns dos outros.

– Sobre o quê? – perguntou Magnólia, mas não estava desconfiada. A inflexão tinha sido apressada, dita quase com desinteresse.

– Não sei. Você parece mais quieta, mas é uma quietude meditativa, se é que me entende.

– E você parece a Elisa falando.

– Pensativa, na verdade – corrigiu ele. – O vinho estava bom?

– Eu tomaria mais seis taças – respondeu ela, sorrindo.

Herbert sentia-se culpado pela felicidade que aquele sorriso lhe proporcionava. Era o sorriso de um vício, não de uma apreciação qualquer. Talvez Magnólia nunca tivesse chegado ao alcoolismo como o irmão, talvez fosse um alcoolismo muito bem disfarçado, mas a forma como ela se alterava positivamente (na maioria das vezes) por causa do vinho era uma de suas maiores características. Ele sabia que parte daquela súbita leveza e da falta de resistência tinham a ver com o passeio. Se estivessem em casa, ela provavelmente teria aberto uma segunda garrafa, feito algumas acusações sem fundamento e ido dormir aos prantos. Era uma sequência de fatos que em certas épocas do casamento tinha virado uma rotina para a qual ele nunca ousara dar as costas deliberadamente, temendo que ela atirasse alguma coisa em sua cabeça.

– É um parque bonito – disse ele, sem saber como dar continuidade à conversa.

– Esse parque é bem famosinho por aqui – interveio Tadeu. Toda a esperança que Herbert tinha de travar uma conversa pacífica com Magnólia, ou pelo menos tentar, se dissolveu com a aproximação dele. – Chama-se Slottsparken. Tem um com o mesmo nome em Oslo, e logo ali fica o Kungsparken. Daquele lado está a biblioteca municipal, quase uma atração turística por aqui, de tão bonita.

Aquela súbita informação sobre a biblioteca despertou o interesse de Herbert. Ele e Magnólia olharam na direção que Tadeu apontara e viram, entre as árvores, um largo e alto cubo de concreto com paredes de vidro que refletiam o céu já coberto de nuvens. Um cinza luminoso envolvia o parque, ardendo nas folhas mais novas das árvores em tons de prata.

Gunnar acompanhou com os olhos o momento em que Tomas se aproximou de Tadeu. À distância, fingindo fotografar com o celular um corredor de árvores, ele viu quando seus ombros se tocaram de leve durante uma caminhada que parecia levá-los ainda mais para longe. Tinham a expressão suave quando se viraram, revelando perfis ora sorridentes, ora concentrados nos lábios que falavam.

– O que esses dois tanto conversam? – perguntou Orlando, aproximando-se com as mãos dentro do casaco e o olhar paralisado sobre o filho. Sua presença repentina não chegou a assustar Gunnar, mas fez com que ele guardasse o celular no bolso.

– Eu *nao* sei – respondeu Gunnar. – *Talfez sopre* Oslo.

– Tenho medo de que Tadeu o convença a ficar por lá – continuou Orlando, sem tirar os olhos de Tomas. – A principal razão dessa viagem era levá-lo para casa. Sei que um diploma estrangeiro seria bom para o futuro dele, para a carreira, mas depois do que aconteceu... Ele não está preparado.

– Posso falar com *Tateu. Tescobrir* o que conversam.

– Eu agradeço, Gunnar. Tenho receio de perguntar diretamente. Não sei se é só impressão ou muita preocupação da minha parte, mas sinto que o Tom tem andado muito estranho.

– *Nao* é só ele.

Orlando o espiou de lado, mas evitou fazer perguntas. Via em seus olhos claros o reflexo de alguma mágoa, de algum segredo, e, tomado por uma repentina vontade de se afastar, lembrou-se dos gritos que escapavam do andar de baixo na casa de Bergen. Não se sentia íntimo o suficiente para pedir mais detalhes ou dar conselhos. Na verdade, tinha uma dificuldade quase intransponível em entender o universo de um casamento homossexual, que em sua ignorância deveria ser algo muito diferente de uma união heterossexual, com regras diferentes e até uma política diferente.

Com um ritmo de calculada indiferença que pretendia não ofender Gunnar, Orlando se afastou. Receava que ele se abrisse, que contasse dos problemas matrimoniais, que desabafasse como faria qualquer amigo ou amiga. Bastavam Magnólia e Herbert, que superficialmente pareciam um casal regular, do tipo que se acomodou e entendeu que permanecerá unido para sempre, firmando um contrato velado em que ele aceita que ela vai se cortar e beber, e ela aceita que uma traição não mudará nada, assim como não muda nada uma toalha molhada jogada sobre a cama. Mas Orlando sabia que era no casulo escuro de sentimentos ocultos, no isolamento de um quarto ou no silêncio intrépido mantido entre os olhares, que a verdade aflorava muito mais feia, muito mais ácida, muito mais verdadeira. Sabia porque tinha provado daquele sabor específico com Sara. Não sempre; a frequência das crises era menor do que a frequência com que transavam, e isso, para ele, era um indicador de que as coisas não iam tão mal. Talvez o que faltasse na vida da irmã com o cunhado fosse apenas isso: sexo.

Orlando deixou que essa ideia se dissolvesse na luz branca da tarde sem perceber o quão questionável e mesquinha ela era, já que ele próprio não transava havia mais de um ano.

# 16.

Começou a ventar forte naquele fim de tarde. As nuvens haviam inchado, espalhando-se e ocupando os vãos azuis do céu, lançando sobre a cidade uma luz monocromática e fria. As árvores dos parques, do cemitério e das ruas mais próximas ao litoral deram início a uma dança farfalhante, em cujas poucas folhas e galhos reverberou um intenso tremelicar, produzindo um som insistente de papel amassado, como se a natureza sentisse frio, expressando a iminência de uma tempestade.

Magnólia adorava essa complexidade climática, a ansiedade das águas, a variação de luzes com o deslizar das nuvens, quando as cores se encavernam e tudo se prepara com uma urgência fatalista. Um leve tom de cera cobriu tudo, e a chuva começou a cair no momento em que eles adentraram a biblioteca pública de Malmö. No caminho, viram homens e mulheres correndo até seus carros, escolas fervilhando atrás dos portões que entregavam as crianças à liberdade, ciclistas aumentando a velocidade e olhando para o céu com medo. Alguns estudantes também correram em direção à biblioteca, as ruas se esvaziando como se cada pessoa que antes caminhava tranquilamente tivesse entrado na paisagem tal qual uma gota de tinta sorvida pelo algodão de uma tela.

O prédio da biblioteca tinha uma bela entrada que lembrava um pouco a imponência de um edifício comercial, embora não fosse alto. Uma sala com um balcão de atendimento se abria para a direita até um novo bloco que haviam visto brevemente da rua. Todos estavam deslumbrados com a arquitetura do lugar, mas os olhos de Herbert e Tomas cintilaram com um brilho especial. Aquele bloco, quase inteiramente visível do lado de fora através de suas imensas paredes de vidro, era um salão com piso de madeira, sofás vermelhos para leitura e estantes metálicas cheias de livros dispostas geometricamente e encimadas por luminárias. Do lado oposto da entrada, uma estrutura branca de três andares com nichos para leitura e escrita erguia-se quase até o teto. Alguns nichos estavam ocupados por estudantes, que vez ou outra saíam, consultavam livros e logo retornavam aos seus lugares. Havia ainda uma série de mesas com computadores alinhada ali embaixo, em torno da qual funcionários e visitantes circulavam num silêncio obediente.

Mas o silêncio não durou muito. A chuva lá fora caía violentamente contra as vidraças, erguendo uma onda sonora contínua e perturbadora. Muitos pareciam hipnotizados pelo espetáculo da água, paralisados diante das janelas com seus lápis e canetas presos à boca e os olhos perdidos em algum ponto em que a chuva transformava as árvores em borrões de tinta.

Orlando conteve a emoção diante de Tomas, que não se preocupou em esconder aquele instante de alegria em seu rosto. Ao contrário, deixou o grupo como uma criança à qual é permitida a delícia de voar. Esquivou-se de algumas poltronas, desaparecendo entre estantes de ficção, depois reapareceu e subiu quase correndo as escadas que levavam aos nichos. Dali era possível ter uma visão privilegiada da biblioteca. Sorriu com cumplicidade para que Muriel se juntasse a ele e registrasse o momento. Ela fotografou os corredores de livros, a fachada de vidro pintada pela água e então se juntou a Tomas, tirando dezenas de fotos. Aproveitou para fotografá-lo também, lembrando-se com um pouco de tristeza dos outros registros do irmão, agora perdidos no mar. Pela primeira vez imaginou que se o cartão de memória tivesse algum poder anticorrosivo, provavelmente suas fotos seriam encontradas dali a dezenas ou centenas de anos, ressurgindo em uma espécie de cápsula do tempo para serem estudadas num futuro em que nem ela e nem a tecnologia atual existiriam mais.

Todos haviam se espalhado. Magnólia estava isolada em um canto, Orlando e Tadeu mais ao centro, parecendo desinteressados, e Herbert e Gunnar haviam seguido corredores opostos, desaparecendo de vista. Seguindo Tomas e Muriel com os olhos, Herbert desejava uma biblioteca como aquela em sua cidade. Era um ponto de fuga, um local capaz de fertilizar ideias. Estava cansado das bibliotecas já conhecidas, da luz direta sobre as mesas, das poucas opções de livros. Aquele era o lugar perfeito para terminar seu "ensaio interminável" – se Magnólia estivesse por perto, teria dito isso como uma provocação. Encontrou alguns títulos de Virginia Woolf traduzidos para o sueco, exceto de romances menos conhecidos. Se fosse mais novo, teria pegado uma edição menor e colocado dentro do casaco, mas tanto a idade quanto o cargo de professor o impediam agora. Então, subiu até os nichos, contemplando de lá um universo paralelo no qual se dirigia todos os dias a uma daquelas mesas para trabalhar por seis horas seguidas em seus projetos acadêmicos e ficcionais.

– Já teve quantos orgasmos até agora?

Magnólia tinha se aproximado em silêncio, assustando o marido. O fato de ter falado baixo e em português não impediu que uma garota de mochila atrás deles lançasse um olhar intimidador na direção dos dois.

– Será que ela entendeu? – sussurrou Herbert.

– Acho improvável.

– Mas que pergunta para se fazer... Qualquer um que entendesse o mínimo olharia daquele jeito.

– Só queria saber como está se sentindo nesse lugar – disse Magnólia. – Tem a sua cara.

– Achou o lugar bonito, então? – arriscou ele, com um sorriso que a desagradou.

– Não. É um pouco quadrado, na verdade. E frio.

Em parte, Magnólia tinha razão. Tudo era muito perfeito, simétrico, quadrado. As poucas cores quentes não "aqueciam", e as colunas cilíndricas brancas que sustentavam o conjunto só tornavam tudo mais frio, pelo menos para ela. Mas Herbert não achava que Magnólia estava de todo certa. Ele não era quadrado, e no fundo sabia que ela só tinha dito aquilo para contrapor seu momento gratuito de vaidade. Frieza também era a última coisa que vinha demonstrando durante aquela viagem, por mais que tentasse.

– Você não parece bem – disse ela, de repente.

Ele se apoiou na barra metálica de proteção e baixou a cabeça numa típica posição de vítima, embora repugnasse esse reflexo de consciência.

– Tenho tentado de tudo para te fazer bem, Mag. Tenho dado o meu melhor. E você diz que sou frio?

Ela cruzou os braços e bufou.

– Não estava falando sério.

– Tenho sido mais carinhoso do que paciente, e acredite: na maior parte do nosso casamento, fiz exatamente o contrário.

– Eu só queria te provocar – respondeu Magnólia. – Você pode se gabar da sua aparência e eu não posso cutucar as feridas do seu orgulho? Você vive fazendo isso comigo.

– Quando?

– Ou pelo menos fazia.

– Quando eu ainda podia brincar com você – retrucou Herbert. – Agora não sei nem quando posso chegar perto.

– Pobrezinho – ironizou ela. – Vamos parar por aqui, ok? Eu só queria brincar. Você mesmo disse uma vez que tinha um prazer quase sexual quando cercado de livros. Silêncio e muitos livros, foi o que você disse. Então minha pergunta não foi tão exagerada assim.

– Mas eu não sou frio – defendeu-se Herbert. – Sei que não tenho sido.

– Tudo bem. Não direi mais nada.

Antes que ele pudesse acrescentar mais alguma coisa, Muriel se aproximou, a câmera com o visor tampado balançando sobre os seios.

– Vamos embora – disse ela, mais anunciando do que sugerindo. – Meu pai não está bem.

Magnólia descruzou os braços e esticou o pescoço para baixo, procurando o irmão entre as estantes.

– O que aconteceu? – perguntou Herbert.

– Não sei, ele está reclamando de dores outra vez. Isso tem sido insuportável, pra ser bem sincera.

Muriel se afastou e desceu as escadas com passos firmes, dissolvendo a concentração dos leitores ali perto.

– Será que é grave? Se for, teremos que voltar logo para o Brasil – Herbert concluiu, preocupado.

Magnólia ainda olhava para baixo quando a sobrinha deu a volta em uma fileira de poltronas e se juntou a Orlando, que estava apoiado em Tadeu. Tomas e Gunnar se juntaram aos três logo em seguida. Vendo que estavam todos preocupados, Magnólia e Herbert também se apressaram.

A cena que presenciaram ao descerem as escadas ficaria marcada para sempre em suas memórias. A garota que haviam visto no corredor minutos antes estava ajoelhada no centro da biblioteca e montava no chão, com pressa, uma pilha de livros grossos que ia tirando da mochila. Parados no penúltimo degrau, eles viram quando dois funcionários começaram a correr até ela. Seus cabelos tingidos de preto, ensopados pela chuva, molhavam suas costas sobre a blusa de malha. Algumas pessoas se aproximaram, outras se afastaram para olhar de longe, sem entender o que estava acontecendo. Foi então que a garota tirou uma pequena garrafa de dentro da mochila e despejou seu conteúdo transparente sobre os livros. Depois, acendeu três fósforos ao mesmo tempo e os jogou sobre a pilha. Herbert arregalou os olhos diante da chama que se formou rapidamente.

A garota gritava várias vezes a mesma frase, saltando e cuspindo na direção do fogo. Enquanto algumas pessoas corriam, outras permaneceram onde estavam, filmando tudo com o celular. Os funcionários finalmente a alcançaram e a colocaram no chão, gritando qualquer coisa em sueco para um bibliotecário em choque. Demorou alguns segundos até que um grupo avançasse na direção do fogo, tentando apagá-lo às pressas.

– Que porra é essa? – perguntou Herbert, boquiaberto.

A garota começou a se debater quando os seguranças a agarraram, retirando-a à força do salão. Seus gritos ecoavam por todo o prédio. As pessoas, antes paralisadas pela tempestade, agora tinham os olhos arregalados e fixos sobre o que restara daquele ato de protesto literário. Alguns se apressaram em fechar livros e cadernos, indo embora sem se importar com a chuva. Surpreendentemente, os livros queimados não tinham sido muito danificados, apenas formado uma espécie de fuligem pastosa que grudou no piso de madeira. As laterais e as lombadas estavam escurecidas pelo fogo, mas as capas permaneceram intactas.

– O que acabou de acontecer? – Herbert perguntou novamente ao se aproximar dos outros.

– Um momento de indignação – brincou Tadeu.

– Isso é comum por aqui?

Orlando revirou os olhos e apertou a lateral da barriga. Com a confusão que havia se formado, ninguém se lembrava mais da sua dor.

– Até onde sei, não. Mas ela parecia ter um motivo.

Os sete olhavam a pilha de livros que começava a ser retirada do local por uma equipe de funcionários, todos escandalizados pelo ocorrido. O nome de Karl Ove Knausgård se destacava nos seis grossos volumes tocados pelo fogo.

– Foi um ato de repúdio ou algo assim – disse Tadeu. – Parece que o Karl Ove não gosta da Suécia nem dos suecos. Ele escreveu um artigo atacando o país há alguns anos. Chamou os suecos de ciclopes.

– E o que a garota estava gritando?

– Acho que...

– Que ele é o *peor* escritor do *munto* – disse Gunnar, interrompendo Tadeu.

Herbert estava surpreso com a avalanche de informações. Magnólia continuava atenta à limpeza do chão, ainda sem acreditar que aquilo tinha acabado de acontecer diante dos seus olhos.

— Não foi ela que nós...?

— Ela mesma — respondeu Herbert, lembrando-se do olhar intimidador da garota.

Orlando se remexeu na poltrona e bufou alto, arrancando todos do transe, inclusive Muriel. Ela havia fotografado tudo enquanto a garota gritava atrás de sua breve fogueira e estava revendo os registros com cuidado, mas parou para olhar o pai.

— Ah, Orlando, me desculpe — disse Herbert. — Muriel nos disse que você não está se sentindo bem. O que houve?

— Já estou melhor — respondeu ele, massageando a barriga. — Só quero voltar para o hotel.

— Podemos jantar em alguma lanchonete lá perto — Tadeu sugeriu.

— Não quero comer nada — retrucou Orlando, mal-humorado.

Todos se calaram. Orlando não parecia assustado nem incomodado com a cena que tinham acabado de presenciar. A própria biblioteca já começava a voltar à normalidade, alguns tinham ido embora, o cheiro de papel queimado se dissipando sob uma refrescante fragrância de pinho borrifada no ar por uma funcionária.

— Onde o Karl Ove vive mesmo? — Tomas perguntou no caminho de volta para a recepção.

— Ele viveu um tempo aqui na Suécia — respondeu Tadeu, com um sorriso irônico. — Inclusive em Malmö. Agora já não sei...

# 17.

Um grupo grande de pessoas esperava a chuva passar conversando baixinho no saguão de entrada da biblioteca. Demorou quase vinte minutos para que o vento cessasse, e então, como se uma onda de água quente tivesse caído sobre a cidade, dunas de vapor começaram a se formar por todos os cantos. Uma névoa densa e pálida cintilou na rua, desprendendo-se da paisagem como um chamado que os atraiu para fora. O ar estava ainda mais frio, e uma crosta de gelo havia se formado sobre os vidros dos carros, as folhas das plantas mais baixas, os gramados e a fachada do prédio.

A cena da garota gritando diante dos livros em chamas não havia deixado suas mentes. Estava cristalizada como aquela umidade endurecida, tricotada em contas de vidro não apenas nos elementos que compunham aquele cenário, mas também na frágua dos olhos de cada um deles, absorvidos pelas próprias dores e lembranças. Assim, quando deixaram a biblioteca, estavam envolvidos por um silêncio ainda maior do que quando entraram.

– Não é uma coisa que se vê todo dia – disse Tomas, tremelicando e espichando o pescoço para espiar as fotos que Muriel selecionava enquanto caminhavam devagar em direção ao centro.

– Foi um pouco assustador – disse ela. – Nem sei como consegui registrar tudo.

– Ficaram ótimas.

– Obrigada. Talvez em branco e preto fiquem mais dramáticas.

– Acho que não precisam de mais drama.

Ao ouvir os dois, Orlando também se aproximou para espiar as fotos. Não eram muitas, cerca de uma dúzia. Nas primeiras, a garota empilhava os livros no chão; nas seguintes, despejava o combustível; nas últimas, as mais fortes, ela tinha a boca escancarada voltada para cima, as veias do pescoço e da testa saltadas num tom arroxeado, as mãos abertas e os olhos ensandecidos. Em primeiro plano estavam os romances do escritor norueguês, tomados por uma delicada serpente de fogo. Mais do que as veias ou a pira de livros, foi a expressão nos olhos da garota que entrou ainda mais fundo na mente deles, principalmente na de Herbert e Magnólia, que haviam visto tudo de perto.

Mesmo que tivessem vivido um dia tranquilo, cheio de atividades recreativas das quais se lembrariam para sempre, pinceladas com aquela camada excessivamente colorida das coisas comuns que se alojam na memória por simples conveniência, e não pelo caráter traumático, aquela cena na biblioteca, os gritos da garota, os ecos que haviam produzido no prédio e os livros quase consumidos pelo fogo tiveram um efeito catalisador sobre seus humores. E não foi um efeito positivo. Herbert e Magnólia sentiam-se mais ansiosos, e apagaram tudo o que tinham vivido no sábado antes daquele episódio. Magnólia, mais afetada do que o marido, sabia que havia presenciado um ato de libertação, mas também uma heresia: como alguém que rasga uma bíblia dentro da igreja, a garota havia queimado livros em uma biblioteca. O impacto não teria sido o mesmo se o tivesse feito em uma praça. Talvez seu público fosse maior, talvez a polícia tornasse o caso um escândalo, mas a escolha do ambiente tinha um simbolismo ao qual o casal havia se apegado, como se agora seus pensamentos estivessem todos voltados para aquilo.

– Preciso de um vinho para digerir o que acabamos de ver – disse Magnólia, andando de braço dado com Herbert.

Ele evitou olhá-la de lado, sabia que ela perceberia.

– Isso é o seu cérebro pedindo para você beber mais. Ou uma desculpa consciente – arriscou ele.

– Não, eu realmente fiquei chocada. Sinto que presenciamos algo histórico.

– Não é para tanto. Foi só um ato de rebeldia.

– Que poderia ter sido pior – argumentou Magnólia. – E se tivesse uma arma dentro daquela mochila? E se ela trancasse todos lá dentro e atirasse em nós, que estávamos mais perto? Seria um massacre histórico.

– Talvez o primeiro da Suécia – disse Herbert. – Lembra daquele lunático do Breivik?

– Responsável pelos atentados na Noruega? Claro que me lembro. E ele não é um lunático, é um monstro. Um doente.

– Aconteceu no mesmo ano da morte da Sara.

Magnólia lançou um olhar discreto para o irmão, que vinha caminhando em silêncio ao lado deles. Assim como Orlando teria se incomodado com aquele comentário, ela se incomodou com a lembrança da cunhada. Oito anos tinham se passado desde a morte de Sara, e alguns sentimentos sobre ela, sobre a ausência em seu funeral, sobre a verdade revelada um ano depois, durante as inesquecíveis férias de inverno, ainda abalavam a já precária estrutura que sustentava sua sanidade.

– Não gosto de pensar nesses atentados – suspirou Magnólia. – O que aconteceu já foi chocante o bastante, não quero imaginar o que mais aquela moça poderia ter feito.

– Foi você quem começou com esse assunto de armas, tiroteio e tudo o mais – disse Herbert, erguendo os ombros.

– Atos extremos assim mexem comigo – continuou ela, subitamente mais séria. Por causa do frio, nuvens de vapor escapavam de sua boca. Com cuidado, puxou o corpo de Herbert para mais perto do seu.

– Você vive mexida, então.

– Como assim?

– Seus atos podem ser bem extremos.

– Nem sempre.

– Mas às vezes.

– Tudo bem. Meus "atos extremos" também me abalam, não posso negar isso. Mas estou falando de algo mais sério, Herbert. Algo político. Algo que denuncia o descontrole da humanidade, a falta de ética, a loucura. Que revela um coletivo perdido em suas próprias esferas, sabe? É disso que tenho medo. Os meus atos impensados... Ah, eu já conheço todos, e se me assustam, assustam na dose certa. Estou familiarizada com eles. Mas não com os dos outros. Acho que é por isso que vivemos tão assustados.

Herbert finalmente a encarou, e ela captou seu olhar.

– O que foi? Ah, me desculpe. Estou falando coisas sem sentido outra vez, não é?

– Você está filosófica, Mag. Não conheço tão bem esse seu lado reflexivo.

Magnólia suspirou. Alguma coisa aliviara dentro dela, como se alguém tivesse aberto dois ou três botões do seu casaco.

– Está mais para um lado jornalístico – disse ela, pensativa, os olhos verdes refletindo o brilho quente dos cafés do calçadão.

– Como assim?

– Sou como uma notícia ruim: só chego para desapontar as pessoas.

Os dois se calaram, envolvidos por um desconforto compartilhado. Magnólia não queria ter soado tão vitimista, mas o silêncio de Herbert agora parecia quase respeitoso, o que a deixou feliz – ou ao menos satisfeita.

– Acho que está mais para uma manchete – disse Herbert, querendo entrar naquele jogo, mas cuidando para que o peso das palavras não os levasse a uma discussão triste e cheia de farpas.

A explicação veio depois de meia dúzia de passos avançados lentamente.

– Olhando para você, é possível entender o básico da sua personalidade, decodificar os primeiros sinais, ou seja, as palavras da manchete. Mas é preciso ler toda a sua "matéria" para compreendê-la de verdade, por completo.

Uma risada foi crescendo dentro de Magnólia até romper-se pelos seus lábios, como um trem desgovernado, chamando a atenção de Tomas e Muriel, que olharam para ela curiosos. Orlando, por outro lado, sequer virou o pescoço, e Gunnar e Tadeu estavam muito distantes para ouvirem qualquer coisa.

— O que foi? — perguntou Herbert, confuso.

— Você se ouviu?

— O que tem de mais no que eu disse?

Mesmo sem entender, ele estava gostando daquele jogo, daquela nova Magnólia que se divertia e se entregava à graça sem qualquer pudor ou autossabotagem. Depois de tantos risinhos irônicos que apenas denunciavam as mudanças bruscas de humor da esposa, aquela risada o deixou feliz, enchendo-o de uma esperança que não sentia havia meses, talvez anos.

— Foi tudo muito cafona, só isso — respondeu ela, ainda rindo. — A parte da "matéria" foi o pior. Até me abriu o apetite.

— Foi cafona mesmo, mas somos todos manchetes — disse ele, num tom vitorioso.

— Somos todos manchetes — repetiu Magnólia, limpando uma lágrima e retomando o semblante pensativo. — Que tipo de manchete é você?

Herbert pensou por um momento e deu de ombros.

— Não sei. Talvez uma manchete cultural, de um caderno que ninguém lê. E você?

— Eu sou uma manchete sensacionalista.

Herbert também riu. Uma manchete sensacionalista era melhor do que uma notícia ruim, porque o ridículo da primeira seria sempre mais interessante do que a inevitável tragédia da segunda. Ambos sabiam que a primeira declaração de Magnólia tinha uma borra de angústia, de algo que ela sentia verdadeiramente, não importava se com um sorriso no rosto ou de cara fechada. Talvez não acreditasse completamente naquela visão, talvez não se visse como uma notícia de todo ruim, mas era inegável que as pessoas se desapontavam com ela. Tinha construído essa ideia sobre si mesma ao longo de muitos anos, e tudo o que podia fazer agora era aceitar quem era, assim como os outros aceitavam ou fingiam aceitar.

Orlando, que seguiu caminhando em silêncio, percebeu que a dor que dissimulava era, em parte, bastante reveladora. Já havia escurecido quando chegaram ao hotel, e eles não tinham programado nada além da viagem para Copenhague. Ele massageava a barriga discretamente por dentro do bolso da blusa quando Tadeu, que parecia um pouco ansioso, até mesmo apressado, lhe fez a inevitável pergunta.

– Ainda está com dor?

Todos olharam para Orlando esperando uma resposta negativa, e ele se sentiu duplamente mal pela meia verdade.

– Um pouco.

– Podemos ir para Copenhague amanhã – sugeriu Tadeu, olhando para todos, exceto Gunnar.

Ao contrário de Herbert, Magnólia se empolgou com o plano. Muriel e Tomas permaneceram calados, ainda impressionados pelo episódio com a incendiária de livros.

– Podem ir, depois vocês me contam – disse Orlando.

– Mas já é noite – argumentou Muriel. Estava preocupada não apenas com a ideia um tanto absurda de viajar de trem para jantar em outra cidade, mas também com a saúde do pai, agora visivelmente mais pálido.

– O que faríamos por lá? – perguntou Tomas.

Tadeu ergueu os ombros, mas já tinha uma resposta.

– Podemos dar uma volta pelo centro, a cidade é bonita à noite. Depois jantamos em algum restaurante e voltamos. Ou esticamos o passeio e vamos a um bar, um clube.

Herbert ouvia tudo um pouco assustado com a insensibilidade de Tadeu.

– Vamos? – pediu Magnólia, interrompendo seus pensamentos.

– Não sei se é uma boa ideia, Mag... Seu irmão não está bem.

– Mas eu estou.

Orlando revirou os olhos e começou a andar de lado em direção ao hotel.

– Podem ir, não quero atrapalhar a diversão de vocês. Já estou melhor. Se conseguirmos dar uma volta por lá amanhã, ótimo. Se não, não tem problema também. – Viu só? Ele não tem nada, deve ser só um mal-estar. – Magnólia virou-se secamente para Herbert. – Você vem ou não? – Não, vão vocês. Estou um pouco cansado.

A resposta de Herbert conseguiu alterar toda a linguagem corporal de Magnólia. Em uma fração de segundo, seu corpo escureceu como se ela estivesse prestes a avançar sobre o marido. Em vez disso, apenas se retraiu e foi para perto de Tadeu, seu novo aliado naquela disputa.

– Tudo bem mesmo por você, Orlando? – Tadeu perguntou mais uma vez.

– Claro. Divirtam-se.

Orlando entrou no hotel com um arremedo teatral, deixando pairar uma nuvem de dúvida sobre os demais.

– Vocês têm certeza? Ele não me parece nada bem. – Muriel mordeu o lábio e olhou para o saguão do hotel através da porta de vidro. – Acho até que ficou um pouco chateado.

– Pode ficar com ele se não quiser ir – rebateu Magnólia. Então, voltou-se para Herbert e acrescentou: – Você também. Ninguém está te obrigando a nada.

Muriel lançou um olhar de ódio e desprezo para a tia antes de se despedir dos outros, entrando no hotel em silêncio.

– Tomas, você vem? – perguntou Tadeu. – É uma viagem rápida, e não são nem sete horas ainda. Podemos andar bastante por lá.

– Tudo bem – ele respondeu por impulso, sem saber se queria mesmo fazer aquele passeio desfalcado.

– Podemos voltar cedo, dependendo do movimento. Mas já adianto que os clubes de lá são bons. E é sábado, vocês merecem um pouco de diversão – Tadeu incentivou.

Gunnar, que até então estivera ouvindo em silêncio, deu início a uma lenta caminhada até a porta automática, e Herbert o acompanhou.

– Você não vai, Gunnar? – perguntou Tom, notando que Tadeu parecia levemente apreensivo com a resposta.

Gunnar não respondeu, mas, de cabeça baixa, sorriu em agradecimento e entrou no hotel sem olhar para trás.

– Bom, somos só nós três então – suspirou Tadeu, tentando disfarçar seu constrangimento.

Era fato que ainda teriam o domingo inteiro para ir e voltar de Copenhague, para conhecer a famosa ponte que ligava as duas cidades, mas era sábado à noite, o que por algum motivo iluminou a mente de Magnólia de diferentes formas, como se algo novo e súbito, fresco e perigoso, ardesse dentro dela, provocando-a. Por outro lado, um medo crescente e ainda desconhecido havia tomado a garganta de Tomas, chegando até seu estômago. Sentia não só pena do pai, mas compaixão por Gunnar, a nova figura triste daquele grupo. Quanto a Tadeu, ainda não sabia nomear o que sentia.

Enquanto se encaminhavam rapidamente até seus respectivos quartos para tomarem banho e trocarem de roupa, subindo as escadas com uma excitação velada, imaginando que talvez algum dos demais pudesse ceder e acompanhá-los até Copenhague, a palavra "clube", dita tantas vezes por Tadeu, não saía da cabeça de Tomas. Era uma palavra cheia de possibilidades, assim como seu sorriso refletido no convite. E assim como os gritos da garota ainda ecoavam em sua mente, assim como o gelo havia endurecido após a tempestade, a palavra cristalizou-se dentro dele, arrepiando seu corpo inteiro em um crescente mal-estar.

# 18.

Movidos por uma sensação de fuga, parecia errado, ainda que inevitável, sequer considerar colocar os pés para fora do hotel. Magnólia, Tomas e Tadeu não estavam deixando apenas Malmö naquela noite, mas também uma série de conversas pontiagudas suspensas – algumas não concluídas por um recuo falsamente apaziguador, outras sequer iniciadas. Haviam decidido suspender as palavras, evitando os espinhos que fariam sangrar o que restara daquele sábado. Fugiram porque o ato da fuga, quando realizado sob o poder do ímpeto, é sempre mais fácil.

Deixaram o hotel para experimentar a liberdade, e quando pegaram o trem para Copenhague, atravessando a ponte de Öresund através de uma extensa estrutura de trilhos logo abaixo de onde iam os carros, sentiram-se crianças outra vez. Viam, naquela paisagem, algo de um passado ainda não explorado completamente, quando o proibido era ao mesmo tempo assustador e sedutor. E sentiam, juntos, que parte daquela decisão parecia errada, até imatura; precisavam resolver seus problemas como adultos, o que significava conversar com Herbert, Orlando, Muriel, Gunnar. Trocá-los por uma noite de diversão parecia uma provocação gratuita, ou pior, uma vingança infantil, e certamente seriam punidos por essa escolha. Talvez o dia seguinte fosse um horrível acerto de contas coletivo – mas eles achavam estar preparados.

A verdade era que também se sentiam merecedores daquela noite, daquele respiro que devolveria um pouco de vida aos seus corações, e nada nem ninguém poderia impedi-los, como tantas vezes havia acontecido. Mas esse desprendimento não era completamente autêntico por parte de Tomas. Ainda duelava com Alister, com seus julgamentos, com as próprias lembranças e emoções. Dentro do trem, podia ver os olhos dele refletidos na janela, encarando-o em silêncio, tentando perscrutá-lo, compreendê-lo, quem sabe até impedi-lo de se divertir. A ausência de Alister parecia cobri-lo de acusações, e por um instante Tomas acreditou que poderia ficar para sempre preso sob a decepção daquele olhar que ganhava vida diante dele.

– Nós não vamos demorar – disse Tadeu, como se lesse seus pensamentos.

Magnólia permaneceu em silêncio durante todo o trajeto. Observava o mar brilhando tímido, levemente apagado sob uma lua crescente, e logo o trem desceu pelo túnel que entrava naquelas águas escuras. Pela primeira vez em muito tempo, ela não se sentia tão leve, tão desapegada de suas obrigações, nem mesmo feliz por estar longe de Herbert. A sensação era muito próxima da que havia experimentado quando deixara o Brasil, como se mais uma vez deixasse sua vida para trás, seguindo um plano quase impossível de enxergar ou tocar. Durante a viagem, evitou pensar nas estratégias de Herbert para conversarem seriamente quando ela voltasse. Não estava certa de que faria isso, mas tentaria. Se não ali, no Brasil, quando estivessem longe de todas aquelas distrações.

Os três chegaram junto com a chuva, deparando-se com uma Copenhague fria e agitada. A cidade inteira brilhava: do asfalto, que parecia coberto por um óleo escuro e grosso, até o alumínio acobreado das bicicletas que circundavam os inúmeros cafés, bares e supermercados, e uma porção de luzes piscava onde quer que olhassem. Protegeram-se da chuva na própria estação, onde uma senhora bem-vestida os avisou, num gutural e incompreensível dinamarquês, que tomassem cuidado com carteiras e bolsas. Magnólia olhou ao redor assustada quando Tadeu traduziu para eles.

– Pensei que isso não acontecesse na Dinamarca – disse ela, esfregando os braços por cima do casaco. – Todos dizem que é um país seguro, um exemplo.

– E cheio de seres humanos – ele respondeu com um sorriso irônico. – Mas fique tranquila, isso não é comum.

Magnólia olhava incrédula para as pessoas que transitavam pela estação com seus casacos de cores sóbrias, ora comprando seus bilhetes nas máquinas automáticas, ora utilizando os caixas eletrônicos sem fila. Ainda que existisse a possibilidade de serem furtados por um batedor de carteiras ou coisa parecida, ninguém parecia realmente preocupado com a possibilidade de um assalto ou de qualquer abordagem violenta: diferentemente do Brasil, ninguém olhava sombriamente para os lados ao sacar algum dinheiro, nem corria para enfiá-lo na carteira. Pensou com um desgosto amargo na enorme insegurança que enfrentaria ao voltar para casa e lembrou-se da oferta de Herbert. Seria maravilhoso, sim, morar em um lugar mais seguro, mais democrático. Contudo, não acreditava que a mudança fosse recuperar seu casamento, assim como um filho ou um colar de diamantes não são capazes de segurar qualquer união – pelo menos não por muito tempo. Não queria se ver de repente presa naquela armadilha, ainda que estar casada já lhe soasse como uma emboscada ardilosa o bastante. Sabia que Herbert não queria desistir dela, mas parte dela, naturalmente, já havia desistido dele. Um mês atrás não acreditaria se lhe dissessem que estaria em Copenhague curtindo uma noite de sábado. Mas lá estava ela, tremendo de frio em meio a dinamarqueses e turistas e desejando uma garrafa de vinho tinto só para si.

A chuva acabou indo embora mais rápido do que em Malmö. Os três deslizaram para fora da estação e, com passos um pouco apressados, tentando se aquecer, caminharam sem qualquer intenção turística. Guiados por Tadeu, que ia à frente com as mãos enfiadas nos bolsos de sua blusa de lã azul-marinho, Magnólia e Tomas mal olharam para os lados. Os olhos de

Tomas estavam focados na beleza de Tadeu sob aquela blusa, sob aqueles jeans escuros que realçavam seu corpo. Parecia mais um dinamarquês no meio de tantos, sem a expressão deslumbrada dos turistas. Ao perceber o que seus olhos registravam, Tomas sentiu-se constrangido, mas também aliviado pela escuridão, que disfarçava o calor do rosto e o volume entre as pernas.

Andaram sem parar por quase dois quilômetros, e embora as ruas fossem ficando mais iluminadas sob as grandes janelas reluzentes dos prédios residenciais, era noite e tudo tinha um aspecto muito parecido com o de qualquer cidade. A arquitetura era diferente do que tinham visto em Malmö, é claro, assim como os espaços eram diferentes. Eles sabiam que estavam em outro lugar, só não tinham provado ainda o sabor da descoberta, do desconhecido. A chuva, o brilho oleoso da água e o movimento noturno tinham o poder de equalizar as cidades do mundo em um só ambiente com ínfimas diferenças. Magnólia respirou fundo, desejando que alguma coisa a surpreendesse naquela noite e que o retorno a Malmö fosse sua única frustração.

– Você sabe para onde estamos indo? – perguntou Tomas, começando a sentir-se cansado.

Tadeu estava empenhado em acertar as ruas nas quais entravam, e não parecia ter se dado conta de sua indelicadeza ao andar assim, à frente dos outros dois, como se buscasse ignorá-los. Queria ter certeza do caminho, já que à noite as coisas ganhavam outro corpo. Havia alguns anos que estivera em Copenhague, mas as ruas, limpas e frescas como a imagem de um quebra-cabeça conhecido, continuavam iguais. Da última vez tivera a ajuda de Gunnar, sua bússola. Agora, sem o conhecimento dele, caminhar ali parecia um teste de resistência.

– Acho que sim – ele respondeu concentrado, sem sorrir.

Magnólia não seguia os dois tão de perto. Observava os prédios, as ruas de antigas casas geminadas por onde passavam sem entrar. Atravessaram uma ponte movimentada e deram em outra parte da cidade, cheia de bares, cafés e restaurantes. Tadeu indicou um deles com a mão oculta no bolso da blusa. Parecia uma mistura de pub e restaurante, com mesinhas na calçada e uma decoração em tons de preto e verde-escuro.

– Vamos comer antes de ir – disse ele enquanto eram envolvidos pelo ar quente cheirando à cerveja e fritura.

– Ir para onde? – perguntou Magnólia, um pouco cansada do suspense desnecessário.

Eles escolheram uma mesa perto da entrada e sentaram-se com os olhos fixos em Tadeu, que retirou o cachecol e os encarou de volta.

– Pensei em irmos dançar – revelou ele, um pouco sem graça.

– Eu não danço há anos – disse Magnólia, rindo ao se lembrar das vezes em que dançara seminua em seu apartamento, num show privativo para os móveis da sala. Não era a mesma coisa, e a ideia parecia tentadora.

– Essa danceteria abriu há poucos anos, a música é boa e os drinques também. Acho que vocês vão gostar.

– Faço quarenta e três anos em abril, Tadeu. Não me vejo indo a um lugar assim – disse Magnólia. Percebendo que seu tom saíra sério sem querer, ela sorriu para aliviar a tensão.

– Qual é, só vamos beber e curtir um pouco, não é nada de mais – insistiu Tadeu. – Mas antes precisamos comer. E enrolar um pouco, porque só abre às dez horas.

Tomas havia ficado em silêncio. Não imaginara que fariam algo tão distante dos seus padrões de divertimento noturno, muito menos que envolveria ir a uma boate, danceteria, clube ou seja lá qual fosse o nome, com a tia e o tio do namorado. Alister teria gostado do programa, mas não ali, não naquela situação. Não longe dele. Tomas não se sentiu confortável com a ideia. Se entrassem antes da meia-noite, não precisariam pagar, explicou Tadeu. Para piorar, o lugar se chamava Chateau Motel, o que o fez imaginar um lugar quente, luzes vermelhas, espelhos, gemidos em corredores escuros e olhares devoradores.

– Lá tem quatro ambientes diferentes – continuou Tadeu.

– Mas não precisamos ficar muito tempo, se vocês estiverem preocupados.

Magnólia e Tomas o encaravam em silêncio.

– Escutem, todos estarão dormindo quando voltarmos, que mal tem nos divertirmos um pouco? – Tadeu argumentou. – Afinal, o clima não está dos melhores para ninguém.

Antes que pudessem responder, um garçom se aproximou e eles fizeram os pedidos: uma garrafa de Cabernet para Tomas e Magnólia, uma cerveja para Tadeu, uma tábua de frios acompanhada de uma porção de pães torrados, uma porção de batatas assadas no azeite e outra de batatas fritas.

O garçom se retirou e Magnólia aproveitou a deixa de Tadeu para finalmente perguntar o que estava acontecendo.

– Já que você tocou no assunto, por que o clima não está dos melhores entre você e o Gunnar?

– Basicamente trabalho, estresse, ciúme... – resumiu ele, dando de ombros e baixando o rosto. Uma música do Coldplay começou a tocar e ele sentiu o pescoço arder. Com um gesto impensado, levou a mão ao peito, mas já tinha retirado o cachecol, que estava pousado sobre as pernas.

– Ciúme? – indagou Tomas, curioso.

– Sim, mas não quero falar sobre isso.

Tadeu não tivera a intenção ser frio ou grosseiro, mas foi assim que Tomas recebeu a resposta. Magnólia, apesar de também ter estranhado a atitude, respeitou seu olhar evasivo, a forma como ele inclinou o corpo e cruzou as pernas, como se quisesse fugir dos dois. Os pedidos estavam demorando a chegar, e a cada minuto que se passava Tadeu parecia mais incomodado, mais retraído, quase pressionado fisicamente contra a fachada de vidro leitoso do restaurante.

Embora a noite em Copenhague mal tivesse começado, um brilho de insatisfação irremediável ardia nos olhos de Magnólia. Não tinha exatamente a ver com a decisão de estar ali, nem com a escolha de deixar Herbert em outra cidade para se divertir depois de dias pesados e confusos, nos quais a vontade de rir e de chorar se misturavam em intervalos frequentes. Talvez fosse o desejo indomado de ter uma noite só dela. Como havia sido a noite em Bergen. Como haviam sido tantas outras em viagens sozinha ou a trabalho.

Lentamente, provava de um segredo que revirava seu estômago.

O mal-estar diminuiu quando os pedidos começaram a chegar. A garrafa foi aberta com um sonoro ploc!, fazendo Magnólia sorrir. Ela e Tomas ergueram suas taças de cristal e brindaram com o enorme copo de cerveja de Tadeu. Comeram em silêncio, observando mais lentamente o lugar, as pessoas, as garrafas que brilhavam numa imensa estante de madeira com detalhes em cobre atrás do balcão principal. Um profundo desânimo, misturado a um estranho sentimento sedativo, foi pouco a pouco se infiltrando em Tomas, depois em Magnólia. Só Tadeu parecia animado e sóbrio com sua Bock cor de sangue.

– Vocês comeram pouco – disse ele, indicando a mesa.

Magnólia encarou os cubos de queijo e as fatias de presunto parma arranjadas em formato de flor. As pétalas de carne, mais o cheiro do que o aspecto, lhe causaram um súbito enjoo. Não tinha ousado beliscar nenhum pedaço de queijo que estivesse muito próximo das carnes, nem comera uma quantidade razoável de pão. Metade das batatas fritas e assadas tinha sido devorada por Tadeu. Tomas olhava para tudo com certa indiferença, exceto para o vinho em sua taça, que já esvaziava pela segunda vez.

– Estou satisfeita – mentiu Magnólia, apertando um naco de torrada com a ponta do dedo e levando-o à boca.

– Também comi o suficiente – defendeu-se Tomas, os olhos pesados caindo sobre as batatas.

Se pudesse, teria pedido uma segunda garrafa de vinho, mas seria caro e talvez nem a tia achasse uma boa ideia. Tadeu tinha sugerido beber na danceteria, não tinha? Estava difícil se lembrar. Sentimentos mistos de cansaço e euforia, preguiça e desejo haviam tomado seu coração apertado, e ele se perguntou diversas vezes por que tinha topado ir a Copenhague com Magnólia e Tadeu, duas pessoas que quase não haviam participado de sua vida. O que será que havia afastado tudo dele? Ou será que era ele quem tinha se afastado de tudo?

Sentiu vontade de ir embora. Tinha comido pouco, era verdade. Estava evitando mastigar porque alguma coisa dentro dele sentia nojo – e ele sabia o motivo, mas tentava negar. Era um enjoo profundo, mais emocional do que físico, um asco daquela situação em que vinha se colocando porque, sim, ele a buscava, mesmo que de maneira inconsciente. Nojo de algo que tinha relação direta com a lembrança de Alister, com a ausência de Alister. Nojo de si mesmo, enfim, ainda não completamente claro nem lógico. Queria beber apenas o suficiente para sentir sono e ir embora logo, antes que partissem para a danceteria.

Num último golpe de racionalidade, Tomas bocejou exageradamente, mas Tadeu não se deu por vencido. Tomou o último gole de cerveja e comeu o restante das batatas. Magnólia havia assumido uma postura conformista: já que estava ali, faria o que tinha de fazer sem reclamar. Mas estava um pouco arrependida de ter topado o convite, e sabia que grande parte daquele sentimento havia fermentado ainda mais após meia garrafa de vinho.

Os três deixaram o restaurante com uma leveza perceptível. O ar parecia menos frio, e os ruídos da cidade, dos carros e das pessoas nas calçadas estavam mais cristalinos, como se o álcool tivesse desobstruído seus ouvidos. Depois da insistência de Tadeu, parecia impossível desistir de tudo, ainda que Magnólia e Tomas compartilhassem um desejo secreto de voltar para Malmö.

Mesmo cansados, uma pequena parte dos dois sentiu-se eletrizada diante do letreiro de neon vermelho em que se lia "Chateau Motel". O lugar parecia um beco dentro de um pequeno edifício ocre diante do qual as pessoas começavam a se amontoar, formando uma fila. Ainda não estava aberto, mas faltavam poucos minutos para as dez.

– Acho que vocês não vão aguentar os drinques, hein – Tadeu provocou, cruzando os braços.

Magnólia olhou dele para o sobrinho, depois de volta para ele, completamente esvaziada de ânimo para pensar em uma resposta sagaz. – Eu aguento – arriscou Tomas, querendo parecer bem. – Quero experimentar alguma coisa nova, mais forte. Cansei de vinho e cerveja.

Ele esperou pelo olhar cerrado de Magnólia, que não veio. Em vez disso, ela meneou a cabeça e começou a observar a fachada do lugar, as janelas (em uma delas havia um estranho boneco de espuma pendurado acima de uma falsa escada de emergência), os homens que a encaravam de longe (para sua surpresa, alguns deles tinham a sua idade), até chegar a um muro do qual emergiam dedos gigantes de uma excêntrica escultura. – Aqui era um famoso bar gay chamado Pan – explicou Tadeu. – Agora é uma das boates mais famosas da cidade.

Tomas não conseguiu bloquear sua imaginação: já podia visualizar Tadeu e Gunnar se divertindo naquele espaço, quando era um bar gay, termo que ele ainda achava estranho, até mesmo impronunciável, em seus lábios. Era difícil se acostumar a uma realidade gay, uma divisória gay, uma segregação, quando acreditava que não deveria haver divisão, exclusão, mas pluralidade, diversidade, e só uma coisa chamada amor, ramificada em tantas outras como gosto, preferência, desejo, vontade, personalidade.

Quando finalmente entraram, deixando os casacos na chapelaria e pegando suas respectivas comandas, se viram num lugar apertado e escuro, iluminado pelas mesmas luzes coloridas de qualquer danceteria. Jatos prismáticos deslizavam pelas paredes, pulsando com a música, e as pessoas se acumulavam numa série de escadarias e pequenos cômodos que dividiam os ambientes em públicos variados e gêneros musicais diversos.

– Já estou com calor – resmungou Magnólia em voz alta, impressionada com o próprio incômodo. Havia muitos anos que não saía para dançar, que não "invadia" o espaço dos mais jovens, dos quais normalmente tinha o hábito de fugir.

– Logo você se acostuma – disse Tadeu, piscando de forma provocativa.

Os três se dirigiram para o ambiente principal, onde um DJ tocava músicas eletrônicas que mais amorteciam do que animavam. Tomas detestava aquele tipo de música. Alister teria gostado. Teria tentado animá-lo, inventando uma coreografia forçada para fazê-lo rir. Decidiu comprar um drinque, e Magnólia o acompanhou até o bar enquanto Tadeu abria caminho entre as pessoas na direção oposta.

– Não são nem onze horas e já está esse inferno – Magnólia reclamou quando chegaram ao bar.

– Parece até que você nunca foi a uma boate.

– Nenhuma como essa, com certeza.

– Logo você se acostuma – brincou ele, imitando Tadeu. Magnólia revirou os olhos e respirou fundo, mas sorriu. Alguma coisa naquelas batidas pulsantes afastava o mau humor que a espreitava, mas que ela não queria sentir.

Os dois pediram um drinque com rum, vodca, licor de baunilha e algum suco tropical amarelado.

– Um brinde – disse Magnólia, erguendo o copo que parecia feito de gelo.

– A quê?

– Às surpresas dessa noite!

– E à liberdade? – sugeriu Tomas, rindo.

Ela concordou e os copos se encontraram com um estalo seco. Viraram metade da bebida de uma vez. Com um misto de surpresa e satisfação, concordaram que estava bom, embora Magnólia tivesse achado um pouco doce demais.

– Quantas vezes já brindamos durante essa viagem? – perguntou Tomas, limpando os lábios com a língua.

– Sei lá, umas dez – respondeu Magnólia. – Somos os que mais bebem, isso é indiscutível.

– Mais do que o meu pai.

– Muito mais do que o seu pai!

Encostados no balcão, acompanhavam em silêncio quem entrava, quem saía e quais drinques os outros pediam. A maioria dos dinamarqueses se parecia com o arquétipo calcado no imaginário coletivo: eram altos, louros, de pele branca ou artificialmente bronzeada, as mulheres bem-maquiadas com os cabelos canelados de réstias solares. Pareciam malhar todos os dias da semana, até mesmo debaixo de chuva ou neve.

Pediram mais um drinque, e dessa vez seus olhos arderam não só pela mistura vibrante de conhaque, vodca, ruibarbo e cerejas maceradas, que logo no primeiro gole revelou-se deliciosa e menos doce, mas pelas pessoas que iam e vinham, pelas batidas misturadas das músicas, pelas luzes que piscavam sem parar. Magnólia sentiu-se de súbito arrebatada pelo lugar, finalmente satisfeita por estar ali.

— Acho que vamos passar mal com essas misturas — disse ela, rindo.

Mas Tomas não estava mais prestando atenção. Tinha os olhos fixos no outro lado do salão, onde Tadeu, segurando uma cerveja com uma das mãos, dançava bem próximo a outro homem. Suas pernas se tocavam e suas cinturas se mexiam para lados opostos, embaladas pelo ritmo.

Magnólia seguiu o olhar do sobrinho e suspirou.

— Ele não está fazendo nada de mais — disse ela.

Tomas não respondeu, mas bebeu o resto do drinque em um só gole.

— Posso saber no que você está pensando? Uma coroa pelo seu pensamento — brincou ela, cutucando-o.

— Pode ser um coroa? — Tomas perguntou quando um homem grisalho passou diante deles. Magnólia riu, mas tirou uma moeda do bolso.

— Esta coroa, espertinho — disse, quase derrubando a moeda. — Que de nada serve aqui porque é norueguesa.

Tomas deu de ombros.

— Estava pensando na garota da biblioteca.

A resposta foi como um golpe em Magnólia, que respirou fundo e baixou a cabeça. Achava que já tinha se esquecido daquele episódio, mas a imagem do fogo, o eco dos gritos e toda a adrenalina que sentira naquela tarde a atingiram com força.

– O que tem ela? – perguntou, tentando disfarçar seu incômodo.

– Não saiu da minha cabeça o dia inteiro.

Se Tomas fingia estar com a mente ocupada pelo episódio daquela tarde, seus olhos denunciavam: seguiam vidrados em Tadeu, cuja camisa azul já revelava estrias escuras de suor. Seu corpo se alongava conforme a música, como se a batida o massageasse de dentro para fora. O homem com quem dançava não devia ter mais do que trinta anos, e várias vezes Tomas observou que conversavam tão próximos que os lábios dele chegavam a encostar na orelha de Tadeu. Se era ou não por conta da música alta, ele preferiu não pensar.

– Foi mesmo uma coisa muito estranha, mas acho que devíamos tentar esquecer isso – rebateu Magnólia, também virando seu copo.

Àquela altura, Tomas mal ouvia a tia. O álcool finalmente parecia ter surtido efeito, e sua postura relaxou como um bolo quente que murcha ao sair do forno. Virando-se de costas para o salão, apoiou os braços no balcão e surpreendeu não apenas Magnólia, mas a si mesmo, ao pedir um terceiro drinque.

– Talvez seja bom fazer uma loucura de vez em quando – disse ele, sério. Seus olhos estavam sombriamente concentrados, como se estivesse prestes a avançar sobre o barman.

– Como assim?

– Já teve vontade de incendiar alguma coisa?

Magnólia também não conseguia acompanhar a conversa. Sentia-se cansada, enjoada, bêbada, e ao mesmo tempo com uma vontade urgente de explorar os outros ambientes da boate – o que significaria conversar com outras pessoas além do sobrinho.

– Às vezes tenho vontade de cometer uma loucura – Tomas continuou. – Porque tudo nos limita, tudo nos cerca. Vivemos numa prisão de valores e princípios. De autoconsciência. Eu odeio isso.

– Talvez seja melhor você não beber mais – sugeriu Magnólia, emburrada.

– Falou a alcoólatra – rosnou ele, encarando-a com desprezo. – Parece que eu nunca consigo conversar com você, a única
pessoa que acho que vai me entender.

– Tomas, não estou me sentindo muito bem e vou fingir
que você não me chamou de *altólacra*.

Tomas gargalhou.

– O que foi?

– Você falou "altólacra".

Magnólia fitou o próprio copo vazio e sentiu-se confusa. Um
rapaz da idade de Tomas passou por ela e sorriu, chamando-a
para dançar num inglês macarrônico.

Sem dizer mais nada, ela o seguiu, deixando Tomas rindo
sozinho. Os dois desapareceram por uma escada lateral sob as
luzes giratórias e o rosto de Tomas escureceu de ódio. Ele contraiu o maxilar e fechou os olhos com força. Quando os abriu,
viu outra vez Tadeu dançando com o mesmo homem. Parecia
feliz e já não segurava mais a cerveja.

Estava difícil pensar, então ele desistiu dessa etapa. Como
num videogame, pulou a fase do raciocínio e seguiu seus instintos,
literalmente dançando conforme a música. Foi a música, aliás,
que o lançou lentamente em direção a Tadeu. Os dois sorriram.
Tadeu suava e tinha os lábios vermelhos, convidativos como uma
sobremesa aveludada. A contragosto, o homem com quem dançava se afastou, e os dois se abraçaram num estranho reencontro
que deixou Tomas ao mesmo tempo constrangido e emocionado.

– Vem comigo – disse Tadeu, os lábios colados na orelha
de Tomas.

Mesmo sem conseguir pensar, a última coisa que Tomas
queria naquele momento era ficar sozinho. Não queria negar
nada a ninguém. O álcool havia esquentado seu corpo, deixando-o mole e vulnerável. Sentia o suor vibrando com a música
sob as luzes. Os corpos espalhados, agitando-se num ritual quase
satânico, aumentavam seu calor. Que sacrifício exigia um ritual
como aquele? Aceitar o destino daquela noite.

Entregando-se, ele disse sim.

Os dois correram até o banheiro mais próximo, entraram e trancaram a porta. Ainda ouviam a música, mas abafada, como se viesse de dentro de seus corpos ou do chão. Eles se olharam durante um minuto inteiro. Seus olhos estavam vermelhos, agitados, úmidos, e sob a luz fria que piscava sobre suas cabeças, correram pelos lábios e pescoço um do outro. Voltaram a se encarar, ouvindo de repente apenas a pulsação de seus corações, porque a respiração profunda de ambos naquele cubículo havia encoberto a música. Um hálito quente de fruta, álcool e desejo foi se misturando no curto espaço entre seus lábios.

Tomas e Tadeu beijaram-se primeiro com uma distração contida, fria, para só depois permitirem que aquilo acontecesse livremente. Então, entregaram-se quase com fome, como se quisessem engolir um ao outro. Mas o beijo apressado e intenso, quase inconsciente, durou pouco. Sem querer, Tomas mordeu o lábio de Tadeu. Eles se entreolharam e riram. Tomas ergueu o dedo indicador para tocá-lo na boca e Tadeu começou a chupá-lo lentamente, deixando-o quase hipnotizado. Sem perceber, Tadeu havia desafivelado o cinto da própria calça. Ele encarou Tomas e, pegando sua cabeça com as duas mãos, voltou a beijá-lo devagar e com carinho, sentindo uma fisgada prazerosa no lábio. Depois, sem aviso, empurrou-o lentamente para baixo, forçando seu corpo a se agachar e massageando seus cabelos enquanto sua língua quente e anestesiada o tocava em ondas trêmulas, mas fortes, de baixo para cima.

Nenhum dos dois esperava pelo que aconteceria em seguida. Um jato de vômito se lançou com força para a frente, cobrindo a virilha de Tadeu. Parte do líquido avermelhado que se rompera dos lábios de Tomas caiu dentro do vaso sanitário, e a outra começava a escorrer por suas pernas, respingando sobre a calça e os sapatos.

Assustado, Tomas ergueu-se num salto, empurrou a porta com o ombro e correu para fora do banheiro com a pouca força que lhe restava nos joelhos. Enquanto tentava se afastar do pesadelo em que aquela noite havia se transformado, empurrando as pessoas do salão e recebendo xingamentos e socos em resposta, deixou que as lágrimas caíssem e se misturassem ao resíduo de vômito que ainda manchava sua boca e descia pelo queixo. Procurou por Magnólia, mas tudo girava, embaçado e quente. Os movimentos de Tadeu retornaram em sua mente. Os dedos dele pressionando sua cabeça, o cheiro de pele, o gosto de urina e sal, a música pulsando no céu da boca como um coração de carne e luz.

Ele limpou os olhos e os apertou com força. Quando finalmente divisou a tia, ela deixava a boate de mãos dadas com o mesmo rapaz que a convidara para dançar. Só conseguiu ver as mãos, os cabelos soltos, a risada dela, a boca escancarada no ar. Mais uma vez, sentiu vontade de vomitar.

# 19.

Magnólia hesitou diante da porta do hotel. Levava o casaco no ombro, e milhares de fantasias, todas violentas, todas terríveis demais para conceber sem emaranhar a delicada filigrana da loucura, passavam pela sua cabeça, sendo engolidas como cápsulas. Do salão onde os hóspedes tomavam o café da manhã, através da fachada de vidro, Orlando e Herbert a observavam com um misto de terror e curiosidade. Ela os imaginou gritando lá de dentro, sentados em seus lugares diante das frutas e dos pães, mas sabia que não moveriam um músculo até que ela entrasse, sentasse à mesa e desse ao menos um bom-dia tímido antes de mergulhar nas águas lodosas de sua dissimulação. Suas mãos tremiam e suavam, escorregando contra o tecido do casaco, que começou a torcer com força.

Quando finalmente entrou, Magnólia não caminhou diretamente até a mesa. Primeiro examinou com cuidado a distância do ponto em que estava à escada que levava aos quartos e aos olhares que a condenavam. Orlando voltou a comer, ao passo que Herbert apoiou um dos braços no encosto da cadeira como se fosse se levantar, mas seu comportamento não passou disso. Ele só queria intimidar Magnólia com sua linguagem corporal, algo que insinuasse "Venha, é melhor você vir até aqui agora e explicar tudo". Seus pés estavam inquietos, e uma das pernas se agitava para cima e para baixo num gesto nervoso que ela interpretou como um sinal de perigo. Muriel, sentada na ponta da mesa, garfava com indiferença uma porção de omelete sem se importar com a presença da tia. Gunnar lançava olhares discretos na direção de Magnólia, sem encará-la como os outros. Ela notou que Tomas e Tadeu não haviam descido para o café, e só então se deu conta de que talvez nem tivessem voltado de Copenhague. Podiam ter se perdido. Bem, ela certamente se perdera – mas no corpo de um dinamarquês que tinha idade para ser seu filho. E não estava arrependida.

– Bom dia – disse, aproximando-se e puxando uma cadeira. Sua voz saiu com uma vibração aguda, soando como um disparo. Sem conseguir olhar para Herbert, ela pigarreou e colocou o casaco sobre as pernas.

– Bom dia – disse Orlando. Diferentemente de Magnólia, sua voz soava debochada, e ela não deixou de notar um quase sorriso nos lábios do irmão. Ele estava ansioso para ouvi-la, para saber como o cunhado reagiria àquele novo desaparecimento.

Surpreendentemente, Herbert resistia. Por incontáveis segundos ele incorporou uma frieza muito incomum, e conseguiu esperar que Magnólia contasse sobre a sua noite – o que tinha feito, aonde tinha ido, onde havia dormido, o que realmente pensava sobre voltar para o hotel no domingo de manhã como se nada tivesse acontecido. Não queria começar a discussão, tampouco tê-la diante dos outros, mas era deliciosamente perverso manter essa expectativa no ar somente para que, derrotada e humilhada, ela não pudesse encobrir a verdade.

– Bom dia, Magnólia.

A voz tranquila de Herbert a alertou mais uma vez para o perigo da situação. Primeiro o tom, calmo e dissimulado como o silêncio dela. Em seguida o nome, pronunciado devagar e com firmeza, como um policial que pretende dar início a uma série de perguntas inquisidoras em uma sala fechada, escura e malventilada. Havia, também, a fúria contida. Magnólia conseguia enxergar nos olhos do marido o mesmo brilho fumegante das jarras de aço postas sobre a mesa logo atrás dele.

– Olá – respondeu finalmente, ainda sem conseguir encará-lo ou sorrir.

Ela se levantou para pegar café e espiou Muriel e Gunnar, que não haviam falado nada. Voltou assoprando a bebida, tomando metade da xícara ainda quente e sentindo os olhos lacrimejarem ao sentar-se outra vez.

– Tomas e Tadeu... – começou ela.

– Estão dormindo – disse Orlando.

– Eles voltaram...?

– Mais cedo do que você – respondeu Herbert.

Muriel bebeu o café ruidosamente e quase engasgou. Gunnar, que já havia terminado de comer, só queria voltar para o quarto e conferir se Tadeu ainda dormia de fato. Todos naquela mesa queriam estar em qualquer lugar do mundo, sob qualquer circunstância, menos ali, sufocados pela tensão crescente.

– Eu perdi a hora completamente.

– A boate fechou às cinco da manhã e agora são nove e meia – Herbert disse com uma tranquilidade assustadora.

– Queria conhecer Copenhague e não estava com sono – explicou-se Magnólia, raspando a língua áspera no céu da boca.

– Mas como você sabe que...

– Tadeu me mandou uma mensagem de madrugada. Disse que você tinha desaparecido.

Ela levou a xícara novamente à boca, mais pelo gesto do que para beber de fato. Só então decidiu encarar Herbert. Sentia-se encurralada como um animal, mas se permanecesse assim, seria destroçada pelas verdades do marido.

– Já disse que não desapareci. Eu saí para conhecer a cidade.

– De madrugada?

Uma dor acendeu no fundo de sua cabeça como uma lâmpada forte demais. Magnólia colocou a xícara sobre a mesa e levou as duas mãos à nuca. Não tinha vomitado, não tinha exorcizado nada. Todos os drinques, todas as doses, as luzes, os lábios do rapaz, tudo ainda estava dentro dela, arranhando as ligações de seu cérebro como unhas afiadas feitas do mesmo vidro gelado daqueles copos que virara com tanta satisfação.

– Vamos conversar sobre isso depois – pediu ela, calmamente e de olhos fechados.

– Quero conversar agora.

– Querido, eu estou com dor de cabeça. Por favor.

– Querida, foda-se a sua dor de cabeça.

Ela abriu os olhos de uma vez como se tivesse levado um tapa. Herbert rangia os dentes. Orlando, sentado ao seu lado, ensaiou se levantar, mas desistiu. Ninguém ousava se mexer. Temiam que, se tentassem dar privacidade a eles, ambos ordenassem, aos berros, que voltassem aos seus lugares. Um mal-estar generalizado flutuava sobre a mesa como um miasma.

Herbert já não fazia mais nenhuma questão de privacidade, por isso continuou olhando para Magnólia como se elaborasse uma ameaça cada vez menos velada.

– Onde você estava? – voltou a perguntar.

– Eu já falei.

– E eu não acredito.

– Bem, não posso fazer nada quanto a isso.

– Vamos, Mag. Diga – pediu Herbert, relaxando a testa e os ombros.

– Acho que nosso casamento não precisa disso agora – disse ela, olhando envergonhada para o irmão.

– Do jeito que estamos agora, estou pouco me lixando para o que você acha – vociferou ele, e dois hóspedes olharam-no com espanto. – Nem falar de casamento você pode.

– Só acho que você poderia respeitar minha dor de cabeça.

– Você não respeita nem a si mesma, por que eu respeitaria sua dor de cabeça?

– Você quer a verdade? – estourou Magnólia, sentindo a mandíbula tremer e a boca ser invadida por um gosto ligeiramente amargo.

Herbert recuou fisicamente. Suas costas se apoiaram na cadeira e ele examinou Magnólia de cima a baixo.

– Passei a noite com um dinamarquês.

Orlando e Muriel trocaram um olhar de encorajamento e saíram da mesa ao mesmo tempo. Gunnar parecia travado.

– A noite toda na companhia de um dinamarquês lindo e atencioso, vinte anos mais novo do que você. Ou mais. Não sei. Um moço maravilhoso, alguém que não me agride, que não me acusa de nada nem me dá bom dia com o mesmo ódio que você.

Herbert balançou a cabeça.

– É porque ele mal te conhece, Mag – sussurrou. – Se conhecesse, ou melhor, se fosse casado com você há tantos anos, talvez já tivesse enlouquecido.

– Por acaso eu te enlouqueci?

– Não. Deixei essa parte do casamento para você.

Herbert sorria porque não conseguia acreditar nem na esposa e nem no que ele mesmo estava dizendo. Só conseguia olhar para o colo, com receio de chorar. Assim como Magnólia antes de entrar no hotel, ele hesitava em ir para o quarto sem conseguir encará-la novamente. Era a primeira vez que ela admitia uma traição com tanta facilidade, com tanta ferocidade – e em tempo recorde, ele concluiria mais tarde, com sarcasmo.

– Foi você quem não quis ir junto – disse Magnólia, baixando o tom de voz e secando as primeiras lágrimas com um guardanapo.

– Então é assim que você justifica uma traição? Porque eu não quis ir nessa maldita viagem?

– Você se afastou, Herbert. Poderíamos ter passado a noite juntos.

– Mas você preferiu o dinamarquês, porque qualquer um que aparece é a sua solução.

Gunnar só despertou de seu torpor quando Magnólia atirou o resto do café sobre Herbert. Ele não reagiu. A xícara estava quase vazia, e apenas algumas gotas mancharam sua camisa.

– Nunca imaginei, em todos esses anos, que você fosse me chamar de puta – disse ela, voltando a chorar.

Herbert recolheu um guardanapo da mesa e começou a pressioná-lo contra a camisa. A peça de algodão egípcio, com listras azuis e brancas, tinha sido presente de Magnólia.

– Você é muito pior que isso – disse ele, terminando de secar as manchas. – Nenhuma puta teria o orgulho que você tem.

Gunnar se levantou e finalmente andou, a passos largos, até a escada que dava para os quartos. Antes de subir, ouviu Magnólia gritar seu nome, mas não voltou nem olhou para trás. Até ele se levantar, ela não havia percebido que sua presença vinha trazendo-lhe alguma segurança, protegendo-a, ainda que apenas como testemunha, das ofensas do marido.

Herbert ficou de pé diante dela, respirando fundo, tonto com as revelações e tomado por uma raiva que não experimentava com frequência. Sentia nojo de Magnólia, mas parte dele, um lado indulgente, o mesmo que havia se apaixonado por ela, queria abraçá-la. Tinha consciência desses breves momentos de dicotomia emocional, quando se encontrava entre os extremos vividos pela própria esposa em seu transtorno. Queria consolar, perdoar, amar Magnólia, mas tinha medo de machucá-la com o ódio que agora configurava toda a sua realidade.

– Como chegamos até aqui? – indagou ele, deixando escapar uma lágrima.

– Nós nunca saímos do lugar – respondeu Magnólia.

Arrepiada, com os olhos ardendo e a cabeça latejando, ela se ancorou em um sentimento de entrega misturado à culpa, à razão e, principalmente, ao cansaço. Queria largar-se ali mesmo, sobre os restos de ovos mexidos e as migalhas de bolo, entre as lâminas de aveia e o caldo que escorrera das frutas nos pratos de cerâmica branca. Queria dormir ali, apoiada na mesa, recebendo um carinho suave nos cabelos e na ponta das orelhas. Um carinho que abrandasse seus pensamentos indômitos.

– E por que você fez isso? – perguntou Herbert, largando-se outra vez sobre a cadeira.

Os dois já estavam sozinhos no salão. Tinham afastado os outros hóspedes, e uma das recepcionistas lançava olhares cautelosos na direção dos dois, preparando-se para dar início à retirada dos alimentos que compunham o buffet.

– Porque me senti livre – respondeu Magnólia.

– Como na noite em Bergen? – Ele não parecia mais irritado. Estava cansado, esgotado daquelas situações repetitivas das quais ambos saíam feridos e enfraquecidos.

Ela apertou as mãos, estalando todos os dedos.

– Mag, o que houve naquela noite em Bergen? Por que você estava naquele lugar, na casa do Grieg, cheia de hematomas?

– Não me lembro.

– Queria que você me contasse.

– Eu também queria um monte de coisas, Herbert, mas nem tudo está ao meu alcance. Queria saber tudo o que se passa comigo, me entender melhor. Queria ter mais controle sobre mim. Queria não ter essa necessidade odiosa de liberdade, como se eu estivesse vivendo constantemente numa prisão.

Herbert fechou os olhos e esfregou o rosto com as duas mãos. Desejava dormir e acordar outra vez no Brasil, na companhia de uma Magnólia de dez anos atrás.

Nauseado, tomado por um sentimento rançoso de derrota, ele se levantou.

– Vocês transaram? – perguntou, enfim, sem conseguir erguer a cabeça.

Magnólia não respondeu. Seu silêncio foi a força motriz para as pernas do marido, que caminhou trôpego até a escada, desaparecendo corredor acima.

Respirando fundo, sem conseguir mais chorar, ela permaneceu ali, numa vigília solitária sobre seus sentimentos. Sentia-se dura, vazia e manchada como a xícara de café à sua frente.

# 20.

Uma pequena dor se alastrava pelo corpo de Orlando como um sobreaviso da tristeza a que em breve se submeteria – apesar do mal-estar, não havia hesitado em se encontrar com Laura naquele domingo. Ele costumava conferir seus e-mails todas as manhãs, apagando as mensagens não lidas da caixa de entrada e acumulando outras dezenas já lidas, mas não respondidas. Então, depois daquele estranho café da manhã protagonizado por Magnólia, mexer no celular foi um gesto natural não apenas para se distrair, mas também para se proteger de qualquer conversa com os filhos. O que não tinha sido nada natural foi o atordoamento que o nome de Laura lhe causou, assim como o assunto "Quanto tempo", escrito logo abaixo. O e-mail tinha sido breve: perguntava como ele estava e se poderiam se encontrar para tomar um café, porque ela estava "na cidade" naquela tarde. Ele não entendeu essa parte, mas ao final da mensagem Laura explicava que sabia que ele estava em Malmö porque o irmão lhe contara. Orlando não soube exatamente quando Tadeu tinha deixado escapar aquela novidade para ela, uma vez que ele mesmo não queria vê-la. Ensaiou uma resposta quatro vezes maior do que o e-mail de Laura, então apagou mais da metade e enviou sem sequer reler. Estava nervoso porque sabia que voltaria transformado daquele reencontro – só não sabia como nem em quê.

Deixou o hotel sem conversar com Tomas, evitando acordá-lo, e explicou seus planos brevemente a Muriel, que o olhou com desprezo. Mas nem isso impediu que Orlando se sentisse melhor. Estar fora do hotel outra vez, longe da irmã e dos problemas familiares, renovado para um programa só seu num lugar desconhecido, fazia com que se sentisse feliz outra vez. Era uma felicidade momentânea, ele sabia, mas sentia-se na obrigação de agarrar-se a ela porque era tudo que tinha. Deixaria para lamentar o desastre daquela viagem e dos gastos exorbitantes no dia seguinte, quando voltariam para Oslo e comprariam as passagens para o Brasil. Naquele momento ele não pensava em nada disso, apenas caminhava para o café cheio de incertezas, varrendo suas preocupações para um lugar invisível, como sujeira debaixo do tapete.

Adiar o caos era a sua especialidade.

Encontraram-se em uma das unidades mais modernas da Espresso House, famosa rede escandinava de cafés. O prédio de concreto e vidro espelhado ficava de frente para o mar, e da entrada era possível ver uma murada e uma escadaria onde as pessoas sentavam-se para tomar sol. Orlando reconheceu o lugar. Haviam passado por ali na sexta-feira, pouco antes do turbulento episódio envolvendo a câmera de Muriel.

Ele sabia que prestar atenção ao local, penetrar em seus detalhes e contrastes como se não tivesse nenhuma pretensão além de explorar aquela parte da cidade, era uma forma de encobrir seu nervosismo. Não sabia sobre o que conversariam, se deveria puxar a cadeira para Laura sentar ou se oferecer para pagar a conta, nem se suportaria ouvi-la contar sobre os últimos anos em que vivera feliz enquanto ele aprendera a conviver com a ausência e a saudade. Sentia-se como um adolescente que se encaminha para um primeiro encontro com a única certeza de que nada, absolutamente nada do que gostaria, iria acontecer.

Mas pelo menos estava bem-vestido. Pela primeira vez havia se preocupado com o visual naquela viagem, colocando uma camisa de linho sob o casaco preto de botões e borrifando seu melhor perfume, talvez até demais. Não estava quente, mas o sol brilhava no céu sem nuvens, espalhando uma luz dourada sobre as pessoas que observavam o mar sentadas na escadaria. De repente, então, sua roupa lhe pareceu ridícula, inapropriada, como se fosse um bassê idoso embalado em trajes de inverno. Queria que Laura estivesse feia e infeliz, mas era apenas uma parte amedrontada dele que a imaginava dessa forma. A outra parte desejava que estivesse bem, melhor do que nunca, afinal ainda eram amigos – embora tivesse passado a odiar o termo depois do indefinido caso que mantiveram por quase cinco anos.

Quando Laura chegou, nem dez minutos depois, o que ele viu se mostrou totalmente diferente do que secretamente desejara. Seus cabelos, mais claros e lisos, estavam presos num rabo-de-cavalo que a deixava mais jovem. Tinha as bochechas um pouco mais salientes, os lábios cobertos por um batom rosa-claro e os olhos iluminados por um brilho intenso – ele não sabia se por vê-lo ou porque o sol refletia nos botões metálicos do seu casaco vermelho, reluzindo feito moedas de prata numa fonte dos desejos.

– Orlando! Como é bom revê-lo – exclamou ela, abrindo os braços.

Ele sorriu sem jeito, subitamente tímido. Abraçaram-se por poucos segundos, muito menos do que ele julgava educado, como se Laura tivesse pressa em soltá-lo. Não era frieza que havia em seus movimentos, mas uma urgência estranha, como se a qualquer momento seu marido sueco fosse saltar de trás de alguma mesa.

– Você está ótimo – disse Laura, sentando-se ao seu lado e pendurando a bolsa na cadeira. Tinham escolhido uma mesa externa, de onde era possível ver uma faixa do mar além da murada de concreto.

– Isso é um eufemismo para o ganho de peso – disse Orlando alisando a barriga, o que fez Laura rir. Ele adorava aquela risada, não tinha mudado nada. Absolutamente nada. Ela também parecia um pouco mais inchada, talvez pela felicidade de viver na

Suécia, ou por um novo costume de beber uma dose de vodca com gelo depois do trabalho.

– Não, é sério. Você me parece melhor.

– Só por fora, porque por dentro... Deve estar tudo um caco.

Ele não sabia de onde saíra aquilo, mas ela não deixou de rir.

– Como assim? – indagou, e aproveitou para ajeitar os cabelos e o casaco, aprumando-se na cadeira como se estivesse finalmente preparada para uma conversa que poderia durar até o crepúsculo.

– Não é nada – disfarçou ele, tentando afastar da memória tudo o que vinha acontecendo naquela viagem. – Me diga, como você está? Achei seu e-mail tão curto, um pouco apressado.

Não era uma acusação, e sim uma observação, mas Laura a recebeu com um pouco de desagrado. Aquela cobrança logo no início do encontro parecia pressionar sua mente para alguma distração. Ela fez sinal quando uma atendente se aproximou da mesa e os dois pediram um café com caramelo. Foi só quando a funcionária saiu que ela voltou a encará-lo.

– Eu não podia escrever muito, nem queria. Nos encontramos para isso, não foi?

Ele concordou com a cabeça.

– Mas vamos lá, você perguntou como eu estou. Como será que eu estou... – Laura pensou por alguns segundos, sem olhar para ele. Tudo o que Orlando temia era uma conversa trivial com ela, embora também não soubesse o que poderiam ter além disso. – Acho que estou muito bem, Orlando. Não tenho nada do que reclamar, e às vezes até sinto falta disso, sabia? A vida tem sido monótona porque tudo aqui é muito perfeito. As peças se encaixam, as instituições funcionam, o dinheiro não falta. Nem as roupas amassam. Não quero me gabar, longe disso, mas é que tem sido estranho viver assim, sem nem um probleminha.

– Não se estressa com o Mario de vez em quando?

– Markus – corrigiu ela, bebendo um longo gole do café que acabara de chegar. – Ele é muito ocupado, quase não nos vemos durante o dia, mas é um homem decente.

– Você não costumava usar essa palavra. Decente.

– Você também está nessa categoria, não se preocupe.

– Me acho um homem comum, não decente – disse Orlando, forçando um sorriso e sentindo o pescoço esquentar.

– E qual é a diferença?

– Não sei. Acho que decente é uma pessoa que se guia por princípios, valores. Que é autoconsciente. Me considero comum porque me guio por instintos, pela época, pelos sentimentos. Vou na onda, por assim dizer.

– Bem, sua onda é decente – brincou ela.

– Obrigado. Não era uma crítica, só achei o termo estranho. É quase como dizer que alguém é um "homem de bem", sabe? Esse tipo de coisa me dá calafrios – disse Orlando, fazendo uma careta.

– Mas ele é um homem bom, se assim soar melhor.

– Fico feliz por você. Bem, você disse no e-mail que estava na cidade. Não está morando por aqui?

– Não exatamente. Moramos numa chácara perto do mar, bem longe do centro.

– E você gosta de lá?

– Gostamos.

A ênfase na primeira pessoa do plural parecia provocativa, mas era intencional, assim como as perguntas de Orlando feitas sempre no singular. Não conseguia imaginar Laura vivendo com um sueco em uma chácara. Parecia uma vida perfeita demais – coisa que combinava com ela, mas talvez não com ele. À exceção daquela pequena informação lançada no meio da conversa, sobre o marido ser muito ocupado, ela deveria estar plenamente satisfeita. Nunca fora pessimista; ao contrário, era bastante destemida, o que sempre irritou Magnólia.

Orlando investiu em uma pequena provocação. Ele não tinha nada a perder.

– Uma vida na Suécia, casada com um sueco, morando em uma chácara na praia... Tudo parece muito bom, só falta um cachorro e um filho agora.

Laura ruborizou, deixando Orlando imediatamente assustado com a possibilidade de uma revelação inesperada.

– Temos um labrador – disse ela, rindo. – Um filho é um pouco impensável, não acha?

– Por quê?

– Orlando, eu vou fazer cinquenta anos em outubro! Cinquenta!

– Muitas mulheres da sua idade têm filhos, algumas até mais velhas.

– Pois eu não sou uma dessas, nem quero ser. Nunca tive vontade, nunca fui muito paciente. Ou melhor, nunca fui maternal. Assim como a sua irmã, eu não pararia de beber para engravidar. Pode soar um pouco egoísta, mas é a verdade. Já temos nosso cachorro, que é como um filho. Registrado e tudo.

– Registrado?

– Sim, todos os cachorros aqui são registrados com uma identificação numérica e têm até um documento próprio. Você deveria ver a alegria do Markus quando fizemos o registro. Até eu devo ser menos importante para ele do que aquele cachorro!

– Então já não gosto desse Markus – disse Orlando, e apesar do tom de brincadeira, foi a primeira vez que Laura não riu.

– Eu lamento que você não goste dele – disse ela, séria. Aparentemente ele tinha tocado em algum ponto sensível sem querer.

– Ei, eu não falei sério. Foi um flerte de brincadeira, uma piada. É só que eu nunca preferiria um cachorro a você.

Ela não respondeu, virando o corpo de lado para terminar o café. Estava doce na medida certa – mais uma coisa perfeita demais da qual ela não podia reclamar. Queria ter pelo menos uma coisa, uma coisinha de nada, algo supérfluo, fútil, qualquer detalhe para se agarrar e conseguir criar um assunto com Orlando. Queria muito falar sobre Magnólia, perguntar da família, saber como Tomas vinha lidando com a morte de Alister, mas nada daquilo fazia mais parte de sua vida e nem parecia certo entrar no assunto. Ela mesma ainda não acreditava na morte do sobrinho, e sentia-se culpada por não ter conseguido entrar em contato com a irmã desde o acidente.

Como se lesse seus pensamentos, foi Orlando quem trouxe o assunto à tona, mais ansioso do que ela para encerrarem a conversa sobre o atual marido de Laura.

– Como você está em relação ao Alister?

Ela baixou o rosto, mas não demonstrou tristeza.

– Ainda não sei dizer, Orlando. Queria poder fazer alguma coisa, me aproximar da minha família, mas não consigo porque ninguém torna isso possível. A Sônia desapareceu, coitada. Talvez tenha se mudado para uma floresta no México para viver seu luto, sei lá. O Lourenço nunca quer falar sobre isso e o Tadeu parece indiferente. Acho que ele me contou que vocês estavam aqui em um momento de fraqueza. Quase não acreditei quando recebi a mensagem.

– E quando foi isso?

– Essa madrugada. Liguei para ele logo em seguida, mas estava bêbado. Disse que tinha feito algo estúpido e se sentia culpado.

– Ele não contou o que aconteceu? Ele, Tomas e Mag foram a uma boate em Copenhague e voltaram muito estranhos.

Laura sorriu, querendo ouvir mais daquela história, mas achou melhor não perguntar.

– Não, ele não falou mais nada. Terminou a ligação sem se despedir, se desculpando pelo horário. O mais irônico é que Markus e eu estávamos na casa de uns amigos, então provavelmente eu também estava bêbada.

Orlando não queria ouvir sobre a noite dela com Markus, nem imaginá-la socializando com amigos suecos como se já fosse uma deles.

– Bem, posso te garantir que o Tadeu não está indiferente.

– Como você sabe?

– Estou convivendo com ele há duas semanas – explicou Orlando. – Ninguém fala do acidente, é muito doloroso.

Ao ouvi-lo, Laura finalmente se rendeu.

– E o Tomas?

– Às vezes parece bem, às vezes piora e finge que continua bem. Não consigo entendê-lo... Assim como você tenta se aproximar dos seus irmãos, eu tento me aproximar dele, mas há sempre uma barreira, uma acusação, uma força rebelde adolescente que ele não demonstrou na época certa. Agora parece que está vindo tudo atrasado, tudo acumulado. Devo ter feito alguma coisa errada depois da morte da Sara, acho que não soube criar os dois...

– Viu só? Esse é um dos motivos para eu não querer ter filhos. E também porque o Hugo já dá bastante trabalho.

– O nome do seu cachorro é Hugo?

– Cala a boca.

Os dois riram juntos e beberam outro gole do café. Alguma coisa tinha de fazê-los rir.

– E você? – perguntou Laura, cruzando os braços. – Me fale de você, Orlando! O que está achando dessa viagem?

– Quer saber a verdade? – indagou ele, um pouco sombrio.

– Claro, eu não tenho notícias de ninguém desde que me mudei. E sempre fui uma pessoa que realmente sente saudades! – ela respondeu num tom ligeiramente esganiçado que teria feito Magnólia revirar os olhos.

Orlando levou o copo à boca outra vez, desejando mais do que tudo que o café se transformasse em uma dose tripla de uísque.

– Uma perda de tempo e de dinheiro – respondeu finalmente, virando o copo de uma só vez.

– Ah, Lando, não diga isso – Laura o repreendeu, parecendo um pouco ofendida. Algo se acendeu em Orlando quando ela o chamou pelo apelido, mas ele logo se convenceu de que não passava de uma ilusão. Para que chamá-lo de Lando? Aquilo trazia tantas lembranças, a maioria delas indesejável.

– Nada disso está fazendo bem ao Tom – disse ele, fingindo não ter se abalado com aquela demonstração de afeto. – A ideia era levá-lo de volta ao Brasil, tirá-lo daqui, onde tudo o faz lembrar do Alister, do acidente... Mas até agora nada saiu como o planejado. Tudo o que fazemos é brigar, e seu irmão parece um guia turístico deslumbrado, nos levando de um lado para o outro como bolinhas de pingue-pongue. Parece um retrato típico daquelas férias mal planejadas em que tudo dá errado, sabe? E nem férias são!

– Sua irmã veio junto, não é? Você só fica assim quando ela está por perto.

Ele olhou para os dois lados e ergueu os ombros.

– Ela não está aqui agora. E eu não "fico assim". Esse sou eu, e estou bem. Estou com você.

– Você continua reclamando como se só conseguisse enxergar o lado ruim das coisas e mais nada. Não precisa ser assim. Aproveite a sua viagem, as oportunidades. Por que focar apenas nos problemas?

– Porque eu não tenho a sua vidinha sueca perfeita – Orlando deixou escapar, ríspido, lembrando-se dos sermões de Elisa.

Aquele tom era exatamente o oposto de tudo o que ele havia ensaiado no hotel. Laura recuou o corpo na cadeira como se tivesse desviado de um pássaro, ou de um tapa. Nervoso, ele pegou novamente o copo vazio e fingiu dar um gole. O gesto lhe daria algum tempo para pensar. Mas Laura, que evitava encará-lo, os olhos fixos em algum ponto no chão, não parecia inclinada a esquecer aquela grosseria.

– Laura, me desculpe – pediu ele, finalmente, mas um pouco a contragosto, porque a verdade é que não queria se desculpar. Havia sido tomado por um misto de ciúme, inveja e ódio porque nada do que dissesse seria tão incrível, tão perfeito quanto a vida de Laura. – Não tem sido nada fácil. Achei que esse encontro pudesse ser um respiro de tudo e de todos.

– Então respire – disse ela, erguendo o rosto e sorrindo de repente. – Respire e me conte o que quiser, inclusive as reclamações. Você tem todo o direito.

O sorriso que mantinha era genuíno, interessado, e em seus olhos parecia cintilar um tipo de emoção que, até aquele instante, Orlando não tinha vislumbrado. Teve a impressão de que suas desventuras eram capazes de colorir com pinceladas fortes a tela desbotada da nova vida de Laura. E essa possibilidade, essa necessidade, essa súplica silenciosa e subentendida o agradava de uma maneira deliciosamente perversa.

Uma lágrima grossa caiu sobre o celular de Tomas, aumentando as cores dos pixels como uma lupa em alto relevo. Muriel havia saído, e ele passara o dia inteiro sozinho na cama. O quarto só não estava totalmente silencioso porque havia ligado a televisão, deixando passar um documentário sobre o impacto ambiental da criação de salmão na Noruega. A tela do celular mostrava uma foto de Alister com a mãe e o namorado dela no Loulastau. Tomas não tivera estômago para reler o e-mail que acompanhava a imagem, e mesmo olhar para aqueles lábios sorridentes que nunca mais tocariam os seus parecia ter sido uma péssima escolha.

Lembrou-se do e-mail que ele escrevera em resposta, quando disse que enquadraria aquela foto caso um dia Sônia se casasse com André. Àquela altura, ela já poderia estar casada – ele não saberia dizer. Provavelmente estava de luto, mais uma coisa que ele não saberia. Tudo o que tinha era aquele último registro, os três se abraçando sorridentes em um canto da foto, o restante da imagem mostrando a nova decoração do restaurante de Lourenço. Tinham falado sobre aquilo nos e-mails, não tinham? Também tinham rido juntos das mesmas impressões, compartilhando daquela alegria que Alister experimentara no restaurante, agora para sempre em seu sorriso congelado.

Quando Orlando entrou no quarto, ele se endireitou na cama e enxugou as lágrimas. Estava de costas para o pai, e mesmo assim sentiu que ele não estava bem: respirava fundo, batendo os calcanhares no chão de madeira. Então tirou os sapatos e os jogou perto da mala.

– Como foi o encontro? – perguntou Tomas, sem se virar. Já tinha desligado o celular e agora esperava a enxurrada de comentários angustiados sobre Laura.

– Não quero falar sobre isso – respondeu ele, secamente. – Só quero ir embora daqui logo. Que bom que voltaremos para Oslo amanhã.

Tomas girou lentamente sobre a cama e colocou o celular na mesinha de cabeceira, deixando que seus olhos finalmente encontrassem os olhos vermelhos do pai.

– Eu queria mesmo falar sobre isso com você.

Mesmo impaciente, ansioso para entrar debaixo do chuveiro e esquecer o reencontro com Laura, Orlando parou para ouvi-lo.

– Acho que já me decidi sobre voltar ou não para o Brasil.

– E qual é a decisão?

Tomas olhou outra vez para o celular e sorriu. Mesmo desligado, era como se ainda conseguisse ver o sorriso de Alister marcado na tela, fixado como um ponto de luz colado à sua retina. E aquele sorriso continha a resposta.

QUARTA PARTE
# Brasil

Maio de 2019

# 1.

As ondas do mar depositavam as coisas não ditas na praia, chocando-as contra as rochas pontiagudas até transformá-las em grãos de areia. Quando as águas voltavam, deixando sua marca escura e espelhada, reduzindo a um barbante o cordão de espuma das ondas desfeitas, Magnólia era dominada por um intenso sentimento de paz. Era como se tudo recuasse para permitir o respiro. Como se toda a paisagem líquida e azulada do fim da tarde se intimidasse na presença do continente, da terra e das pessoas, e seu único gesto, sua única fuga, fosse o retorno às origens movediças daquele coração marítimo bem diante dos seus olhos.

Ali.

Agora.

O oposto não acontecia com a mesma força, nem com a mesma consciência do instante: no avançar das ondas, nos túneis de água formados entre os extensos rolos que se inclinavam em direção a ela, à casa, à escadinha de madeira, moles e sonoros como canaletas de luz azul atravessadas pelo brilho dourado do crepúsculo, o sentimento era apenas de vigília, de cuidado. Uma espera quase perigosa.

Magnólia observava o movimento da chegada com muita atenção, às vezes desejando que o nível do mar aumentasse a ponto de expulsá-la daqueles degraus, às vezes esperando que tudo de repente parasse de se mover, de se rebelar, como uma pintura fria, lisa, dura, sem som, sem vida. Um mar de vidro grosso, impenetrável, que transformasse todos os animais marinhos – baleias-brancas, tubarões-cinzentos, golfinhos reluzentes, arraias negras como lençóis da noite, peixes coloridos como opalas e polvos ágeis feito o vento – em seres inexpressivos, petrificados num imenso âmbar azul.

Ela pousou a taça de vinho branco entre os pés e o líquido girou em resposta à mansidão de lago que havia dentro de si. O cristal não estava suado porque ela se esquecera de colocar o Riesling para gelar, e agora cuidava para não esquentar a taça com as mãos. Colocar gelo seria uma opção, mas ela vinha fugindo desse hábito desde o tratamento, no qual uma das etapas consistia em segurar os cubos na palma da mão. Ainda que agora não se tratasse disso, Orlando não enchia as formas porque não costumava usar gelo, de modo que beber, simplesmente beber, era o mais importante.

Sentada ali, de frente para o oceano, no entanto, não era o vinho ou sua temperatura ideal que ocupavam a mente de Magnólia, e sim as ondas. Mais uma vez as ondas. O som enjoativo, constante, amassado. A superfície móvel. Os cordões de leite. O vasto metal corrugado. Um símbolo de tantas coisas que representavam sua vida. Sempre as ondas. Dificilmente conseguia separar o mar das lembranças de Herbert. Do trabalho de Herbert. Estavam conectados como ele e Virginia Woolf, embora muito menos nos últimos tempos, desde que a própria escrita ficcional ocupara o primeiro lugar na vida do marido, enterrando a escritora inglesa quase que definitivamente.

– Acho que eu nunca te vi aqui sem uma taça de vinho – disse Orlando, aproximando-se.

Ele parou de pé no degrau atrás de Magnólia, mas ela não se virou. Apenas pegou a taça outra vez, ela mesma sem saber se para provocá-lo ou se apenas pela força do hábito. Gostava de sentar-se ali para ver o mar, um momento de perfeita contemplação que sempre pedia por vinho – branco, na maioria das vezes.

– Quanto tempo você acha que vai ficar na cidade? – perguntou Orlando, sentando-se ao seu lado e gemendo baixinho ao flexionar as pernas.

Ela o encarou com uma perplexidade exagerada.

– Já está querendo me expulsar?

– Não é isso, mas eu sabia que você interpretaria dessa forma.

– Então o que é?

– Só curiosidade – respondeu ele, erguendo os ombros. – Parece que a nossa velha casa tem sido seu refúgio.

– Queria que pudéssemos nos casar com uma casa – disse Magnólia, virando a taça. – Uma casa não trai, não abandona, não fala, não julga, não mente. Apenas permanece de pé, estável, sempre nos protegendo.

– Até passar um furacão – brincou Orlando.

– Não há furacões por aqui. Mas se houvesse, o jeito seria se casar com a solidão.

– É sério que era nisso que você estava pensando esse tempo todo? Que papo estranho...

– Eu sou estranha, Orlando. Mas aqui me sinto menos assim. E não, não estava pensando nisso. Estava pensando no Herbert. Essas malditas ondas me fazem lembrar dele.

– Então talvez o litoral não seja um bom lugar para fugir dele. Quem sabe o campo...

Magnólia riu.

– Não estou fugindo dele, nem ele de mim. Tivemos uma conversa até que tranquila para os nossos padrões. Fui eu que quis me afastar, mas não sei por quanto tempo.

Orlando não disse mais nada, apenas pegou a taça das mãos de Magnólia e bebeu um gole pequeno, mas o suficiente para fazer seu rosto se contorcer em uma breve careta. Devolveu a taça desejando uma lata de cerveja. Talvez agora pudesse voltar a beber cerveja, uma vez que tinha emagrecido desde o retorno da Noruega. Ver a barriga menor e as laterais menos inchadas no espelho lhe dava uma imensa vontade de comer e beber de tudo, e precisava se esforçar para continuar seguindo a dieta, para não pisar nas minas saborosas que o explodiriam a longo prazo.

– Aliás, obrigada por não vender a casa – Magnólia disse de repente.

– Eu não ia vender.

– Eu sei, mas te dei essa ideia no início do ano, lembra?

– Como não me lembraria? Aquilo me deixou louco. Considero essa casa parte da família. Sei que não é muito saudável, que pode parecer materialismo, mas essa casa tem um grande valor sentimental para mim.

– É por isso que estou agradecendo, por sentir que ainda tenho um cantinho no mundo – admitiu ela. – Um lugar para vir quando me sinto perdida. Não morro de amores por todas as lembranças que essa casa me traz, que esse mar me traz, mas ainda me sinto protegida e respeitada aqui. Segura, sabe?

Orlando a olhou de canto, desconfiado.

– Você costumava ficar mais ácida quando bebia.

Ela não riu, encarando fixamente a linha entre o mar e o céu. Gostava de depositar sua concentração ali porque sabia que naquela linha não haveria mudança, não haveria tremor, não haveria inclinação. Era uma das poucas coisas da natureza que não se movia, aquela linha.

– Acho que aqui me sinto nostálgica. E a nostalgia é um tipo de anestesia para romantizar a dor.

– O nome disso é maconha – Orlando tornou a brincar.

Dessa vez Magnólia riu, bebendo três goles seguidos.

– E por que as ondas fazem você pensar no Herbert?

– Está tentando me analisar? – perguntou ela, lançando um sorriso provocador ao irmão.

– Pode ser, se você topar. Não tenho a competência necessária, mas já que estamos só nós dois nessa casa silenciosa, tendo o mar como testemunha, acho que você pode falar o que quiser. Não vou te julgar, mas não prometo me abster de comentários.

– O mar como testemunha. Você fica diferente aqui – observou Magnólia.

– Como assim?

– Mais leve. Melhor. Durante a viagem você estava insuportável, mas parecia outra pessoa quando nos falamos por telefone antes de eu chegar. Vim para cá com aquela imagem da viagem em mente: você sempre quieto e carrancudo, como se uma nuvem escura o acompanhasse. Aqui você parece mais calmo, despreocupado.

Ele encarou aquela mesma linha no horizonte e pensou sobre o que acabara de ouvir, sentindo uma súbita vontade de nadar.

– Eu moro sozinho – disse, escolhendo as próprias palavras com cuidado, como se aos poucos lhes desse permissão para deixarem de eclipsar uma parcela de sua identidade. – Tenho um emprego que me paga bem, as contas estão quitadas. E meus dois filhos, com quem venho tendo uma relação que nem o mais sábio dos gurus entenderia, estão longe. Sinto saudade deles, mas não posso fazer nada. Então, tento não me preocupar aqui. Apenas sigo vivendo.

Orlando percebeu de repente que aquele estilo de vida se aproximava do que Laura dissera estar vivendo na Suécia, e algo se revirou em seu estômago.

– Provavelmente é isso – concordou Magnólia. – E agora o papel do analista se inverteu.

– Gosto de falar às vezes. E nem sempre sobra dinheiro para fazer análise.

– Você conversava assim com a Sara?

Ele deu de ombros.

– Não havia essa necessidade. Tínhamos as crianças, então tudo girava em torno delas. Os filhos ocupam não só o silêncio antes do casamento, quando ainda falamos sobre tê-los, mas muitas das conversas que deveriam surgir depois que os temos.

– Por isso tantos divórcios.

– Você e o Herbert não têm filhos.

– E ainda não nos divorciamos – disse Magnólia, secamente.

– Não sei o que vai acontecer conosco.

– Você ainda gosta dele?

– Eu amo o Herbert. Mas esse amor se transformou em um medo constante.

– Medo de quê?

– De ser abandonada, enganada, reduzida a um peso que ele aceita carregar por compaixão. Na verdade, esse sempre foi o meu medo, e talvez venha daí toda a minha inconstância.

Surpresa com a facilidade com que aquelas palavras haviam saído, Magnólia limpou uma primeira lágrima e bebeu o restante do vinho.

– Isso te faz humana – disse Orlando, colocando a mão em seu ombro. – Acho que todos temos esses medos.

– Pode ser.

– Só quero que faça a melhor escolha. E pense mais em você do que nele.

Ela concordou com a cabeça e começou a chorar, devolvendo a taça vazia ao degrau de baixo.

– Se preferir, podemos parar por aqui – sugeriu o irmão.

– Não, não, está tudo bem – respondeu Magnólia, limpando o nariz com as costas da mão.

– Então volto a perguntar: por que as ondas te fazem pensar no Herbert?

Os dedos de Magnólia tremeram levemente e seu rosto ganhou um ar cansado, como se tivesse bebido uma garrafa inteira de vinho.

– Não é óbvio? São as ondas! Aquele maldito ensaio que ele fingiu escrever há cem anos.

– Isso é verdade? Ele não estava escrevendo o ensaio?

Ela respirou fundo, acalmando-se aos poucos. Já tinha falado sobre aquilo com o irmão, então era um território relativamente fácil de explorar.

– No começo, estava. Bem no começo. Depois passou a dividir esse trabalho entre as trepadas com aquela professorazinha e a escrita de um romance terrível.

– Você chegou a ler o romance? – perguntou Orlando, evitando se aprofundar nas "trepadas com a professorazinha".

– Algumas partes – admitiu ela. – Não consegui ler tudo.
Ele terminou um mês depois de voltarmos da Noruega. Passava
horas trancado no escritório. Até que viajou num fim de semana
e eu pude ler algumas coisas, mas essa história você já sabe.

– Sim. Você só não me contou sobre o que é o livro.

– Ele expõe todo o nosso casamento e a nossa família – disse
Magnólia, sem elevar o tom de voz. – É praticamente uma auto-
biografia com os nomes trocados. Ele dramatizou tudo, elevou
meu transtorno a níveis estratosféricos. Fala dos remédios a cada
duas páginas, intercalando umas cenas de sexo grotescas com
trechos de uma espécie de diário, sei lá. Não entendi muito bem
porque fiquei com nojo. Esse maldito livro é um dos motivos
de eu estar aqui.

– Já tem um título? – Orlando perguntou com cautela,
temendo revelar seu interesse.

– "O frágil toque dos mutilados" – respondeu ela, fazendo
uma careta. – Talvez seja a pior parte do livro, se quer saber
minha opinião.

Nenhum dos dois disse mais nada, e Magnólia voltou a
contemplar o mar. De perfil, lembrava uma versão mais nova
sua, igualmente complicada.

Orlando sentiu vontade de rir, de dizer à irmã que talvez o
livro nunca viesse a ser publicado, mas se conteve. Era fato que
os escritores tinham uma tendência natural a usar elementos
autobiográficos em suas histórias – um diálogo com algum familiar, uma fotografia em que alguém aparece sem sorrir, uma
visão pessoal de conflitos e segredos. Só não conseguia ver a irmã
como um personagem caricato, alguém de humores reforçados
"em nome da arte". Parte dele queria ler aquele manuscrito,
entender até onde Herbert havia chegado, saber se ele próprio
estava na história e como havia sido retratado.

Nunca admitiria para Magnólia, mas até que gostava do
título.

# 2.

Já haviam se passado dez minutos desde que Orlando pegara a flanela azul e começara a limpar a vitrola com uma diligência que era, ao mesmo tempo, assustadora e maçante. Deslizava o tecido para cima e para baixo, de um lado para o outro, passando sobre a tampa e debaixo dela, tomando cuidado com o prato, a polia e o braço do aparelho.

A tarefa monocórdica vinha sendo feita no sofá, ao lado de Magnólia. Temendo começar a espirrar por causa do pó acumulado que agora se levantava, ela se manteve o mais afastada possível, quase sentada no braço do móvel. Tinha o rosto enfiado no caderno ocre que usava como diário – e, naquele momento, como escudo para se proteger de uma crise alérgica. A penúltima entrada no diário datava de oito de março, mais de dois meses atrás, quando ainda estava em Bergen, na Noruega. A última era do dia anterior, logo depois de conversar com Orlando na escadinha que dava na praia. Aquele hiato, um imenso abismo de quase oitenta dias, não existia no caderno. As datas distantes apareciam próximas por um artifício do objeto, por um registro manuscrito, mas quantas coisas tinham acontecido entre uma folha e outra?

– Acho que já está bom – disse Magnólia, irritada.

– O quê? – Orlando perguntou sem olhar para ela. Quando estava concentrado, ou mordia a língua ou deixava a boca ligeiramente aberta, e Magnólia, quando criança, vendo essa expressão tão característica, sentia-se culpada por achar graça, acreditando que o irmão pudesse ter algum tipo de deficiência mental.

– A limpeza dessa maldita vitrola. Você está passando esse pano há meia hora.

– E por que isso te irrita? Quero voltar a usá-la.

– Por que não guardou em vez de deixar aí na estante, juntando pó? Aposto que nunca limpou os objetos dessa sala.

– Fique à vontade, então – respondeu ele, com um sorriso mais suave do que sarcástico.

– E onde estão os discos? Da última vez que estive aqui, fiquei andando pela sala como uma tonta e não achei nenhum.

– Guardei todos no porão. Não conseguia mais ouvir música sozinho – admitiu Orlando.

Magnólia fechou o caderno e esperou que ele terminasse a limpeza. Ele se levantou de repente, deixando a sala sem dizer nada e voltando pouco depois com a caixa de discos. Era apenas uma das duas caixas em que guardava a velha coleção de vinis, mas cujo peso já produzira as primeiras gotas de suor em sua testa.

– Depois eu pego o resto – disse ele.

– Deixa que eu faço isso – Magnólia sorriu. – Parece que alguém está fora de forma.

– Eu nunca estive em forma, é bem diferente.

– Você emagreceu. Talvez tenha perdido um pouco de força.

Magnólia tornou a abrir o caderno, sentindo vontade de escrever, mas sabia que o irmão acharia estranho.

– Também posso escrever um livro, sabia? – disse ela, de repente.

Orlando, que já havia se acomodado sobre o tapete para ver os discos, virou-se para encará-la.

– Como assim?

– Estávamos falando sobre o livro do Herbert ontem. Bem, eu também posso lançar minhas memórias.

– Do jeito que você fala, parece que tem oitenta anos.

– Tenho metade disso, e muito mais para contar do que muita gente de oitenta por aí – gabou-se. – Além de que seria um tipo elegante de vingança.

– Nenhuma vingança é elegante, Mag – Orlando balançou a cabeça. – Elas sempre terminam mal.

– Pois aposto que o Herbert duvida da minha capacidade como escritora.

– Eu também não sabia que você gostava de escrever.

– A vontade tem crescido nos últimos meses. Na verdade eu sempre escrevi uma coisa aqui, outra ali, alguns artigos sobre vinho, uma pegada mais jornalística do que literária. Sendo sincera, coisas inúteis que me renderam um dinheiro razoável. Ainda assim, escrevi. E isso sempre me deu prazer. O diário também tem feito crescer em mim essa vontade.

Orlando refletiu por um instante, puxando o primeiro disco da caixa.

– Então não é só vingança: você realmente quer escrever – concluiu.

– Acho que sim.

– Então escreva, oras.

Falar era fácil, mas Orlando sabia que Magnólia lutaria muito contra as próprias angústias caso decidisse narrá-las, caso tentasse amarrá-las. Assim como tinha feito com o livro do cunhado, pensou em como a irmã o retrataria. Não a via como escritora, tampouco como enóloga; naquele momento, largada no sofá, Magnólia parecia apenas uma mulher de meia-idade desempregada e com alguns quilos a mais. Alguma coisa havia escapado dela depois da viagem. Era uma Magnólia diferente, ele sabia, mas nem por isso ousaria tocar em assuntos tão delicados quanto emprego e forma física – ela surtaria se ele a pressionasse demais.

Orlando pegou um disco e, com alguma dificuldade, pôs-se de pé outra vez, acomodando a vitrola na estante, sobre um pequeno tapete de tear vermelho e laranja feito por Sara. Ele a ligou na tomada, abriu a tampa – agora reluzente – e colocou o disco, mantendo a agulha no ar enquanto escolhia a faixa na contracapa.

Magnólia identificou prontamente o que ele havia escolhido: *Rumours*, do Fleetwood Mac, de 1977. A capa fazia parte da sua própria história, do seu imaginário da puberdade, e mostrava uma imagem estilizada de Stevie Nicks e Mick Fleetwood, fotografados por Herbert Worthington. Os dois tinham passado a adolescência inteira ouvindo aquele disco.

– Coloca "Dreams"! – pediu Magnólia.

– Não sei por que não compramos CDs ou baixamos as músicas – resmungou Orlando, mais para si mesmo do para a irmã. – Seria muito mais prático, e hoje em dia tudo já foi remasterizado.

– É pela nostalgia – provocou ela. – Não falamos disso ontem?

Ele acabou posicionando a agulha no fim de "Second Hand News", mas deixou por isso mesmo e voltou-se para a caixa de discos. Como poucas vezes em sua vida, Magnólia sentiu um amor genuíno pelo irmão, livre de qualquer julgamento. Aquela cena de Orlando ali, sentado sobre o tapete, poderia ser o início do seu livro, uma viagem de volta no tempo quando, com dezesseis ou dezessete anos, ele passava tardes inteiras naquela mesma sala, aprisionado em si mesmo na posição de lótus, os olhos fechados, os ombros caídos, ouvindo todos os discos dos pais como se fossem a coisa mais importante do mundo.

Quando terminava de registrar a cena no diário, ele chamou sua atenção.

– Já reparou na letra do início do refrão?

Ela ficou confusa e esperou que aquela parte chegasse.

– "Thunder only happens when it's raining" – Orlando repetiu logo após o verso.

– O que tem?

– Não faz sentido – disse ele, pensativo. – Não precisa estar chovendo para trovejar, e nem sempre chove depois de um trovão.

Magnólia segurou-se para não rir, mas ele tinha razão.

– Nunca parei para pensar nisso, mas agora, antes de ouvir a música, lembrei da letra. Bem, pelo menos não chove onde a pessoa pode estar ouvindo o trovão.

– O importante é que a música é uma delícia – disse Magnólia, subitamente leve e feliz.

Ela esticou as pernas no sofá, deitando-se com a barriga para cima, e pousou o caderno aberto sobre o peito. Então fechou os olhos e ficou balançando os pés descalços no ritmo do baixo.

– Acho que vou me mudar para cá – disse, ainda de olhos fechados, mas sorrindo só de imaginar a expressão de Orlando.

– Não vai dar – respondeu ele, com uma seriedade forçada.

– Você não me suportaria. Lembra quando ficou aqui nas férias de julho? Em que ano foi mesmo?

– 2012.

– Exatamente. Por quatro semanas.

– Elisa ainda era viva – observou Magnólia, sentindo crescer uma súbita e estranha palpitação. Ela retirou o caderno do peito e o colocou no chão, diante do sofá.

– Por que nunca falamos dela? – perguntou Orlando, pensativo.

Magnólia foi possuída por uma repentina vontade de aumentar o volume da música, de tirar o irmão para dançar ou simplesmente de ir ela mesma, sozinha, dançar no quintal, na praia. Seria uma boa fuga, pensou. Estavam em maio, mas um maio atípico, mais quente do que o normal, e se pudesse, se estivesse sozinha naquela casa, teria colocado um maiô preto e se jogado na areia. Teria feito de tudo para evitar o assunto Elisa.

– Mag? – chamou Orlando. – Eu falei com você. Quer que abaixe o som?

Ela finalmente abriu os olhos, esforçando-se para encarar o irmão. Então, negou com a cabeça e jogou o braço para o lado, encostando a ponta dos dedos no caderno. Poderia pegá-lo para voltar a escrever, para fugir daquele fantasma. No entanto, os olhos de Orlando faiscavam com a possibilidade de encará-lo. Era o que ele queria, o momento pelo qual esperava desde a morte de Elisa.

– Não quero falar dela – respondeu Magnólia, com uma firmeza que vinha lhe escapando há semanas.

– Mas precisamos. Estamos com esse assunto entalado há sei lá quanto tempo.

– Seis anos. E não é um assunto entalado, é só um fato, uma coisa que aconteceu e acabou. Por que você quer falar disso agora? Orlando suspirou e soltou um dos discos sobre o tapete.

– Só queria entender por que ela fez aquilo.

– Você só saberia a resposta se perguntasse a ela, mas isso é impossível agora – disse Magnólia, consciente da frieza que sempre fazia Orlando recuar, encolher os ombros ou simplesmente reagir com agressividade.

– Ela parecia tão bem.

– Esse é o maior problema: parecer bem em vez de estar bem. A vida dela era um disfarce.

– Muitas vidas são um disfarce, uma mentira, mas nem por isso todos se matam.

– Uma boa parte, sim.

– Isso não é justificativa, Mag.

– Talvez ela não quisesse morrer, e sim chamar a atenção.

– Ela cortou os pulsos! – disse Orlando, aumentando a voz. – Numa banheira, sozinha! Chamar a atenção de quem?

Magnólia ergueu os ombros num gesto de dúvida e voltou a fechar os olhos. Uma fina dor começava a penetrar sua cabeça como uma agulha.

– Só queria encontrar um motivo concreto para ela ter feito o que fez – continuou ele. – Sei que ela sofria com aquela doença renal que descobrimos em 2012 durante as férias, que ela também não controlava muito bem o que dizia, que vivia em um mundo estranho e utópico, sei de tudo isso... Mas daí para tirar a própria vida?

– Ela era mais perturbada que nós dois juntos, Orlando. Aceite isso – respondeu Magnólia.

– Acho uma falta de respeito falar assim dela depois de tantos anos. Ela devia estar sofrendo.

– Uma pessoa em sofrimento não teria armado todo aquele teatro.

– Que teatro? – perguntou Orlando, cada vez mais confuso e irritado. Ele fez que ia se levantar, ensaiando desligar a vitrola ou deixar a sala, desconcertado por não conseguir conversar com a irmã, mas desistiu no meio do caminho, ficando de joelhos.

– Toda essa produção de se matar na banheira! – respondeu Magnólia, também começando a ficar impaciente.

– Muita gente faz isso.

– E as carambolas? Havia pelo menos meia dúzia delas, Orlando! Duas mordidas, boiando na água, mas a maioria intocada. Quem faz isso antes de se matar? Quem cria todo esse cenário dramático?

– Talvez fosse o último desejo dela, mesmo sabendo que a faria mal...

Orlando já tinha se dado por vencido. Aquela conversa tinha sido uma péssima ideia. Mesmo se Elisa estivesse viva, continuaria sendo uma péssima ideia. Desde a adolescência, o modo com que Magnólia falava da irmã sempre havia sido motivo de briga entre os dois.

– Bom, eu achei tudo de um exagero absurdo – ela continuou. – Elisa queria ser descoberta, e é claro que queria chamar a atenção. A sua atenção. Do contrário, não teria ligado para você na mesma noite.

– A voz dela estava boa – disse Orlando. – Mas ela não parecia bem de verdade. Falava baixo, devagar, como se estivesse sedada.

– Talvez tivesse tomado alguma coisa. Aposto que era do tipo que engolia doses cavalares de calmante para embaçar os problemas, para ocultar o que incomodava, sabe?

Para a surpresa e o constrangimento de Magnólia, Orlando desatou a chorar. Um choro contido, quase educado de tão silencioso, porque também se sentia envergonhado.

– Orlando, não estou falando nada disso por maldade – justificou, sentando-se outra vez no sofá, mais perto do irmão. – É um fato: Elisa era perturbada. E viveria sofrendo com as crises renais.

– Ela podia ter se tratado – resmungou Orlando. – Suicídio não é a resposta para qualquer dor.

– Mas é uma fuga definitiva da realidade. Portanto, a cura para qualquer dor.

– E quem fica? Ela não pensou em como iríamos nos sentir? Magnólia refletiu por um momento, lembrando-se da conversa com Tomas.

– Tomas e eu falamos sobre suicídio.

– Quando? – perguntou Orlando, de repente assustado e apreensivo.

– Em Oslo.

Ele soltou os ombros, aliviado. Estivera preocupado com o filho desde que voltara para o Brasil, com medo de que, como Sara e Elisa, ele também decidisse tirar a própria vida. Analisando daquela forma, parecia uma espécie de herança fatal.

– Você acha que a nossa família é amaldiçoada? – perguntou ele, cabisbaixo.

Magnólia sorriu sombriamente.

– Não sei se acredito em maldição, mas tem alguma coisa, sim. Alguma coisa pairando sobre a gente. E não é uma simples nuvem escura – disse ela, e então, como se acordasse de um transe, acrescentou: – Mas não precisa se preocupar com o Tom, ele deve estar bem. Melhor do que nós. Acho difícil alguém pensar em suicídio em plena primavera escandinava.

– Provavelmente você tem razão. Me assustei achando que estivessem se falando agora.

– Não tenho notícias dele desde que voltamos da Noruega. E você?

– Eu sou o pai. Só tenho notícias porque cobro dele. Mas não consigo pensar em vocês conversando sobre um tema tão... desgraçado, sabe? Bom, não quero pensar nisso. O suicídio dela...

Como se não pudesse mais se expressar em palavras, Orlando voltou a chorar, dessa vez mais alto. Não estava confortável ali, de joelhos sobre o tapete, mas não tinha forças para se importar. Vendo-o naquela postura infantil, Magnólia sentiu vontade de empurrá-lo.

– Orlando, não quero parecer fria, mas acho que você não precisa sofrer assim depois de tantos anos.

Ele limpou o nariz e finalmente encarou a irmã, mas as lágrimas não paravam de rolar.

– É que... de repente me lembrei da Sara. Essa história de suicídio, tudo isso é muito pesado pra mim. Assim como não entendo a Elisa, até hoje não entendi a Sara. E não consigo deixar de pensar que há uma porcaria de maldição assombrando as nossas vidas!

Magnólia baixou a cabeça.

– O caso da Sara foi diferente – disse, pela primeira vez sentindo-se tocada por aquela conversa e com vontade de recuar, com medo de adentrar um território espinhoso. – Eu sei o que ela estava passando.

Os dois ficaram em silêncio, sem se olhar por um longo tempo, suspensos pelo medo de seguirem naquele caminho. Demorou até perceberem que o primeiro lado do vinil havia acabado e que precisava ser virado. Orlando soltou o peso do corpo sobre os pés, sua cabeça tombada para a frente, e Magnólia, que poderia ter tocado em seu ombro ou dito uma palavra carinhosa, preferiu não se mover, como se esperasse que alguma coisa acontecesse. Mas nada aconteceu, nada foi dito ou feito. Ninguém ousou furar a fina película que os envolvia na própria dor, e o mal-estar entre os dois foi lentamente fermentando.

# 3.

Começou com o calor das mãos sobre seu rosto, não propriamente o toque. Eram mãos que, mesmo embaçadas, encobertas por uma espécie de bruma azul, a assustavam. Tinham os dedos grossos, as unhas carcomidas, cheias de bordas farpadas, e pequenos pelos grisalhos e castanhos despontavam das falanges. Também havia marcas, muitas marcas, cicatrizes e linhas que se estendiam pela pele como fendas de uma erosão. Em um dos dedos brilhava uma aliança dourada, único feixe luzidio naquela imagem, trespassando a bruma como um minúsculo farol de ouro na direção de Magnólia. Quando as mãos tocaram seu pescoço, queimando sua pele, já era possível ver a extensão delas, os pelos abundantes acima dos pulsos fortes, os braços queimados pelo sol, cheios de saliências musculosas e veias túmidas. Só não conseguiu ver o rosto, protegido atrás da bruma. O que viu foi uma cabeça se movendo devagar, parecendo sorrir, e de cujos lábios vinha o azul da bruma, em baforadas que não cheiravam a cigarro, não cheiravam a nada. Então as mãos foram apertando seu pescoço com mais força, mais pressão. Mais peso e insistência. As pontas grossas dos dedos, afiadas pelas unhas lascadas, entravam fundo em sua pele, obstruindo a passagem do ar. Ela começou a engasgar. Sentia os músculos espasmarem e os braços dormentes sob o peso daquele corpo que a sufocava. As mãos torciam a pele do pescoço, colocando-a em brasa, e empurravam seu maxilar para cima devagar. Quando tentou gritar, Magnólia finalmente conseguiu erguer uma perna e acordou assustada. O quarto estava claro, filtrado por uma luz amanteigada. Ela olhou para a janela e lembrou-se das cortinas novas. Então passou uma mão sobre o pescoço, depois a outra, e com ambas massageou toda a região, descendo para o colo e subindo até a nuca. O pescoço não doía, mas o coração estava disparado. A perna jogada para cima também formigava.

Magnólia correu ao banheiro e esticou o pescoço em busca de alguma marca. Como se a bruma do sonho fosse se dissipando lentamente sob a luz da consciência, ela viu com perfeição os traços das mãos, as marcas, os pelos, os dedos grossos, a pele bronzeada. Tudo muito escuro, tomado por um breu corpóreo, o cenário do sonho. Nada ali parecia familiar – era a noite pura ou algum lugar subterrâneo. Ela usou a imaginação para buscar o aroma da bruma ou da fumaça, mas só conseguiu se lembrar dos lábios ora sorridentes, ora franzidos, retos, crispados no rosto de quem quer que estivesse por trás daquele crime onírico. Talvez a mudança de expressão nos lábios fosse uma invenção sua, talvez a própria bruma fosse uma forma doentia de apagar o rosto do seu assassino.

Deixou o banheiro convencida de que a falta de detalhes daquele rosto era uma forma de proteção: queria não apenas se proteger de quem a ameaçava, mas escudar também a própria ameaça, que precisava ser velada. Como o dono daquelas mãos.

Magnólia tinha dormido mal aquela noite, com calor e com medo de que alguém entrasse em seu quarto. Não sabia a origem desse medo, já que não havia mais ninguém na casa além de Orlando, e ele não faria isso, a menos que houvesse um incêndio ou a necessidade súbita de comunicar algo urgente. Tinha apertado com força um dos travesseiros e dormido assim, agarrada a ele. Colocara tanta força e tanta tensão em seu corpo durante o sono que suas pernas e braços foram se revelando doloridos à medida que descia as escadas para a sala, onde Orlando, de pé havia algumas horas, ouvia música.

– Você não trabalha mais? – perguntou ela, massageando o pescoço por reflexo, já que ali não havia dor.

Ela sentou no sofá ao lado do irmão e dedilhou os discos da caixa, deixada no mesmo lugar do dia anterior. Orlando sorriu, parecendo bem-humorado.

– Volto hoje à tarde e fico até de noite. Você não se importa?

– Claro que não. Você precisa trabalhar.

– Queria ter tirado alguns dias para ficar com você, mas não consegui.

– Agradeço por isso. Muito – respondeu Magnólia, sem olhar para ele. – Em outra época, talvez eu tivesse ofendido a sua presença na sua própria casa, mas eu estava mesmo precisando conversar com você como nos últimos dias.

– Você pode vir comigo, se quiser – sugeriu ele, puxando um disco da caixa.

– Não, vai ser bom ficar um pouco sozinha. – Ela se espreguiçou longamente, sentindo cada centímetro do corpo estalar como partes abauladas de uma lata de alumínio.

– Tem café e panquecas na cozinha, mas talvez já tenham esfriado.

– Por que não me acordou?

Orlando ergueu os ombros e andou em direção à vitrola, que tocava um álbum do Queen.

– Você parecia tão tranquila dormindo.

– Você foi ao meu quarto? – Ela finalmente o olhou, alarmada.

– Fui. Por quê?

Magnólia hesitou. Queria contar do pesadelo, mas tinha medo de que ele a julgasse como uma louca varrida por sonhar coisas estranhas, como Herbet fazia. Não, não podia compartilhar aquilo com Orlando. Sabia que ele ficaria preocupado, que tentaria tirar dela alguma angústia. Ao mesmo tempo, sentia uma enorme vontade de falar sobre Bergen, sobre os hematomas, sobre seu desaparecimento.

– Acho que ouvi a porta do quarto e me assustei – respondeu, finalmente.

Ela se levantou e foi até a cozinha, mas não tocou nas panquecas. Tinham uma cor estranha, como se estivessem ligeiramente cruas. Então encheu sua caneca preferida com café e voltou para a sala.

– Pode ficar tranquila, aqui não tem fantasmas – riu Orlando, descendo o braço da vitrola sobre o novo disco. A música que havia escolhido, uma composição de Grieg, quase fez Magnólia derrubar o café.

– Essa casa foi construída pelos nossos fantasmas – ela rebateu com um sorriso maldoso. – O que ela é hoje, pelo menos, foi erguido por eles.

– Está falando da Sara? – perguntou Orlando, mas não parecia ofendido ou preocupado. Era uma forma particularmente segura de levantar a questão, embora no fundo ele desconfiasse dos pensamentos e julgamentos da irmã. Magnólia não percebeu, mas passou algum tempo contemplativa, com medo de que a resposta soasse fria demais em seus lábios, mais do que já estava o café.

– Há muito dela aqui, sim – disse, com cuidado. – E sempre vai haver. Não acho que seja algo ruim.

– Mas também não acha que seja bom, não é?

– Eu diria que a casa está segura – respondeu ela, tentando uma evasão rápida. – Segura em sua própria memória, em sua própria história, sabe?

Orlando deu de ombros e fechou a tampa da vitrola com uma força desmedida. Magnólia não interpretou o gesto como um reflexo à sua fala. Tudo o que ela queria era brincar, não evocar fantasmas. Havia algo de divertido naquela conversa, mas sabia que não podia continuar com ela.

– Mamãe amava esse disco – disse Orlando, fechando os olhos.

Começou a tocar a primeira faixa de Peer Gynt e Magnólia também se concentrou para ouvir. A música não trazia boas lembranças, mas podia ver a mãe naquela mesma sala, costurando ou desenhando, sua postura ligeiramente fria e distante, alheia a tudo, sentada na velha poltrona caramelo.

— Onde está a poltrona? — perguntou Magnólia, abrindo os olhos e procurando ao redor.

— Que poltrona, Mag?

— A poltrona caramelo da mamãe. Costumava ficar aqui na sala.

— Nós demos para a Elisa — respondeu Orlando, impassível, ainda de olhos fechados.

— Você deu para a Elisa — ela retrucou. — Eu nunca teria me desfeito daquela poltrona.

— Ninguém se desfez de nada, só estava com a nossa irmã.

— E onde está agora?

— Não sei nem quero saber — disse Orlando, mantendo a calma. — Talvez Elisa tenha doado ou vendido. Você sabe que ela e a mamãe nunca se deram muito bem. Tinham gênios muito opostos.

— Todos os gênios eram opostos ao da Elisa. Mas se elas não se davam bem, por que você resolveu entregar a poltrona justamente para ela?

Orlando finalmente abriu os olhos e a encarou.

— É sério isso? Você não se lembra? — Uma expressão de incredulidade havia assumido seu rosto, esticando os lábios para os lados num princípio de sorriso insolente.

Magnólia não entendeu aonde o irmão queria chegar.

— Você não quis a poltrona — disse ele, finalmente.

— O quê? Quando você a ofereceu para mim?

Seu coração acelerou outra vez e ela se sentiu enjoada, como se alguma coisa muito leve e frágil escapasse por entre seus dedos e estivesse prestes a explodir no chão em mil fragmentos.

— Logo que a Sara se mudou para cá — respondeu Orlando, tornando a ficar sério. — Tínhamos mobília demais, muitas herdadas da avó dela, e precisei dar algumas das nossas porque não podia simplesmente vendê-las.

— Eu não me lembro disso.

— Você não se lembra de muitas coisas, Mag.

Magnólia ruborizou, o que era algo raro. Na verdade, sentiu o rosto arder. O pescoço havia ficado quente outra vez, quase tão quente quanto no pesadelo.

Ela colocou a caneca de café sobre a mesa de centro e cruzou os braços. Não se lembrava de nada daquilo. Muito tempo tinha se passado desde que Sara se mudara para lá, ainda nos anos 1990, mas havia algo de insuportavelmente cruel no fato de não conseguir se lembrar de algo tão importante para ela. Sempre nutrira um carinho enorme pela poltrona caramelo, cujos detalhes nos braços, feitos em madeira trançada, tornavam a peça única e sempre haviam arrancado os mais variados elogios das visitas.

— Não consigo entender por que não aceitei a poltrona.

— Talvez o Herbert...

— Não. Ele sempre gostou de tudo nessa casa.

Orlando foi até a vitrola e abaixou o volume.

— Você pode até não se lembrar disso, mas acho que não se esqueceu do que aconteceu em Bergen — disse ele, a princípio relutante, mas sentindo nascer uma ponta de coragem. — Sei que não se esqueceria de algo tão recente, Mag.

Ela sentiu a náusea retornar, sem saber se provocada pelo café parcialmente frio ou pelo assunto trazido bruscamente à tona. Orlando parecia ter lido seus pensamentos, farejado algo de errado, desenterrado um osso com pedaços de carne ainda frescos. Se fosse Elisa no lugar dele, talvez ela finalmente visse a irmã como uma bruxa, uma sensitiva, porque aquele nível de precisão não lhe parecia natural. Mas não era Elisa, era Orlando, e ele a encarava sem a frieza de poucos minutos atrás. Sua expressão estava relaxada, os olhos escuros brilhando com uma curiosidade paternal, como quem pede silenciosamente por uma aproximação mais íntima, algo capaz de arrancar Magnólia de dentro de seu segredo obscuro.

— Por que você desapareceu aquele dia, Mag? — insistiu Orlando. — Desculpa por puxar esse assunto, mas não consigo parar de pensar nisso. Até sondei o Herbert.

— Eu não contei nada a ele.

— Então conte para mim.

Magnólia respirou fundo. Seus ombros latejavam. Não era uma parte do corpo que sentia com frequência, mas naquele momento eles ardiam como se ela tivesse passado muito tempo sob o sol quente na praia. O enjoo não havia ido embora, e se tivesse a força necessária para correr e vomitar no banheiro, teria feito isso. Mas sentia-se muito fraca até mesmo para pensar.

– Eu não desapareci aquele dia – disse Magnólia, olhando para baixo. – Eu quis me afastar.

– E, se afastando, desapareceu – retrucou Orlando.

– Aquela rua me deu uma sensação estranha, algo difícil de explicar. Não sei se foram as árvores, as casas antigas, o silêncio... Só sei que me senti mal de repente, que precisava ir para longe. Então peguei um caminho nos fundos, dei a volta e saí.

– Só isso?

– Só. Quer dizer, quase... – respondeu ela, confusa, dividida entre dizer a verdade e fugir dela. – Andei por vários bairros, completamente absorvida pelo lugar. Andei muito, e embaixo de chuva. Não corri nem nada, só queria aproveitar aquele momento. Queria fazer algo por mim. Mas aí senti um pânico estranho, desconhecido. Tentei voltar pelo mesmo caminho que tinha feito, mas me perdi, e meu pânico só aumentou. Então corri muito, nem sei como consegui. Acabei caindo no meio daquela enxurrada, machucando meus braços e pernas, mas continuei correndo. Até que consegui chegar ao centro, mas não sabia como voltar ao sobrado porque não tinha o endereço e estava com vergonha de ligar para vocês.

Orlando não piscava nem se mexia. Sua atenção era quase budista, o que fez com que Magnólia se sentisse simultaneamente acolhida e pressionada, como se ele não fosse capaz de pronunciar qualquer palavra até que ela terminasse a história, que contada em voz alta parecia ainda mais estranha.

– Fiquei num café perto da praça principal até anoitecer – ela continuou, sentindo a garganta doer como se alguma coisa quisesse impedi-la de prosseguir. – De lá andei a esmo pelo centro, até que entrei num bar e pedi uma taça de vinho.

— E então? – perguntou Orlando.

— Depois de algum tempo, um homem veio até mim.

A frase causou a primeira reação em Orlando. Ele endireitou as costas e apoiou os braços sobre as pernas, colocando as mãos em posição de oração na frente dos lábios. Quando lembrou dos hematomas e do olhar da irmã, um arrepio percorreu sua espinha. Esperava pelo pior, mas ao mesmo tempo não queria ouvir mais nada. Antevia um final trágico, e o pânico descrito por Magnólia parecia preenchê-lo lentamente.

— Nós conversamos em inglês por várias horas – disse Magnólia, revirando os olhos. Suas mãos apertavam os cantos das almofadas do sofá, e mais uma vez sentiu o coração acelerado e a nuca quente. – Fomos a um pequeno show de rock num bar subterrâneo. Bebemos mais, ao ponto de eu me esquecer quem eu era e por que estava ali. Até que ele me convidou para ir ao apartamento dele.

Orlando cobriu os olhos com as mãos.

— Mag, eu não acredito.

— Ele foi a única pessoa que me tratou bem durante toda aquela maldita viagem! – defendeu-se Magnólia, aumentando o tom de voz. – Eu precisava de alguém diferente, alguém que não me conhecesse!

— Ele te machucou?

Ela abaixou o rosto outra vez e começou a chorar. A pergunta tinha saído quase como uma afirmação.

— Jantamos um sanduíche na casa dele, conversamos mais, até que ele me ofereceu alguma droga e eu aceitei.

— Ele te machucou? – continuou Orlando, assustado, sem conseguir conceber o rumo que a história estava tomando.

— Eu fiz com que ele me machucasse. Mas quis desistir no último minuto, ir embora, então ele ficou puto porque já estava bêbado, e eu também estava bêbada, então deu tudo errado.

— Mag... Você tem noção de que foi estuprada?

— Eu não sei se esse é o termo certo – respondeu ela, sem conseguir parar de chorar. – Acho estupro uma palavra muito pesada. No fundo, acho que gostei do que aconteceu. Eu precisava apanhar, precisava sentir alguma coisa que me tirasse daquele torpor, que me levasse ao extremo, que fosse... diferente. Eu queria sentir qualquer coisa que me fizesse bem, mesmo que não parecesse bom. Que merda, Orlando! Aquilo me fez bem!

– Te fez bem...? – Orlando bufava sem conseguir encarar a irmã. – E os hematomas?

– Fodam-se os hematomas! Alguns foram das quedas, outros dele. Acho que ele me mordeu no pescoço quando caímos da cama. – Magnólia parecia levemente alucinada, como se as imagens daquela noite estivessem passando diante dos seus olhos através de um projetor.

Orlando se levantou de repente e desligou a vitrola.

– Eu não quero saber os detalhes. Aliás, nem deveria ter perguntado nada.

A raiva era nítida em sua voz. Ele avançou com passos furiosos pela sala e parou diante da janela, de frente para um pedaço de mar cinzento.

– Você deveria ter contado.

– Eu não me senti bem no dia seguinte

– Mas deveria ter contado. E deveria ter ido ao médico, feito testes... E como o Herbert te encontrou na casa do Grieg?

Magnólia abraçou uma almofada. O nó em sua garganta havia crescido como um nódulo e começava a impedi-la de respirar. Ela não tinha pensado em ir ao médico. Ainda.

– Quando o cara pegou no sono, eu fugi. Estava começando a amanhecer, e só então percebi que o lugar não era exatamente no centro de Bergen, parecia longe. Minha cabeça doía muito, meu peito também...

– Eu não quero ouvir esses detalhes – esbravejou Orlando. – Por favor.

– Pedi informação às pessoas na rua, mas não entendia onde estava. Até que me lembrei do celular e consegui chegar na casa do Grieg. Acho que desmaiei logo depois, não me lembro direito. Mas tenho certeza de que não fiquei muito tempo onde o

Herbert me encontrou. Tenho a sensação de que ele estava logo atrás de mim enquanto eu vagava, sem que nenhum de nós dois soubesse disso. E eu paguei para entrar naquele lugar, mas não lembro como, nem com quem falei. Acho que nem vi a exposição sobre o Grieg. Paguei não sei quantas coroas para tomar chuva e passar mais frio. Mas eu precisava daquilo.

— O Herbert ficou transtornado quando contamos que você tinha desaparecido.

— Acho que ele me salvou.

— Ninguém consegue te salvar, Mag. Nem você mesma se salva.

Orlando deixou a sala e Magnólia não viu se ele havia saído de casa ou se ficara na cozinha em silêncio. Tudo o que ela mais queria era voltar no tempo e apagar aquela noite na Noruega, sua culpa amplificada pela reação do irmão. Olhou para a mesa de centro e sentiu vontade de beber o café frio, mas antes precisava chorar. Chorar e assumir para si mesma que, mais do que nunca, havia algo de errado com ela.

# 4.

O dia que se seguiu à conversa de Magnólia e Orlando foi perturbadoramente silencioso. Pela primeira vez em muitos anos, talvez a única desde que se mudara daquela casa, Magnólia sentiu-se uma estranha. Imaginou que deveria ser essa a sensação de um parente distante, pouco ou nada conhecido, que, ao visitar parte da família depois de décadas, se apossa do melhor quarto, dorme na melhor cama, come o último pedaço de bolo, muda o canal na TV sem perguntar, espalhando-se pela casa como tentáculos que tiram dos moradores o conforto conhecido. Sentia-se uma invasora. Tudo na casa a expulsava, dos objetos às lembranças. E não era exatamente o silêncio fixado de maneira natural entre ela e o irmão que potencializava aquela sensação, aquele mal-estar que mais parecia uma tigela de vômito colocada sobre a mesa de jantar, mas seu próprio segredo. A mistura daquela verborragia, do choro, das imagens que pulavam diante dos seus olhos como uma série de fotografias borradas tiradas com flash durante um ataque. Um segredo que, uma vez exposto, rebenta a primeira hemorragia de um corpo doente, e naquele caso o corpo era a casa, agora tão quieta e tão fria que se podia ouvir o mar ali dentro, entre as tábuas, entre as mesas, entre os discos não tocados.

Nem mesmo com Orlando voltando ao trabalho, terminados os últimos dias de folga que havia tirado para ficar com a irmã, o desconforto diminuiu. Magnólia passou quase o dia todo andando sozinha pelos cômodos, lembrando-se de quando estivera ali em fevereiro, da visita surpresa a Lourenço, do que tinha flagrado na cozinha do restaurante e que marcara sua retina como um rasgo.

Não ousou entrar na garagem para ver os últimos quadros de Orlando, tampouco foi à praia, onde uma turma de adolescentes vizinhos corria de um lado para o outro, tirando fotos com uma câmera instantânea amarela. Observar aqueles jovens não a fez pensar na própria adolescência, quando dividia seu tempo entre leituras e caminhadas inócuas com os irmãos, mas em Tomas e Muriel. Em outros tempos, uma época em que sua vida era menos devastada pelo transtorno, em que sentir-se bem parecia natural, ela gostava de vê-los correndo naquele mesmo lugar, perfazendo os mesmos caminhos que fizera quando jovem. Uma época em que Tomas ainda sorria e que Muriel não a odiava.

Eram dias melhores de tempos diferentes.

Depois que Orlando voltou do trabalho, falaram somente o essencial, e cada um jantou o que encontrou na geladeira, qualquer coisa prática e rápida que evitasse compartilhar o tempo na cozinha, cortando o silêncio entre fatias de tomate. Sem perceber, e por incontáveis vezes, Magnólia esfregou as mãos no pescoço, incapaz de fazer qualquer conexão entre o pesadelo da noite anterior e o episódio em Bergen. As mãos que a sufocaram em sonho não eram as mesmas do norueguês, cuja pele muito branca chegava a parecer translúcida sob a luz fria do bar. Também não voltou a sentir-se enjoada por ter revelado tudo a Orlando.

Na verdade, quando colocou a cabeça no travesseiro e repensou no que havia sedimentado dentro dela ao longo do dia – as coisas que dissera para o irmão, o que ouvira em resposta, as cenas revividas –, foi tomada por um sentimento impactante de frustração. Era como se tudo sobre aquela noite só parecesse grave e inviolável enquanto velado. Quando verbalizado para Orlando, a crosta podre que encobria o segredo se desfez lentamente, revelando uma história comum e sem graça. Talvez se Orlando tivesse soltado um apático "Era só isso?", ela teria se sentido ainda pior, vazia, uma idiota. Mas ele se comportara como o esperado, embora com muito menos carinho. Teria pedido um abraço, não fosse a pressa dele em deixá-la sozinha na sala. Teria se levantado do sofá e religado a vitrola, não fosse a sensação de que Orlando só a desligara para conter o que quer que ela estivesse deixando escoar dentro da casa. Se contivesse o infortúnio, evitaria que crescesse como uma massa com muito fermento, que vaza pelas bordas e produz um cheiro de queimado impossível de disfarçar. Mas aqueles sentimentos represados estavam prestes a irromper de Magnólia. Ela teria contado mais detalhes sobre a noite em Copenhague, e assim como fizera maldosamente para Herbert semanas antes, durante uma de suas últimas brigas, sentia que poderia fazê-lo a qualquer momento.

Quando Magnólia se arrastou para a cozinha na manhã seguinte, Orlando já terminava sua segunda caneca de café. O dia nublado anunciava uma tempestade, motivo pelo qual as luzes da casa estavam acesas. Coçando os olhos para enxergar melhor, Magnólia viu através da janela a massa grafite que era o mar, salpicado de luzes verdes refratárias que o transformavam numa imensa pintura.

— Já vai sair? — perguntou ela enquanto servia o café. Puxou um pedaço de pão preto que ainda estava sobre a mesa e deu uma rápida olhada numa frigideira suja de ovo.

— Sim — respondeu ele, batendo a caneca na pia após o último gole.

— Acha que volta muito tarde?

— Provavelmente. Por quê?

— Eu queria uma carona — disse Magnólia, hesitante, escondendo-se atrás da caneca. — Depois posso voltar a pé ou pegar um ônibus.

— Então vista-se logo. Saio em dez minutos.

A resposta fria e indiferente a surpreendeu muito menos do que o desinteresse do irmão. Magnólia sentiu-se ignorada, como se Orlando não desse a mínima para os seus planos. Esperava uma pergunta, uma pequena confusão que desencadeasse uma discussão, mas não houve nada, e ela terminou o café um pouco desapontada. Não queria que ele se intrometesse em suas decisões, só estava cansada daquele comportamento displicente. Para piorar, não tinham feito qualquer contato visual. Era como se ele estivesse fugindo dela.

Magnólia subiu correndo até o quarto, vestiu uma calça preta e uma camisa vinho com botões também pretos, borrifou um pouco de perfume atrás das orelhas e, sem escovar os dentes, que no espelho mostraram-se bastante amarelados, desceu soltando os cabelos sobre os ombros.

Orlando não perguntou aonde ela ia. Assim como fizera em fevereiro, deixou-a no centro após uma longa viagem sem música ou qualquer palavra trocada. Magnólia suava frio sobre o perfume quando desceu do carro e, decidida, caminhou devagar até a outra ponta da avenida, seguindo reto pela rodovia até chegar ao Loulastau. A camisa de mangas longas não foi o suficiente para lhe proteger do vento. Estava em um dos pontos mais altos da cidade, e o tempo nublado só fazia aumentar o frio e o desconforto.

O restaurante estava fechado, com as cortinas cerradas. Não havia carros no estacionamento em frente, tampouco marcas recentes de pneus. Magnólia puxou o celular da bolsa e viu que ainda não eram nem nove horas. Caminhou devagar até a fachada de madeira, uma varanda estreita que ficava aberta, e sentou-se ali no chão mesmo, num degrau acima do pátio de cascalho.

O vento ficou mais forte quando o carro de Lourenço avançou pelo estacionamento, os faróis apontados em sua direção. Ela acenou e ele demorou um pouco para sair do Volvo, como se hesitasse em vê-la. Magnólia não percebeu essa demora, e antes mesmo que ele abrisse a porta do carro, já estava de pé, sorrindo. Lourenço sorriu de volta, mas sua expressão era de surpresa.

– Que visita inesperada – disse ele, abrindo os braços.

Trocaram um abraço rápido e se olharam por alguns segundos. Ele estava um pouco mais calvo, com a barba por fazer, a gola da camisa maldobrada e os olhos emoldurados por uma olheira ainda sutil. Magnólia não sabia o que pensar sobre aquela versão descuidada.

– Estava com saudade. – Foi tudo o que ela conseguiu dizer, sentindo-se idiota.

Lourenço parecia sem graça.

– Vamos entrar, está frio – disse ele. – O restaurante abre em uma hora.

O Loulastau estava mais escuro do que ela se lembrava, e a reforma já não parecia tão surpreendente. Como sempre, as mesas estavam impecavelmente arrumadas, dispostas de maneira eficiente para que as pessoas transitassem ali sem esbarrarem num braço mais aberto para cortar um aspargo, ou num garçom apressado para servir os pratos ainda quentes. Com as luzes apagadas e as cortinas fechadas, incluindo as das portas francesas que davam para a grande varanda com vista para o mar, o lugar estava mergulhado num abandono temporário. Magnólia se lembrou da sua última visita em fevereiro, quando experimentara aquele mesmo sentimento. Era difícil olhar para a entrada da cozinha e não se lembrar da cena de sexo que havia flagrado. Pelo menos o rapaz não estava ali, o que a tranquilizou por um momento.

Lourenço tirou seu blazer cinza de malha e o pendurou numa cadeira do salão. Em seguida, abriu as portas da varanda, e uma onda de vento frio varreu todo o restaurante, inchando a luminosidade e soprando as cortinas e as toalhas das mesas. Os dois saíram em silêncio e se apoiaram no parapeito de madeira. Magnólia reparou que as pérgulas não pareciam mais esqueletos, e agora havia plantas trançadas com pequenas flores que ela não sabia dizer se eram reais.

– Sempre faço isso quando chego aqui – disse ele, fechando os olhos e respirando fundo. – Venho para a varanda e olho o mar por alguns minutos, tentando decifrar seu humor.

– E como ele está hoje? – perguntou Magnólia, vendo as linhas brancas das ondas se dissolverem em meio ao caldo cor de grafite.

– Cruel, mas reflexivo.

Ele abriu os olhos e sorriu para ela. Os dentes continuavam alinhados, brancos e perfeitos.

– Agora me conte sobre essa visita inesperada – pediu ele, virando-se para ela e cruzando os braços.

– Estou passando uns dias com o Orlando e resolvi dar um oi – respondeu, sentindo-se estranhamente tola outra vez.

Sua resposta não era convincente. Na verdade, era bastante vazia. Esperou que Lourenço fizesse mais perguntas, mas ele continuou olhando para ela.

– Faz tempo que não nos vemos... – começou ela.

– Sim, as coisas mudaram bastante por aqui... com a ausência do Alister.

Lourenço ficou sério de repente, e embora ainda a encarasse, seu olhar não parecia estar exatamente nela, e sim em algum ponto de sua memória, vagando entre lembranças distantes.

– Como você está? – perguntou Magnólia, trazendo-o de volta.

– Agora estou bem.

– Em relação a ele...?

– Foi estranho. No início ninguém acreditou. A tragédia teve proporções mundiais, e foi difícil não pensar nela. A Sônia desapareceu no dia seguinte à notícia.

– Mas ela está mesmo desaparecida?

– Não exatamente, mas se distanciou – ele respondeu com frieza. – Acho que só nos falamos duas vezes desde o acidente, por telefone, e a última já faz quase um mês.

– O Tomas ficou devastado.

– Tenho certeza, mas foi melhor pra ele ter ficado por lá. Apesar de não ser o que Orlando queria, voltar à cidade teria perturbado o garoto. Até hoje as lembranças me perturbam um pouco. O Ali começou a trabalhar aqui em 2017. Era um ótimo aprendiz, superdedicado.

Magnólia ouvia em silêncio, sem saber ao certo como continuar a conversa. Então, voltou-se para o mar. Mesmo na presença de Lourenço, permitiu-se fechar os olhos por alguns segundos e sentir o vento, que agitava seus cabelos e esfriava sua pele.

– E a viagem? – perguntou ele, puxando assunto. – Acha que ajudou o Tom?

– Não sei. Foi tudo muito confuso. – Ela abriu os olhos. – Até hoje não estou certa de que irmos todos para lá foi uma boa ideia. E o Orlando encontrou a Laura.

– Ele me contou. Aquela lá não volta mais, deve estar vivendo a vida que sempre idealizou. Também nos falamos pouco. A mesma coisa com o Tadeu, sabe? Nos afastamos muito nos últimos anos, e acho que tem a ver com a idade, sei lá.

Magnólia sorriu.

– Você fala como se já fosse velho.

Ele deslizou a mão pelas entradas nos cabelos e sua testa brilhou.

– Eu me sinto velho. Queria viajar mais, aproveitar melhor o que ganho com o restaurante, mas nunca tenho tempo.

– Você devia fazer como eu – disse Magnólia. – Apenas vá sem pensar a respeito, senão a razão atrapalha e vai tudo por água abaixo.

– Como está o seu marido? – Lourenço perguntou de repente. Seu tom polido pareceu proposital, como se não lembrasse o nome de Herbert ou como se, ao evitar usá-lo, pudesse mantê-lo a uma distância segura.

– Estamos quase nos divorciando.

Lourenço não parecia surpreso, mas tentou fingir erguendo as sobrancelhas.

– É por isso que vim pra cá, pra dar um tempo da minha vida – continuou Magnólia. – Foi a mesma coisa que aconteceu em fevereiro, quando você e o Alister apareceram lá em casa. Sempre volto aqui pra pensar, organizar as ideias. Está se tornando um ciclo, o que é um pouco enlouquecedor.

– Por que enlouquecedor?

– Às vezes sinto que estou estagnada, mesmo migrando de uma cidade para outra, de um trabalho para outro, de uma crise para outra. Fico esperando por uma mudança interna, mais profunda, que nunca acontece. Me sinto presa a essa cidade, vítima dessa repetição, correndo sem sair do lugar, como um rato numa roda, sabe?

Lourenço parecia incomodado com aquela conversa, como se aplicasse as palavras de Magnólia à própria vida. Tudo o que ela queria era perguntar do rapaz, saber quem era, entender por que ele ainda não havia revelado aquela história. Queria que ele se abrisse, por isso ela também estava se abrindo. Mas não havia nada nos olhos dele além das luzes cor de mel e das novas olheiras que o deixavam com uma aparência sombria.

– Eu sinto muito – disse ele, finalmente, e virou-se para o mar.

Ouviram juntos o frêmito espumoso das águas, um eco distante das ondas que chegavam à praia, outras estourando nas rochas ao longe e abrindo grandes leques d'água como arraias translúcidas.

– Está tudo bem – respondeu Magnólia, apoiando os cotovelos no parapeito de madeira. – Acho que as coisas estão se ajeitando sozinhas agora. Até porque não vejo como poderiam piorar.

– E melhorar? Isso também não deveria ser uma possibilidade?

– Sim, mas eu não quero que melhorem porque, se isso acontecer, elas voltarão a piorar. Isso sempre acontece comigo.

– É bom ter você aqui – disse Lourenço, sorrindo.

Ele ergueu o braço direito e envolveu os ombros de Magnólia, apertando-a carinhosamente num quase abraço que a deixou emocionada e secretamente confortada.

# 5.

Um traço marcante da personalidade de Magnólia, embora mais perceptível para ela do que para os outros, era o fato de que gostava de cultivar uma espécie de medo às avessas. Era um medo ansioso ao qual ela inicialmente resistia, mas que ao mesmo tempo não conseguia abandonar: ele a fazia se sentir viva. Esse medo tornava as esperas válidas, depositando nelas, sem que Magnólia percebesse, uma confiança tácita.

Depois do encontro com Lourenço, reduzido em tempo pela chegada da equipe do Loulastau, Magnólia passou o restante do dia ansiosa pelo próximo, mas temerosa de que ele efetivamente acontecesse. Queria e não queria um novo encontro. Quando deixou o restaurante, entrando num táxi que Lourenço gentilmente havia chamado sem avisá-la, conseguiu ver, ainda que apenas por alguns segundos, o tal rapaz com quem ele mantinha um caso. Com os cabelos penteados para trás, era definitivamente o homem mais bonito do Loulastau. Um pouco jovem demais, era verdade, mas muito bonito. Magnólia se despediu com um abraço frio e apressado, sem conseguir olhá-lo nos olhos outra vez.

Na manhã seguinte, ela acordou com aquele medo às avessas: a atração repulsiva – ou a repulsa atraente – por um novo encontro em que tentaria arrancar a verdade de Lourenço. Pensou em pedir carona a Orlando outra vez, mas desistiu porque não queria parecer desesperada. E às sextas-feiras o movimento no restaurante era muito maior.

Quando chegou à cozinha, o ar recendia às famosas panquecas de Orlando, uma mistura de banana e baunilha que Magnólia lembrava ser uma receita de Sara. Ele estava de costas, virando as massas com os gestos ousados e calculados de um tenista, e não a viu se aproximar. O irmão quase derrubou a frigideira quando ela pousou a cafeteira na bancada.

— Ah, bom dia — disse ele, a contragosto.

— Desculpe, não queria te assustar. Faz uma pra mim?

— Às vezes esqueço que não estou sozinho, sabe? Acho que me acostumei outra vez à vida de solteiro e qualquer barulho na casa me assusta.

Magnólia observou que Orlando estava muito mais simpático do que há dois dias. Tinha o semblante relaxado, um pano de prato apoiado no ombro esquerdo e parecia animado com as panquecas. O perfume de manteiga e baunilha a fez salivar.

— Você parece animado — disse ela, aquecendo as mãos na caneca.

Ele virou a última panqueca e a colocou sobre uma pilha de cinco. Não havia nada de errado com os pães — até tinha comprado um saco novo de uma marca mais cara, com noz-pecã, lâminas de amêndoa e canela —, mas as panquecas eram sua paixão. Magnólia não entendia como ele vinha emagrecendo comendo tanto, uma vez que não sobrava nada depois do café da manhã. Tudo bem que era uma versão *light* da receita original, sem glúten, com grãos de chia e um pouco de açúcar de coco, mas quando não eram comidas com ovos mexidos, ele as cobria com geleia ou Nutella.

Apesar do bom humor, Orlando parecia relutante. Mantinha os olhos baixos, fugindo do olhar da irmã.

— Já sei: você tem um motivo para estar animado — arriscou ela.

Quando ele finalmente a encarou, ela reconheceu a expressão em seu rosto: ele temia sua reação. Conhecia aquela expressão desde criança, quando o irmão media as palavras com medo de que pudesse fazê-la explodir.

— Eu preciso te contar uma coisa — ele desabafou.

— Fale logo!

– Sei que você não vai gostar, mas a Muriel está vindo pra cá.

– Quando?

– Hoje.

Em silêncio, Magnólia pousou a caneca sobre a mesa. Seus olhos não faiscaram como Orlando esperava. Na verdade, aquela reação tranquila, quase impensada, fora tão inesperada que o alarmou. Ela, por outro lado, sentia que alguma coisa havia se apagado em seu peito, e tentava com todas as forças disfarçar a frustração. Sabia que, com a sobrinha ali, seus planos de viver alguns dias de paz seriam arruinados.

– Por que não me contou antes?

– Porque você teria ido embora.

– Parece que tudo na minha vida se repete. – Ela respirou fundo, olhando fixamente para a panqueca mordida no prato.

– Como assim?

– Você já fez isso comigo antes, mas com a Elisa. Contou em cima da hora que ela viria.

– É porque eu conheço você, Mag – retrucou Orlando. – Sei que surtaria e faria as malas sem sequer se dar a chance de conversar. E então eu seria o culpado por mais uma crise. Como sempre. Nem a Muriel nem eu merecemos isso.

Embora seu tom fosse cristalino, entre armado e defensivo, Orlando vinha se surpreendendo com a tranquilidade na própria voz. Não estava evitando brigar, mas a alegria pela visita da filha era muito maior do que o aborrecimento com a irmã. Ele sabia que sua passividade planejada, temendo a reação da irmã, costumava sair pela culatra, aumentando o nível de irritabilidade dela como se esse fosse seu único objetivo.

– Eu vim pra cá para ter sossego – disse Magnólia. – E você sabe como está minha relação com a Muriel.

Furiosa, ela não percebeu quando seu pulso acelerou, e não voltou a tocar na panqueca ou no café. Foi tomada por uma súbita vontade de se cortar, como não sentia havia muito tempo.

– Talvez esse seja o momento ideal para vocês se acertarem. – disse Orlando, e arriscou: – Você devia enxergar isso como um presente meu, uma oportunidade para resolverem tudo.

Magnólia revirou os olhos.

– Você sempre faz isso, sempre! É inacreditável!

– O quê?

– Forçar relações entre as pessoas, fazer com que elas ajam como você prefere, como você quer. Mas eu tenho uma coisa para te dizer, Orlando: as pessoas não são seus bonecos de corda!

– Eu não faço isso – defendeu-se ele, levemente magoado.

– Somos uma família.

– Foda-se a família! Virou crente agora? Nós nunca nos importamos com esse conceito idiota de "família". Estou cansada disso, Orlando. Cansada de você se intrometendo nas minhas relações com os outros.

– Você é fria, Mag. Sempre foi. E a Muriel não é "os outros", é sua sobrinha.

– A Elisa era minha irmã e eu sempre a odiei.

– Isso não é verdade.

– Você não sabe o que eu penso, então não venha dizer como me sinto.

Um pesado silêncio caiu sobre os dois, entrecortado apenas pela respiração de Magnólia, profunda demais. Suas mãos tremiam sobre a mesa, e seu rosto havia passado de um vermelho-rubi para um branco-mármore que endurecia ainda mais sua expressão.

– Você está bem? – perguntou Orlando, preocupado.

Ela não respondeu, mas sacudiu o braço como se afastasse um mosquito ou aquele assunto.

– Você não tinha o direito de esconder isso de mim – disse ela, baixando a cabeça. – Se a família realmente é importante pra você, como você mesmo diz, deveria ter me contado.

– Tudo o que eu queria era que vocês ficassem bem. Isso é tão importante para mim... Seria tão importante para a Sara!

– É nojento da sua parte falar da Sara agora.

– Tudo bem, me desculpe. Mas realmente vejo essa visita como uma oportunidade!

– De quê? De finalmente nos matarmos?

– Quanto exagero. – Ele se levantou para colocar o prato na pia. – Parece que estamos falando de duas inimigas históricas que se odeiam há décadas. Aliás, sabe o que eu acho?

Ele tinha se virado para ela de braços cruzados e agora sorria. Sentia-se leve, e essa nova postura começava a agradá-lo.

– Às vezes você é mais imatura do que a própria Muriel, que é vinte anos mais nova.

– Ela sabe que eu estou aqui? – perguntou ela, fingindo não ter ouvido a provocação.

– Sabe.

Magnólia estava pronta para atacar, mas aquele simples fato a calou, como Orlando previra. Parecia uma inverdade, algum tipo de truque, o fato de a sobrinha saber de sua presença na casa e ainda assim querer ficar ali com eles. O tempo tinha passado, era verdade, já fazia quase três meses desde a viagem, mas algo naquilo ainda não fazia sentido. Muriel não tinha a memória fraca nem o rancor flexível.

– E por que ela vem? – perguntou, azeda.

– Para passar um tempo com o pai – Orlando respondeu com um sorriso. – Será apenas um fim de semana, então eu queria que você se comportasse dessa vez. Acho que é o mínimo que você pode e deve fazer.

– Não vou satisfazer seus caprichos – disse Magnólia, balançando a cabeça. – Posso não estar aqui mais tarde. Posso não estar aqui amanhã. Não sou obrigada a nada disso.

Orlando deu de ombros.

– Se não quiser fazer as pazes, pelo menos finja que está tudo bem. Às vezes você é boa nisso.

Durante toda a sua vida, mais especificamente nos primeiros vinte anos em que morou com Orlando, convivendo com ele, com seus humores, com sua honestidade e seu bom caráter, Magnólia podia contar nos dedos as vezes em que o irmão rompera a membrana de gentileza que o separava do mundo, saindo do casulo em que tinha se enfiado quase à força, talvez para agradar aos pais ou como uma obrigação inconsciente por ser o primogênito. Ela acreditava que a vontade dele de expressar raiva, de dar vazão à sua agressividade, vinha crescendo nos últimos vinte anos, e agora, beirando os cinquenta, Orlando parecia disposto a ser ele mesmo independentemente das consequências. Os pais estavam mortos, os laços fraternos tinham se dissolvido como bicarbonato na água, e a irmã caçula e a esposa haviam cometido suicídio. Agora, parecia não fazer sentido continuar bancando o bom samaritano vinte e quatro horas por dia.

A resposta cínica que dera para Magnólia antes de partir para a rádio não a pegou exatamente de surpresa. No entanto, havia mexido com suas convicções sobre a pessoa que ele estava se tornando e se era mesmo a melhor companhia para ela naquele momento. Ela já não sabia mais. Tudo o que sabia era que sua temporada ali não seria perfeita. Sentia o irmão cada vez mais distante, cada vez mais entregue a um prazer diabólico de confrontá-la, e aceitar a visita de Muriel naquele fim de semana só corroborava com tais suspeitas. Ele podia ter contornado a filha, não podia? Se tivesse explicado a situação, Muriel com certeza teria entendido e desistido daquele plano. Se Elisa estivesse ali, talvez fosse pior, muito pior.

Magnólia afastou esses pensamentos quando Orlando bateu a porta do velho Volvo e desapareceu naquela manhã. Até a hora do almoço, ela não conseguiu pensar em nada além de que precisava sair antes que Muriel chegasse. Orlando dissera que a buscaria na estação no fim da tarde, e Magnólia ficou dividida entre simplesmente vagar sozinha pela cidade ou voltar para o quarto e dormir até o dia seguinte. A vontade de se cortar havia passado depois de almoçar um sanduíche frio com duas taças de Cabernet Franc. O vinho a aquecera, deixando-a levemente sonolenta, e ela acabou dormindo a tarde toda no sofá.

Quando acordou, babando entre as almofadas, Magnólia voou até a cozinha. O relógio marcava quase cinco da tarde. Correu para o deque dos fundos, mas não viu o carro de Orlando. O silêncio frio do quintal causou-lhe uma estranha sensação de medo, como se houvesse alguém ali com ela, observando-a enquanto tentava aquecer os braços do ar gelado do outono.

Voltou para dentro e sentiu a cabeça girar. Não se lembrava do teor alcoólico do vinho, apenas que era chileno ou argentino, um dos mais baratos que conseguira comprar, pois precisava economizar o que ainda restava em sua poupança. Devagar, subiu até o banheiro e lavou o rosto. Não estava inchado como previra. Foi só quando entrou no quarto para escolher uma roupa que combinasse com aquela noite de sexta-feira que a imagem de Lourenço iluminou seus planos, cegando todos os temores sobre o reencontro com Muriel.

Ignorando o fato de que seria obrigada a confrontar a sobrinha no dia seguinte, Magnólia optou por um banho rápido enquanto imaginava, com divertimento, sua expressão incrédula – isso, é claro, se Muriel também ficasse em casa no sábado. Com sorte, pensou, talvez ela preferisse evitá-la passando boa parte do dia na praia, perdida em suas fotografias irritantes e no seu jeito aéreo de andar pela areia.

A princípio, as roupas que escolhera lhe pareceram chiques demais, exageradas para o Loulastau: uma calça preta (comprada em Paris havia muito tempo), uma camisa de linho creme (coberta por um colar de pérolas de duas voltas que ela não usava havia anos) e um cardigã de seda e algodão (também creme, com mangas de rendas floridas e nervuras de um rosa pálido, que mal saía de seu guarda-roupa). Na verdade, mal se lembrava o porquê de ter colocado aquelas peças na mala. Olhou-se no espelho ao lado da janela um pouco receosa, mas acabou gostando do resultado. Teria colocado um chapéu, mas à noite seria ridículo, e qualquer acessório extra acrescentaria a ela mais trinta anos de idade.

Admirada com a própria escolha, Magnólia chamou um táxi e desceu. Um par de faróis avançou pela casa e ela recuou assustada, pensando ser Orlando e Muriel, mas o luminoso sobre o automóvel indicou que era apenas seu motorista. Ela entrou tomando cuidado para não bater a porta. Ao contrário do restante do dia, tudo naquele início de noite tinha de ser delicado, cuidadoso, leve. Bem pensado, assim como seu encontro com Lourenço.

# 6.

Se por um lado o cardigã não protegeu Magnólia do frio que havia avançado logo que ela desceu do táxi, por outro, um sentimento caloroso começou a crescer em seu peito, espalhando-se pelo corpo em ondas trêmulas de prazer que a fizeram ignorar aquele pequeno detalhe climático. A razão era que tinha conseguido fugir de Orlando e Muriel, pelo menos por aquela noite. Com sorte, iria para a casa de Lourenço, ele a convidaria para passar a noite e ela conseguiria desviar da sobrinha. E com mais sorte ainda, Orlando não daria a mínima para a sua ausência nem perguntaria no dia seguinte onde estivera – se é que ainda sentiria vontade de voltar para casa.

Com apenas três mesas desocupadas, o Loulastau fervilhava com o som quente de vozes e uma agradável música ambiente. Magnólia notou que havia mais funcionários durante o fim de semana, uma nova equipe que circulava pelo salão, indo e vindo da cozinha. Viu Lourenço logo da entrada, enquanto ainda se decidia entre escolher uma mesa ou simplesmente ficar pelo bar, onde poderia pedir uma taça de vinho enquanto o aguardava. O amante estava exatamente no bar, de costas, do outro lado do balcão, lavando alguns copos e mexendo os ombros ao ritmo de uma música latina que tocava baixinho. Tinha a mesma postura, o mesmo jeito jovem, quase moleque, de sete anos atrás, quando o vira vestido de marinheiro para a exposição temática de Laura durante aquelas inesquecíveis férias de julho.

– Você gosta de surpresas, não é? – disse Lourenço, tocando de leve o cotovelo de Magnólia.

Os dois trocaram um beijo rápido no rosto e olharam ao redor um pouco desconfortáveis.

– Decidi vir de última hora – mentiu ela.

– Nem parece, você está tão linda – ele observou, erguendo as mãos no ar e indicando a silhueta de Magnólia. – E chique!

– Talvez até demais. Confesso que não sabia o que vestir.

– Vou encarar isso como uma falsa modéstia.

Ela corou.

– Não tem problema eu vir sem avisar?

– Mag, você não está num restaurante cinco estrelas. Todos aqui vieram sem avisar. Ninguém reserva nada, nem no Dia dos Namorados.

Magnólia sentiu-se boba de repente. Não sabia se a razão do desconforto era a presença de Lourenço, que às vezes agia como um estranho; a forma como ele a chamara pelo apelido, indicando uma intimidade que não tinham e talvez nunca tivessem; a menção ao Dia dos Namorados, totalmente aleatória; ou, finalmente, a presença daquele corpo de costas no bar e tudo o que ele representava não apenas em sua memória, mas também na vida de Lourenço.

– Bem, só não quero que me ache uma chata por vir aqui sempre.

– Você não vem sempre, só ontem e hoje.

– Não conheço mais ninguém nessa cidade – disse Magnólia, ainda sem entender que atalho era aquele que ela pegava no meio da conversa. Sentia-se vulnerável e deslocada, e a corrente de vozes ao redor só potencializava sua ansiedade.

– O Leopoldo foi embora, você sabia? O *sommelier* que você sempre detestou – perguntou Lourenço, sem olhar para ela. Parecia preocupado com as poucas mesas vagas, planejando qual indicar antes que não restasse nenhuma.

– Acho que o Orlando comentou. Mas nunca fomos próximos, e como eu não moro mais aqui...

Ele percebeu que ela queria encerrar a conversa e que estavam criando assuntos desnecessários. Não queria falar de

Leopoldo, muito menos saber onde ele estava. Poderia estar na Toscana ou em Paris, bebendo vinhos melhores do que ela, e ela ainda assim não se importaria. Queria esquecer aquela figura grotesca cuja presença na sua vida nunca fizera sentido. Com o corpo um pouco mais tenso, teve uma consciência cristalina dos momentos em que o bartender se virava para encará-los. Em ṇenhum momento Lourenço olhou de volta para ele.

— Você vai ficar para jantar? — perguntou ele, virando-se para ela e tocando seu cotovelo outra vez. Estava mais afetuoso e mais próximo do que no dia anterior, o que ela amou e detestou na mesma medida.

— Vou beber alguma coisa antes.

— Pode se sentar ali. — Ele apontou uma mesa menor, quadrada, perto da varanda. — Um Sauvignon?

Ela sorriu e concordou com a cabeça. Teria preferido que ele a levasse até a mesa, que se sentasse com ela, que passasse o resto da noite conversando trivialidades, que chegassem à terceira garrafa de vinho branco sem perceber e que, ao final do encontro, ele segurasse sua mão num gesto natural, esperado até. Perto dele, Magnólia sentia-se desafiada, insegura, como se ele tocasse em pontos específicos que a desconcertavam exatamente porque poucos homens haviam tocado antes. Gostava daquele Lourenço atencioso, mas sabia que mais cedo ou mais tarde isso poderia machucá-la. E diferentemente do que havia acontecido com tantos outros homens, Magnólia não conseguia tratá-lo com frieza ou indiferença. Algo a impedia, e isso também a machucava.

Todas aquelas emoções conflitantes a invadiam num turbilhão enquanto seguia sozinha em direção à mesa. Quando viu Lourenço correr até o bar e cochichar alguma coisa na orelha do amante, o aperto em seu peito foi maior do que se tivesse flagrado qualquer olhar entre eles.

Mas, para sua surpresa, Lourenço voltou com duas taças cheias e sentou-se com ela. Alguns olhares voltaram-se para os dois. Magnólia conhecia uma ou outra pessoa de vista, e depois do primeiro gole lembrou-se por que tinha ido embora daquela cidade.

– Não consigo ficar o tempo todo, mas vou voltar toda hora com a desculpa de que tenho um vinho que não posso deixar esquentar – riu Lourenço.

Os dois brindaram – sem motivo específico, apenas tocaram as taças e beberam um gole pequeno. A música latina foi trocada por uma seleção mais calma de jazz. Ele sorriu e Magnólia entendeu que a mudança era por causa dela. As pessoas começaram a falar mais baixo naturalmente, e de repente o restaurante ficou mais agradável.

Depois das taças, Magnólia passou a noite toda dividindo duas garrafas de Sauvignon Blanc com Lourenço, que voltava para a mesa, desfiava algum comentário corriqueiro sobre o movimento e a mudança na equipe, retornava à cozinha, conversava com os clientes, fazia perguntas cordiais para os que já tinham terminado de comer. Sempre sorrindo, sempre sendo o mais educado possível.

– É assim que se mantém um negócio – disse ele ao fim da noite, sentando-se pela décima vez e parecendo um pouco cansado.

Mais da metade das pessoas já tinha ido embora, e Magnólia sentia-se embriagada. Tinha comido apenas uma entrada de *bruschetta* com queijo Brie coberto por uma acetinada camada de mel de laranjeira e azeite trufado.

– É um dos favoritos da casa – gabou-se Lourenço, apontando para o prato vazio à sua frente.

– Foi uma das melhores coisas que comi na vida – Magnólia admitiu, embora ainda estivesse com fome.

– Me desculpe se te fiz passar fome – ele riu, como se lesse seus pensamentos. – Só estava esperando o restaurante esvaziar um pouco para jantarmos juntos.

Magnólia não conseguiu esconder a surpresa.

– Vamos jantar?

– Claro! Não foi pra isso que você se arrumou toda? – Ele riu mais alto, mostrando os dentes, e ela tentou se lembrar quando tinha sido a última vez que alguém dera uma gargalhada tão sincera perto dela.

– Eu queria ficar longe de casa.

– Parece que você quer isso sempre.

– A culpa é sua por cuidar do melhor restaurante da região. E servir os melhores vinhos. – Ela ergueu a taça como se fosse beber, mas estava vazia.

– E trarei mais uma garrafa assim que servir o prato principal. Estou morto de fome.

– Você não comeu nada a noite toda?

– Não consigo. Fico muito focado em administrar o restaurante e acabo me esquecendo dessas questões básicas, como sobreviver.

Magnólia virou levemente o pescoço em direção ao bar, em busca do rapaz, e o olhou talvez pela milésima vez. Já conseguia fechar os olhos e vê-lo com clara nitidez. Conseguia imaginá-lo perfeitamente diante dela, seminu, atrás de Lourenço.

– Por que não pede ajuda para algum deles? – provocou Magnólia.

– Ah, todos são muito ocupados.

Ela não se deu por vencida.

– Aquele ali parece ser o que menos trabalha – disse, apontando o bar com a cabeça. – Não sai detrás daquele balcão.

Lourenço se virou e sua expressão mudou rapidamente. Magnólia percebeu seus olhos escurecerem e sua pele ganhar um tom mais claro. Quando se voltou para ela, estava sorrindo outra vez.

– Você sabia que uma das nossas grandes especialidades, se não a maior, são os drinques? Ele é o melhor bartender daqui. O único. E está se preparando para ser *free style*.

Magnólia ficou em silêncio não por desconhecer o termo estrangeiro, mas porque, ainda com os olhos no rapaz, não conseguira acompanhar a conversa. Ele mantinha o mesmo jeito jovem de anos atrás, embora estivesse com vinte e poucos agora. Seus movimentos estavam mais sofisticados, seu visual havia melhorado. Magnólia entendia por que Lourenço tinha gostado dele, mas mesmo com a clareza desse pensamento, ainda não conseguia compreender o que aquilo dizia sobre a orientação sexual de Lourenço – e talvez nem quisesse compreender de fato.

– Mag? – Lourenço a chamou.

Ela balançou a cabeça como se acordasse de um devaneio. Algo naquele rapaz a incomodava muito, mas ela não conhecia a dimensão desse incômodo. Achava que era uma traição da parte de Lourenço não lhe contar aquele pequeno segredo. E o que exatamente ele esperava dela? Por que estava tão próximo agora? O convite para jantar não tinha sido dos melhores, mas ela se agarrou àquela oportunidade para evitar se encontrar com Muriel.

– Me desculpe, Lourenço. Acho que também estou com fome e... não consigo pensar direito. O que você disse?

– Não se preocupe, vou buscar mais uma entrada pra gente. Eu estava entediando você com os planos do Lucas de ser *free style*.

*Lucas*. Agora o rosto tinha um nome. Um nome que combinava com ele. E ela infelizmente gostava daquele nome: já tinha até pensado em escolhê-lo para o próprio filho, muitos anos antes de conhecer Herbert, quando engravidar parecia algo distante, quase mítico, mas cuja promessa não deixava de alegrá-la às vezes.

– O que é *free style*? – perguntou, tentando focar na conversa.

– Uma categoria de bartender. Eles preparam drinques e fazem performances com as garrafas. Mágicas, malabarismos, essas coisas. Estou gostando da ideia, pode deixar o restaurante mais descontraído e atrair um público diferente.

– Talvez o público errado – ela disse sem pensar.

– Como assim? – perguntou Lourenço, e uma leve ruga se formou em sua testa.

– Não sei, é provável que encha de jovens, que achem que o lugar se transformou em um circo.

– Não é para tanto, acho que vai dar certo. De qualquer forma, eu também sempre gostei de circo – acrescentou, rindo.

– O restaurante é seu, você faz com ele a porra que quiser. Inclusive trepar com o bartender na cozinha e protegê-lo como seu novo bonequinho sexual. Ha ha ha!

Magnólia imaginou o que teria acontecido se tivesse dito aquilo em voz alta, e não apenas em sua mente. Imaginou o peso daquelas palavras entre o silêncio das taças e o diminuto som das vozes ao redor, sobrepondo o jazz que ainda tocava suavemente ao fundo.

Em vez de dizê-las, porém, limitou-se a sorrir. Acusações como aquela exigiam um tom macio e cínico, algo muito específico que usara tantas vezes com Herbert para vê-lo irritado. Mas, se tivesse usado com Lourenço, tinha certeza de que ele não saberia como reagir, e simplesmente ficaria calado. Às vezes ele parecia mais passivo do que Herbert, mas de um jeito diferente. Começava nos olhos mansos, que à primeira vista sempre deixavam Magnólia ambivalente quanto ao que ela mesma sentia em relação a ele.

– Em vez de outra entrada, vou pedir para nos trazerem uma pizza – disse Lourenço, levantando-se. – Vai ser o prato mais rápido e mais gostoso para agora. Tudo bem?

– Claro.

– Vamos fechar daqui a pouco, e aposto que uma pizza não vai deixar o chef mal-humorado.

– Já? Não são nem onze horas.

– Costumamos fechar às dez – ele respondeu com um sorriso, já a caminho da cozinha.

Magnólia olhou ao redor e viu que poucas mesas estavam ocupadas. Agora, apenas dois casais enrolavam com a sobremesa, cutucando seus sorvetes e *petits gâteaux* com a ponta da colher.

Durante todo o tempo que Lourenço passou na cozinha, ela observou enquanto Lucas andava de um lado para o outro atrás do balcão. O bar estava vazio, e ninguém mais se debruçava sobre o bartender numa óbvia tentativa de agradá-lo ou de levá-lo para a cama. Com o canto do olho, escondida atrás de sua taça de vinho, Magnólia tinha assistido a inúmeras tentativas, de mulheres e homens, que chegavam para conversar animadamente com ele. Mas ninguém conseguia nada, ou porque Lourenço aparecia, ou porque Lucas simplesmente não lhes dava atenção. O fato deixou Magnólia ainda mais tensa, desconfiada da verdadeira relação que os dois vinham mantendo. Mas ela não podia fazer nada a respeito. Ou podia?

# 7.

Orlando sabia que se sentiria menos desolado se conseguisse voltar para dentro de casa, encarar Magnólia e a filha e ter uma conversa franca com as duas. No entanto, aquele espaço da garagem funcionava como um catalisador de suas pulsões artísticas mais profundas, fazendo com que qualquer problema parecesse menor. O lugar adiava suas angústias, colocava-as em segundo plano, e por um momento ele conseguia se distrair das crises familiares, como aquela que havia se instalado na casa após a chegada de Muriel.

Desde que começara a pintar, era ali nos fundos da garagem, em meio a suas mesas sujas de tinta, seus estojos e suas telas, que ele se sentia capaz de se expressar, de criar algo que fizesse a diferença, ainda que, de forma prática, as coisas não mudassem em nada. Ele achava que, ficando fora da casa durante o fim de semana (era uma lástima que não pudesse passar aquele tempo na rádio, como Magnólia fizera ao fugir para o Loulastau na noite anterior), elas pudessem conversar, se resolver, sentir-se mais livres. Sabia que sua presença ali fazia diferença – só não tinha certeza se para o bem ou para o mal.

Já estaria escuro quando deixasse a garagem. Aliás, esse era o plano: passar o dia trancado ali, eclipsado pelas nuances de cores, pela grossura oleosa das tintas, deixando todas as suas preocupações para fora da garagem, em um universo paralelo do qual, por ora, ele não fazia parte.

Ele parou junto a uma tela quadrada de um metro e meio, uma de suas maiores. Vinha trabalhando nela sempre aos fins de semana, permitindo-se alguns retoques durante os dias úteis, depois do trabalho ou pouco antes de dormir. Era um quadro ainda cru, mas que o assombrava. Pintado em muitos tons de amarelo, ocre e marrom, seguia a linha de suas novas obsessões: Arcangelo Ianelli, Mark Rothko e Jules Olitski. Embora preferisse os dois primeiros, o último era um bom canal estético para cores menos confusas. Orlando não queria copiá-los, não queria sequer ser comparado a eles, mas sentia-se movido por eles, pelos tons indecisos que se misturavam e se afastavam em suas obras.

Sua tela parecia pronta, mas não estava. De um branco-gelo nas bordas, ia escurecendo gradualmente até formar um círculo quase negro no centro, em volta do qual surgiam anéis marrons que iam se iluminando em ondas cada vez mais amarelas. Mas algo ainda o incomodava: de perto, observando os laivos que desaguavam num buraco-negro absoluto, a tela parecia instigante, misteriosa, profunda. De longe, porém, mais lembrava o escarro de um velho ou uma tentativa fracassada de representar uma tia gorda através dos olhos de uma criança míope. Mas não era a forma que o incomodava, tampouco o formato das circunferências, e sim a perturbação que tinha criado com aquelas cores. De longe, ou mesmo observando a tela de soslaio, só conseguia pensar em pus, doença, tumor. Algo crescia muito além da ideia posta sobre o tecido esticado: crescia fisicamente, a partir daquela mistura improvável de tintas, como uma versão ameba de Dorian Gray.

Sentiu um tremor percorrer seu corpo. Não tinha saudades da época em que pintava paisagens, dos lugares que visitava, dos retratos de pessoas que entendiam pouco ou nada de arte. No entanto, queria algo novo. Há meses vinha fazendo os mesmos quadros, com as mesmas cores misturadas, as mesmas camadas tão difíceis de criar, que exigiam tanto trabalho para alcançar um mínimo satisfatório. Fugir da mimetização parecia a decisão certa, mas Orlando não conseguia levá-la adiante. Havia algo por trás daquela escolha que ele ainda não sabia o que era. Só sabia que era difícil, que o exauria, mas que também tornava seu tempo, pelo menos nos últimos meses, em um tempo com significado.

Foi com uma resistência assustadora que Magnólia desceu, devagar, a escadinha que dava na praia. No último degrau, quis voltar atrás, fazendo uma leve pressão com o calcanhar para subir ainda de costas, mas Muriel já a tinha visto. Magnólia não sorriu nem demonstrou qualquer intenção de se desculpar, apenas permaneceu no mesmo lugar, imóvel, os braços cruzados e o olhar mergulhado no mar. As águas estavam calmas naquela tarde de sábado, quase paradas, e o silêncio atravessado pelo vento salgado era a única companhia das duas naquela faixa de areia.

Sentada sobre as próprias pernas, Muriel também olhava o mar. Estava entediada. Tinha acordado muito cedo, antes dos outros, e tomado café sozinha num canto do deque, embalada pelo amassar e desamassar das pequenas ondas. Aproveitara o tempo livre antes do almoço, interrompida vez ou outra por Orlando, que parecia querer toda a sua atenção, para tirar fotos, como Magnólia previra, e agora parecia perdida – ou, como a tia, incomodada com aquela visita, arrependida por não ter escolhido ficar sozinha.

Na noite anterior, quando desceu do carro de Lourenço, que parara quase na entrada da casa, muito próximo dos degraus que levavam à varanda, Magnólia apenas agradeceu a carona, hesitando entrar e dar de cara com a sobrinha. Para sua sorte, acabou conseguindo chegar ao quarto sem topar com ninguém. Até aquele momento, as duas não tinham trocado um olhar sequer. Agora, parecia quase obrigatório que se aproximassem devagar. Magnólia podia ter virado as costas, andado no sentido oposto da praia e retornado à casa por outro caminho. Mas ela sabia que aquilo não podia durar para sempre: mais cedo ou mais tarde teria de confrontar a sobrinha, aceitar sua presença, ou ao menos fingir.

Ela caminhou pela areia e sorriu para Muriel, esperando que ela se virasse e se surpreendesse com aquele sorriso raro, nada ensaiado, já que Magnólia dificilmente conseguia disfarçar suas expressões faciais.

— Está mais calmo — disse Muriel, assustando-a. Ela não tinha se virado para a tia.

— O quê?

— O mar. Está mais calmo do que hoje cedo, quando vim tirar algumas fotos. Queria registrá-lo assim, contrapor esses dois períodos, mas estou com preguiça de ir buscar a câmera.

Magnólia ficou em dúvida entre se oferecer para ir no lugar dela ou apenas permanecer ali, calada, concordando com a cabeça. Temia receber uma resposta atravessada, algo que trouxesse à tona o episódio em Malmö — talvez Muriel nunca mais confiasse qualquer coisa a ela. Ainda assim, sentiu-se invadida por um desejo estranho de fazer a vontade da sobrinha, de agradá-la. Talvez assim, pensou, as coisas voltassem lentamente ao normal.

Ela sentou-se ao lado de Muriel e arrumou o chapéu, mas, diferentemente das outras vezes, não o usou para se esconder: apenas dobrou toda a aba para cima, garantindo uma visão quase completa da praia. O sol não estava forte, fazia até um pouco de frio, e as nuvens começavam a se acumular lentamente no horizonte, indicando que o tempo fecharia ao anoitecer.

— Vai chover — disse Magnólia, detestando-se imediatamente por falar algo tão randômico e desnecessário, quase idiota. Inconscientemente, tentava se afastar do tema fotografia, torcendo para que Muriel falasse de outra coisa para variar.

— Vai ser bom — disse Muriel. — Trabalho até melhor com chuva.

Outra vez o trabalho, a fotografia, aquele assunto.

— Você chegou ontem à noite — insistiu Magnólia, e seu tom saiu entre o de afirmação e o de pergunta.

— Sim. Meu pai comentou que você não estava em casa.

Era óbvio que Muriel havia chegado na noite anterior, mas Magnólia não queria deixar a oportunidade daquele diálogo escapar, não queria vê-lo se dissolver entre os ventos salinos que, não raro, corroem as palavras muito expostas.

— Fui jantar com o Lourenço — disse Magnólia, assustada com a própria sinceridade. Não desejava se explicar, mas parecia certo incluir uma terceira pessoa na conversa, e Muriel gostava de Lourenço.

— Como ele está? Faz tempo que não o vejo. Da última vez, consegui tirar algumas fotos dele na varanda do restaurante. Fiquei de enviá-las, mas nunca aconteceu...

— Muriel, você só sabe falar das suas fotografias? — perguntou Magnólia, sentindo desmoronar o pouco da paciência que vinha tentando manter.

Ela virou o rosto para a tia e balançou a cabeça negativamente, devagar, como se tentasse chamar sua atenção. Mas Magnólia não olhou para ela. Manteve-se distante, ainda encarando o mar, imaginando, com medo, aonde aquela tentativa de reaproximação levaria as duas.

— Você já teve algo que parecia valer mais do que a sua vida? — perguntou Muriel, reflexiva. — Algo que valesse mais do que tudo ao seu redor, mesmo os objetos mais sagrados, as pessoas mais importantes?

— Como assim? — quis saber Magnólia, de repente sentindo-se sitiada em si mesma.

— Alguma coisa que fosse o centro do seu mundo, o eixo de tudo?

Magnólia parou para pensar. A resposta deveria ser mais simples do que a própria pergunta, embora aquilo não fosse um jogo.

— Pensava que o Herbert fosse isso para mim, mas hoje já não sei.

Ela percebeu que a sobrinha queria dizer alguma coisa, mas acabou se calando, introspectiva. Será que começaria agora a conversa definitiva sobre Herbert?

– Bem, a fotografia era isso para mim: a razão de tudo.

– E não é mais?

– Não sei. Às vezes acho que estou me repetindo, que não consigo criar nada novo. As fotos se repetem, os ângulos se repetem, e parece que ninguém se importa de verdade.

Magnólia se lembrou das dezenas de conversas como aquela que tivera com o sobrinho. Tomas sabia lidar com as próprias angústias, Muriel não. Muriel era o tipo de pessoa que se sentia constantemente perdida, carente, que precisava de uma bússola para guiá-la por dentro.

– Mesmo assim, acabo colocando a fotografia em tudo o que faço – ela concluiu.

– Muriel, me desculpe. Você sabe como eu sou, não falei por mal.

Ela abaixou a cabeça e não voltou o olhar para a tia por um longo tempo.

– Como vocês estão? Você e o Herbert? – perguntou, finalmente.

– Não sei se você vai ficar feliz com isso, mas estamos quase separados. É por isso que estou aqui.

Muriel não fingiu surpresa nem ergueu a cabeça.

– Por isso você falou aquilo sobre ele?

– Sim. Acho que estou digerindo melhor essa mudança. Agora que sei que ela pode acontecer a qualquer momento, sigo sem saber o que será de mim, mas pelo menos tenho a certeza de que estou cansada para continuar tentando.

– Eu nunca ficaria feliz pela tristeza de outra pessoa – disse Muriel, com convicção. – Sempre gostei de vocês como um casal.

– Várias pessoas já nos disseram isso. E entendo que é difícil ver um casamento de mais de dez anos se degradar. Tudo que é duradouro parece indestrutível, intocável, mas quase nada resiste ao tempo, às dificuldades do tempo.

– Você parece melhor. Mais serena.

– Eu engordei, se é isso que você está querendo dizer – Magnólia riu. – Um rosto mais cheio é sempre mais simpático do que um rosto ossudo, duro. Enquanto isso, seu pai só emagrece. Mas acho que isso tem sido bom para ele.

– Queria pedir desculpa por qualquer coisa – disse Muriel, dessa vez olhando fundo nos olhos da tia, perscrutando as esferas esverdeadas em seu rosto, iluminadas pelo reflexo do sol na areia.

– Eu também. – Magnólia soltou os ombros, deixando escapar uma lágrima. – Confesso que estava com medo de conversar com você, de enfrentá-la. Aquela viagem me deixou esgotada. Quando voltamos, não conseguia parar de chorar. Foi horrível.

– Senti a mesma coisa. Parece que algo foi arrancado da gente durante aquelas semanas.

– Logo que voltamos para casa, o Herbert falou de você. Conversamos sobre o que aconteceu no ano passado e ele disse as mesmas coisas que você. Eu acredito agora, mas me sinto uma imbecil, uma louca.

– Isso você sempre foi – Muriel sorriu, aproveitando-se de uma abertura perigosa.

Seu sorriso fez Magnólia rir, e embora ainda estivessem tensas, ora querendo fugir daquele assunto, ora querendo se debruçar sobre ele, sentiam-se bem porque não havia falsidade entre elas.

– Preciso contar uma coisa, tia Mag.

Magnólia se remexeu na areia, sentindo o nó da desconfiança começando a apertar sua garganta. Engoliu em seco diversas vezes, tentando desfazê-lo. Depois de tantas conversas com Herbert, depois de finalmente acreditar na sobrinha, temia com uma violência quase irracional qualquer coisa que ela pudesse revelar sobre aquele assunto tão delicado.

– Eu cheguei a gostar do Herbert, sim. Mas nunca, em momento algum, tentei qualquer coisa com ele. Sempre respeitei o casamento de vocês. Assim como ele respeitou.

A dor na garganta de Magnólia aumentou, irradiando para o pescoço. Estava tensa e vinha acumulando sua tensão ali sem perceber.

– Ele me contou que desconfiava do seu sentimento, mas isso não importa mais. Já passou. Prefiro não pensar mais nisso, e agora parece que sinto menos as coisas, como se estivesse sedada, sabe?

– Eu sinto muito – disse Muriel.

– Mas só uma parte do que você disse é mentira – continuou Magnólia, um pouco seca.

– Eu não menti, não estou mentindo. Juro.

– A parte sobre o Herbert respeitar o casamento. Isso acabou faz tempo.

Muriel quis abraçá-la. Não precisava de mais nada para compreender o que a tia dizia. Ela mesma tinha sido traída por um rapaz que namorara no ensino médio. Sua primeira traição. Não tinha certeza se também seria a primeira de Magnólia, apenas que era uma experiência que doía fundo, que doía em tudo. Ao mesmo tempo, sabia que a tia não era uma santa, que mantinha um caso com Lourenço, mas isso já não era da sua conta.

– Existe alguma coisa nessa casa, nessa praia – disse Magnólia, respirando fundo –, que nos faz querer falar as coisas, que nos garante que, depois de faladas, essas coisas se tornarão mais leves. Não acha?

Com as pernas formigando, quase dormentes, Muriel ergueu-se e limpou a areia das canelas e dos joelhos, fechando-se numa blusa de malha vermelha que havia sido de Sara. Olhando-a ali, contra o sol, Magnólia viu a antiga amiga sorrindo através da filha.

– Parece que sim – respondeu Muriel, virando-se para o mar. – A gente fala, os ventos vêm e levam tudo embora. Uma parte da gente se perde.

– Eu gosto disso.

– Eu também.

Magnólia não se levantou, mas as duas ficaram assim, uma do lado da outra, assistindo em silêncio as novas palavras e os novos pensamentos se expandirem e se iluminarem em suas mentes com a chegada do crepúsculo. À medida que suas sombras se esticavam na areia, crescia dentro delas a sensação de que um novo ciclo se iniciava em suas vidas.

# 8.

Já estava quase anoitecendo quando Orlando deixou a garagem, carregando nos ombros um peso que não sentia havia muito tempo. Tinha passado a tarde inteira ali, isolado, lutando contra o próprio quadro. A mancha tumorosa, cujo significado se transformava a cada pincelada, revelando-se e ocultando-se, exaurira suas forças a ponto de ele encarar a ideia ainda inacabada e iniciar um choro contínuo, entrecortado por soluços. Como um bebê. Um choro que o deixava ainda mais cansado, mas que também era o mais natural. Felizmente, não havia ninguém em casa naquela tarde. Por uma pequena janela, tinha observado Magnólia e Muriel juntas na praia, e contanto que as duas não se engalfinhassem, rolando na areia e agarrando com força os cabelos uma da outra, ele se sentiria seguro.

Sua nova pintura o atormentava e o confundia. Os tons claros faziam-no pensar em Laura, nas conquistas que ela deslindara com tanta paixão durante o encontro em Malmö, no olhar que não se vangloriava, mas compartilhava uma felicidade aparentemente honesta. Mas o que seria uma felicidade honesta? Aquela que não se percebe, que passa pela vida com a exuberância de um arco-íris não visto, com a raridade de uma aurora boreal que derrama seu verde inflamado no escuro da noite enquanto todos dormem? A felicidade honesta era um símbolo indecifrável, portanto impenetrável. Só se podia rompê-la, só se podia senti-la de verdade, de maneira inconsciente.

Mas Laura tinha falado tudo. Tinha contado tudo. E, desde o retorno ao Brasil, Orlando carregava uma tristeza também honesta que não conseguia decifrar. Podia compreender alguns pontos dela, mas repousava dentro dele algo intocado pelo reencontro. Nos últimos dois meses, havia pensado em Laura mais do que durante todo o tempo em que ela estivera morando na Suécia. A distância ajudava, isso era um fato. No entanto, a reaproximação tinha ressuscitado dentro dele aquela parcela de esperança já morta – ou quase. E doía imaginar Laura feliz com o marido e com o cachorro. Doía mais agora do que quando ouvira aquilo diretamente dos seus lábios.

No instante em que saiu da garagem, trancando as pesadas portas de madeira e voltando-se para o mar violáceo à sua direita, Orlando respirou fundo. Tão fundo que tossiu, trazendo de volta a dor de sempre. Magnólia e Muriel já não estavam mais na praia, e um silêncio espumoso tomava conta do litoral, da faixa de areia, entrecortado por um frio úmido que havia descido sobre a costa, instalando-se entre seus cabelos e na ponta de suas orelhas como uma névoa de gelo transparente. Ele correu para casa e fechou a porta atrás de si, respirando com dificuldade.

– Parece que a sua tarde foi produtiva – disse Magnólia, entrando na cozinha em busca de uma taça de vinho.

Orlando olhou para as próprias mãos e viu as manchas na pele, algumas mais amareladas, outras escuras. Era difícil acreditar que tinha cravado a ponta da espátula no meio da tela, perfurando o coração daquele olho escuro que parecia engoli-lo sempre que o revisitava. Tinha estragado tudo com uma violência inexplicável, e agora estava suado e arrependido. Com o rasgo, a tela afundara bem no centro, e através do furo ele vira o tamanho da própria felicidade honesta. Com a espátula apertada na mão direita, Orlando tinha esgarçado o buraco, rasgando todo o tecido, deixando-o pender em trapos como as vísceras de um animal aberto. Foi só após destruí-la completamente que ele viu quão grossas eram todas as camadas de tinta. Quase um dedo de camada sobre camada, cada uma com o peso de uma apreensão diferente que escoava na mesma grande angústia.

Ele não olhou para trás depois de apagar as luzes da garagem: o quadro permaneceu no cavalete como uma obra de arte modernista que talvez sugerisse mil interpretações e, dessa forma, valesse muito mais do que uma tela bem-acabada. Talvez.

– Acho que sim – ele respondeu finalmente, sentindo-se desconfortável ao ver Magnólia encher mais uma taça de vinho. Ela não havia parado de beber desde que chegara.

– Posso ver no que você tem trabalhado? – perguntou Magnólia.

Ela apoiou as costas na bancada e bebeu dois goles do vinho. Costumava oferecer ao irmão, mesmo sabendo do seu passado, mesmo sabendo que ele não gostava da bebida, mas não o fez naquele dia. Naquele dia ela segurava a taça como um troféu, e ao perceber o olhar repreensivo de Orlando, colocou-a contra o peito como se quisesse escondê-la.

– Não é nada – ele respondeu.

Orlando foi até a pia, abriu a torneira e lavou as mãos. Seu moletom também estava sujo de tinta, mas era uma peça que costumava vestir para pintar. Ele secou as mãos no tecido e voltou-se para Magnólia com uma tristeza quase submissa.

– Parece que você e a Muriel não se mataram – disse, levemente sem jeito.

– Parece que não.

– Como vocês estão?

Magnólia pensou por alguns segundos e ergueu os ombros como se dissesse "tudo bem".

– Ela está lá em cima ouvindo música. Conversamos um pouco sobre tudo. Acho que nenhuma de nós tem forças para continuar brigando, sofrendo.

– Você está estranhamente calma – disse Orlando, desconfiado.

– Eu sei. Também acho estranho quando fico assim.

– Voltou a tomar seus remédios?

Orlando tinha medo de tocar naquele assunto, mas a expressão de Magnólia continuou impassível, beirando a frieza.

– Ainda tomo. Às vezes. A regularidade me deixa inquieta, eu acho – respondeu, dando mais um gole no vinho. Então colocou a taça sobre a bancada e cruzou os braços. – Herbert queria muito que eu fizesse um tratamento intensivo, que me internasse, mas você me conhece.

– Posso imaginar como você reagiu.

– Não atirei um copo nele, se é o que está pensando, mas fiquei muito magoada. Não preciso disso.

– Mag, você sabe que não está em posição de recusar ajuda.

– Você acha que devo me internar? – perguntou ela, secamente, seus olhos tremendo à espera da resposta.

Orlando baixou a cabeça, acuado como um bicho. O olhar da irmã e o tom com que fizera a pergunta indicavam como sua alteração era lenta, mas precisa. Quase imperceptível, mas certeira. Seu corpo parecia ganhar volume: ela endireitava a coluna, jogava os ombros para trás, pressionava a mandíbula com mordidas repetidas e estreitava de leve os olhos verdes, agora claros como contas de prata iluminadas pelo ódio.

– Mag, eu não sei.

– Eu estou bem – reforçou ela, pegando novamente a taça como se agarrasse um troféu. – Se ninguém me ajudar, pelo menos tenho isso.

Ela ergueu a taça e bebeu outro gole, dando as costas para Orlando. Aquela breve conversa tinha inflamado sua tranquilidade. Curiosamente, agora preferia a presença de Muriel à do irmão. Queria subir as escadas e trancar-se no quarto, refletir sobre as coisas que Orlando escondia dela, que Herbert escondia dela. Pareciam suportá-la, todos eles, ou então esperavam que uma nova crise acabasse em tragédia – ela não sabia dizer. Como na noite anterior, sua única escolha era se esquivar, fugir daquela casa, pelo menos por algumas horas. E Lourenço era seu único refúgio.

Magnólia considerava uma nova visita a Lourenço um movimento perigoso e arbitrário, para dizer o mínimo. No lugar dele, se sentiria pressionada, presa num jogo de sedução quase compulsório. No entanto, lá estava ela, parada de pé em frente à casa dele, o mesmo bloco de concreto, metal e vidro no qual ele vivia havia anos – uma caixa.

Antes de apertar a campainha, lembrou-se da primeira e única vez em que tinham feito sexo, sete anos atrás. Estavam bêbados, leves, e Lourenço já havia se apaixonado por uma imagem fantasiosa de Magnólia. Ela recuou diante da porta, pensando em gritar para o táxi voltar ou simplesmente correr até a praia para um banho frio de mar.

Quando finalmente apertou a campainha, seu breve arrependimento dissolveu-se no sorriso de Lourenço, que abriu a porta com um tipo simpático de surpresa. Era exatamente a reação que ela vinha esperando. Sabia que se armaria completamente se o sorriso dele fosse outro, se ele olhasse ansiosamente para todos os lados, estranhando aquela súbita visita. Podia haver alguém com ele: uma mulher, um homem. Lucas, o amante. Mas ela tivera o mínimo de educação e ligara perguntando se "podia dar uma passadinha" para conversarem e beberem alguma coisa. O combinado era dali a uma hora, mas sua ansiedade não permitiu que esperasse mais. Passados alguns minutos das sete horas, ela já estava diante dele, no hall de entrada, tirando o cardigã de lã e beijando-o de leve na boca.

– Visita boa – disse Lourenço, seguindo Magnólia como se ela fosse a dona da casa.

Ele não tinha feito grandes mudanças na decoração. Parte do mobiliário continuava o mesmo, exceto por alguns quadros dos quais ela não se lembrava. A cozinha parecia mais cheia, e a sala havia ganhado um novo jogo de sofás de couro cinza. Enquanto caminhava pela casa, Magnólia se despira de todas as expectativas de uma conversa longa e profunda com Lourenço, algo que os aproximasse a ponto de ele se abrir sobre o caso com o bartender. Tudo o que queria agora era olhar em seus olhos e ouvi-lo falar sobre tudo, inclusive sobre coisas que talvez ela não quisesse ouvir.

Ela sentiu o corpo esquentar à medida que avançavam pela sala, mas, estranhamente, cada um se sentou numa ponta do sofá, segurando o silêncio numa mão e uma taça de vinho branco na outra, que Lourenço oferecera sem nenhuma cerimônia. Comentaram rapidamente sobre a decoração da sala e brindaram como dois adolescentes inquietos, quase distraídos por um tipo palpável de desejo compartilhado.

Lourenço estava menos tímido do que na outra noite, e ao erguer a taça para beber o vinho devagar, molhando os lábios após o quarto ou quinto gole, Magnólia sentiu-se atraída por ele como há muito tempo não se sentia por homem nenhum. Nem o estranho norueguês de Bergen ou o jovem dinamarquês de Copenhague tinham-na deixado tão ávida: entre os dedos já suados, sua excitação corria como linhas de formigas carnívoras cercando o bicho morto que era a sua razão.

Podia senti-la entre as pernas. Sobretudo entre as pernas.

— Você não abriu o restaurante hoje? — perguntou ela, sem saber como seguir com aquela conversa que nenhum dos dois tinha interesse em continuar.

Parte dela queria que ele a levasse até a cozinha e preparasse um prato elaborado, uma joia gastronômica da qual ele se orgulharia com comentários quase pretensiosos sobre a origem dos ingredientes, sobre o cuidado que tivera ao escolhê-los. Outra parte queria que ele a levasse até a cozinha para que pudessem, talvez, repetir o que ele havia feito com o bartender no restaurante.

— Deixei por conta da equipe — respondeu Lourenço, com uma simplicidade que a impressionou. Não se parecia em nada com o homem da noite anterior, tão ocupado e atento à demanda do Loulastau.

— Mas hoje é sábado — disse Magnólia. — O movimento não é maior nos fins de semana?

— Com certeza, mas eu mereço um descanso. Quando você ligou, encarei como uma oportunidade de fugir daquele inferno.

– Então só desistiu de ir por minha causa?

– Mais ou menos. Estou cansado das últimas semanas e não me dou férias faz tempo. Na verdade, morri de inveja quando soube que todos vocês tinham ido para a Noruega.

– Não foram férias – Magnólia disse a contragosto.

– Eu sei, mas realmente não saio daqui há muito tempo, e me desligar do negócio por uma noite na semana é a melhor coisa que posso fazer no momento. Ou a única.

– Você fala como se não gostasse mais desse trabalho.

– A gente envelhece e perde o tesão por um monte de coisa – respondeu ele, esvaziando a taça.

Lourenço se levantou de repente e deu um beijo em Magnólia. Depois, foi até a cozinha e voltou com uma garrafa de Riesling. O líquido dourado reluziu nas taças de cristal facetado.

– Obrigada – disse Magnólia. – Mas saiba que não te vejo como um velho.

– Eu me sinto um velho às vezes.

– Bem, todos se sentem assim.

– Estou naquela fase em que preciso de novidade.

Magnólia mordeu o lábio.

– Alguma coisa que me motive, sabe?

– É por isso que está tendo um caso com o bartender?

Mais uma vez, tinha feito a pergunta apenas em sua mente. Era uma forma de atacar sem consequências. Mas, depois de repetir a frase mentalmente duas ou três vezes, houve um eco, talvez proposital, que se rompeu pelos seus lábios. A pergunta inquisidora acabou saindo baixa, mas Lourenço chegou a ouvir parte dela. A última parte. Ele piscou algumas vezes e ajeitou-se no sofá de um jeito infantil, como se estivesse com cãibra nas nádegas. Então riu. Riu tão alto que assustou Magnólia.

– Como assim? – perguntou, tocando-a no joelho com a mão livre.

– Eu vi, Lourenço.

Imediatamente, ele parou de rir e retirou a mão, colocando a taça sobre um apoio de madeira na mesa de centro. Estava praticamente intocada – e ficaria assim até o dia seguinte.

– O que você viu? – perguntou. Seu tom era quase agressivo, embora sua linguagem corporal não tivesse mudado.

Magnólia também parou de beber. Estava arrependida de ter feito aquela pergunta, de ter deixado que ela escapasse assim tão facilmente. Desejava uma noite perfeita, e até então tudo se encaminhava para que fosse, mas ela tinha se sabotado da forma mais cruel possível.

– Vocês dois na cozinha.

– Quando?

– Em fevereiro.

– Eu não te vi no restaurante em fevereiro.

– Mas eu te vi, Lourenço. Vi vocês dois. Transando. Não negue, por favor. Não estou te acusando de nada. Só queria entender.

– Não tem nada para entender.

Lourenço não conseguia simular uma leveza cínica, não conseguia fingir que não se importava. Estava abertamente preocupado, e sua reação, que demonstrava todo tipo de medo, agora empalidecia seu rosto, tornando sua voz quase fraca.

Ele desapareceu por um corredor de colunas de concreto, deixando Magnólia sozinha na sala. Ela se lembrava do caminho que dava direto na suíte. Depois de ponderar por alguns segundos, decidiu ir atrás dele. Parou no meio do corredor e o chamou. Ele não respondeu. Ouviu um barulho vindo do quarto – alguma coisa tinha caído.

– Lourenço, me desculpe.

Outro barulho, dessa vez mais baixo e engasgado. Quando se aproximou, ela o viu sentado sobre a cama, chorando. Chorava e tremia, segurando a cabeça com as mãos. O barulho mais alto tinha vindo de uma cadeira jogada no chão.

– Por favor, me desculpe – pediu Magnólia, aproximando-se o suficiente para pousar uma mão hesitante nos cabelos finos de Lourenço.

A cabeça dele estava quente. Assustando-a com um movimento brusco, ele envolveu sua cintura, mas não parou de chorar. Magnólia sentia um desconforto crescente. Não pelo choro, mas por ele, que mais parecia uma criança desamparada. Um homem de quase cinquenta anos chorando abraçado à sua cintura era uma imagem humilhante, um estágio degradante e inesperado não só daquele sábado, mas de toda a sua vida. Lembrou-se das vezes em que Herbert fizera o mesmo, revelando uma fragilidade rara e quase perigosa.

— Eu nunca imaginei que alguém soubesse disso, que você soubesse disso. Logo você... — disse ele, soluçando. — É tão difícil falar, me desculpe...

— Está tudo bem, eu só queria que você me contasse. Como disse, só queria entender.

Antes que pudesse afastá-lo, buscando seus olhos, Lourenço segurou o rosto de Magnólia e a beijou lenta e carinhosamente. Ela correspondeu. Ambos os corpos tremeram de leve. Lourenço tirou a roupa primeiro, respirando fundo, depois a de Magnólia, que se deitou sobre ele com as pernas abertas. Tudo aconteceu muito rápido, mas de forma natural.

— Eu...

— Não diga nada — disse Magnólia, e os dois se beijaram com um pouco mais de pressa.

Quando eles se encaixaram, Lourenço gemeu com uma violência que excitou Magnólia. A cama, que vibrava como uma ilha atingida por um pequeno abalo sísmico, foi tomada pelo suor e pelos vincos do lençol, cujo elástico aos poucos começou a se soltar das pontas. O peito de Lourenço, coberto por uma penugem loura e almiscarada, inflava e relaxava no mesmo ritmo das pernas de Magnólia.

Ela deslizou os olhos por aquele peito, que agora era só dela, depois pelo umbigo dele, descendo para os pelos cor de mel. Foi então que viu a pequena cicatriz perto da virilha de Lourenço, um traço perolado na pele muito próximo à sua coxa, agora trêmula.

Magnólia sentiu a garganta fechar. Seu coração disparou e suas pernas se contraíram com uma força que deu início a uma terrível resistência entre os dois corpos. Sem perceber, ela começou a apertar o pênis de Lourenço com a própria vagina, estrangulando o único prazer que ambos sentiam naquele dia. Ele urrou de dor, batendo os braços no colchão, enquanto ela sentia seu esôfago arder como se fosse vomitar sobre aquele corpo, agora estranho e vermelho. Mas nada veio.

Sentiu as mãos do pesadelo, as mãos grossas em torno do seu pescoço.

E a cicatriz brilhou como se pegasse fogo.

A cicatriz perto da virilha.

Magnólia olhou outra vez para a cicatriz e, antes de ser envolvida por uma série de ondas de vertigem, puxou rapidamente um dos travesseiros e o pressionou contra o rosto de Lourenço, sufocando-o. Jogou todo o seu peso contra o travesseiro, sem relaxar as pernas e sem conseguir raciocinar. Urrando, ele voltou a se debater, numa tentativa desesperada de erguer as pernas ou apertar os braços de Magnólia. Ela o sufocava com uma força desmedida. Seus braços doíam e seus punhos ardiam como se fossem ceder a qualquer instante. Lágrimas escorriam pelo seu rosto, cobrindo sua boca, cujos lábios já estavam cheios de uma saliva espumosa e densa que pingava no peito avermelhado de Lourenço.

De repente, todo o som desapareceu. Houve um estalo. Magnólia ficou tonta e caiu da cama. Com as mãos vermelhas protegendo o próprio pescoço, Lourenço ofegava e se retorcia, cuspindo e tossindo ao mesmo tempo. Por instinto, ele conseguira erguer um dos braços e dar um soco na orelha de Magnólia, que continuava chorando. Mesmo sem ar, ele gritava. Gritava coisas que ela não ouvia. E enquanto gritava, um apito soava, prolongado, no ouvido dela.

Transtornada pelo apito agudo que penetrava seu cérebro como a ponta quente de uma faca, Magnólia agarrou o que encontrou de suas roupas e saiu correndo. Ainda podia ouvir os ecos de Lourenço, a voz abafada gritando do quarto, quando bateu a porta de entrada, sentindo o corpo inteiro tremer depois de atravessar aquela casa que, de repente, havia se transformado em um labirinto.

Ela queria morrer e não sabia como.

Dentro da casa, Lourenço mancou ainda nu até o hall e trancou a porta, girando a chave duas vezes. Tomou um susto quando viu o cardigã de Magnólia no cabideiro, oscilando agourento como a sombra de um enforcado. Só então acionou o alarme de segurança, sentindo o corpo inteiro ainda quente, estremecido de medo e ódio.

# 9.

O dia seguinte amanheceu como uma surpresa desagradável. Com um brilho curioso e velado, como se envolto por
um papel de presente muito fino, guarnecido nas fímbrias com
arabescos em alto relevo, o céu se esticava quase creme atrás de
nuvens finas e rasgadas. O ar avançava volumoso, erguendo a
areia, chegando salgado com as águas de um mar furioso demais
para o outono. A membrana das coisas, fina como a passagem
dos ventos, iluminava-se timidamente, filtrada pelas nuvens e
pelos reflexos que se dobravam e quebravam dentro das ondas.

A fúria daquela manhã acordou Magnólia de um pesadelo
tão real quanto o sangue no meio das suas pernas de criança.

Talvez tivesse preferido continuar como antes, incapaz de
se lembrar. Por muitos anos, aqueles pensamentos foram supri-
midos como um animal esmagado sob uma pedra. Ficaram
enterrados e esquecidos, porque parte de sua sanidade, afetada
pelo transtorno, não podia conviver com aquilo. A cicatriz na
virilha de Lourenço tinha escavado profundamente, e à força,
suas memórias mais reprimidas. Tinha revirado os ossos do seu
passado, deixando brotar da terra o pus grosso e fétido do seu
maior trauma.

Não demorou muito para pensar nele quando abriu os olhos.
Na verdade, ele foi seu segundo pensamento, numa sequência
perturbadora de reflexões que, mais do que o próprio passado, a

violentavam. O primeiro pensamento havia sido uma pergunta: onde ela estava?

Ao ver o quarto vazio, mergulhado numa luz leitosa de hospital, lembrou-se de Lourenço. Da noite anterior. Lembrou-se com ódio, medo, preocupação, do travesseiro pressionado com rigor contra o rosto dele. Das pernas se debatendo, da força que descobrira em si mesma diante da morte.

Sentando-se levemente inclinada, Magnólia sentiu o gosto amargo na boca, depois a dor de cabeça, seguida de outra dor entre as pernas. Em seguida, levou dois dedos aos lábios e sentiu o sangue seco. Tinha mordido aquele ponto duro que ardia antes de adormecer chorando. A dor de cabeça só não era maior do que o enjoo. Ela apertou a barriga e pensou que fosse vomitar. Mesmo que tudo viesse, que o caldo de sua nova tristeza deixasse o corpo com a violência de um exorcismo – porque era disso que ela precisava –, sujando toda a cama e os lençóis claros de Orlando, ela não correria até o banheiro. Não faria nenhum esforço. Qualquer excreção que saísse dela naquele momento seria ácida, e ansiava banhar-se e dissolver-se nela como num castigo.

Foi então que alguém bateu à porta e Magnólia puxou o lençol para cima, cobrindo-se até os olhos. Era Muriel, que apenas colocou a cabeça para dentro do quarto, sem dizer nada. As duas trocaram um olhar cheio de significado, de palavras pesadas e suspensas, expostas num silêncio de vidro trincado. Magnólia virou a cabeça para a mesinha de canto e esticou o pescoço para o relógio com mostrador de madrepérola e vidro de safira, presente de Herbert. Durante todos aqueles dias, a joia tinha ficado ali, como um despertador sem função. Ela sentiu vontade de pegá-lo, virá-lo e batê-lo com força contra a madeira. Destruir a peça até reduzi-la em fragmentos, assim como sua vida havia sido reduzida. Só não o fez porque seus braços doíam, seus ombros doíam, seu corpo inteiro doía. O simples movimento de puxar o lençol havia provocado sua primeira arritmia do dia e intensificado ainda mais a dor de cabeça, no centro da qual balançava um pêndulo de bronze cujos ecos vinham em cenas: árvores, cômoda, teto, árvores, cômoda, teto, árvores.

Cabeceira de madeira.

Escuridão.

Calor.

Dor.

– Posso entrar? – perguntou Muriel, agora já com metade do corpo dentro do quarto.

Magnólia finalmente conseguiu enxergar o mostrador: era quase meio-dia. Levou um tempo considerável para se lembrar o dia da semana, e mais um pouco para responder, com um resmungo, à Muriel, que, ainda de pijama, entrou e fechou a porta.

Quando avançou com uma estranha lentidão, havia tanto medo e cautela em seus olhos que Magnólia se surpreendeu ao vê-la sentar-se ao pé da cama e sorrir. Tomada por aquela luminosidade láctea, parecia um anjo. O quadrado perfeito e branco da janela refletia em suas íris castanhas.

– Meu pai pediu que eu viesse te chamar para o café. Ele está um pouco preocupado.

Devagar, com as mãos duras de frio, sem se lembrar do lábio cortado, com a aparência trágica que não ousaria verificar num espelho nem arrumar por constrangimento, Magnólia finalmente baixou o lençol e revelou o rosto. Havia chorado tanto na noite anterior que não só seus olhos verdes estavam inchados e encarnados, como toda a face parecia ter sido calcinada pelas lágrimas. Muriel olhou a tia com compaixão.

– Ele quer saber como você está depois de ontem.

Magnólia olhou para baixo. Não se lembrava de nada.

– O que aconteceu ontem? – perguntou, e sua voz saiu um pouco rouca. Limpou a garganta com um pigarro, depois tossiu algumas vezes e voltou a se cobrir.

– Você não lembra?

Ela fez que não com a cabeça.

– Você chegou correndo e chorando e veio direto para cá. Meu pai tentou abrir a porta, mas você não deixou que ele entrasse. Gritou que conversariam hoje e ele foi dormir, mas pediu que eu ficasse alerta a qualquer barulho. Ele queria dormir aqui em cima, mas eu o convenci a ficar no quarto dele mesmo.

– Por que tudo isso?

– Como eu disse, você estava gritando, tia Mag. Foi muito estranho.

Magnólia não se sentiu constrangida. Pela primeira vez, seu comportamento não tinha importância para ela. Tinha redescoberto seu passado, encontrado uma parte da sua vida até então enterrada na memória, e era isso que importava. Era disso que tudo se tratava.

– Eu lembrei – disse ela, ajeitando-se na cama e se aproximando de Muriel com um olhar quase alucinado.

– Lembrou o que você gritava? Porque nós não entendemos, foi tudo muito...

– Não. Eu lembrei – repetiu Magnólia, abraçando o próprio corpo.

– Pode me contar o que houve na noite passada?

– Não é sobre a noite passada. É sobre o meu passado.

Muriel franziu o cenho e olhou de relance para a porta do quarto. Continuava fechada.

– O que tem o seu passado, tia?

Magnólia deslizou a mão gelada até a mão da sobrinha e a segurou com carinho, depois com um pouco de força. Não chorava nem olhava diretamente para ela, mas para a parede ao lado da cama, uma parede lisa sem nenhum quadro.

– Há muitos, muitos anos, antes mesmo do Orlando conhecer a Sara, antes de nos tornarmos esses adultos horríveis e doentes que somos hoje, as paredes desse quarto eram cobertas por um papel que sempre arrancava comentários das pessoas que visitavam a casa.

Muriel lançou um olhar atento para a parede nua. Depois, voltou-se para a tia e para a mão magra e fria sobre a sua.

– A estampa do papel representava uma floresta de coníferas.

Uma lágrima brotou do olho direito de Magnólia. Surgiu tão rápido, caindo igualmente rápido, que ela não percebeu.

– Havia árvores e mais árvores por todas as paredes. Quando entrávamos aqui, nos sentíamos em outro lugar. Seu pai e eu costumávamos brincar aqui. Brincávamos com um globo de vidro natalino, porque era aqui que costumávamos vir para tentar adivinhar o que havia dentro das caixas de presentes. Era aqui que ficava a árvore de Natal, não na sala, como faz a maioria das pessoas. Ficava naquele canto.

Magnólia apontou para a quina oposta do quarto, onde agora havia uma poltrona verde que ninguém usava. Muriel olhou para trás e tentou imaginar o quarto transformado naquele cenário de floresta. Com certeza havia sido um lugar mais escuro, quase misterioso, sobretudo para crianças.

– Aqui, onde essa cama está agora, já existia uma cama – continuou Magnólia. – Era uma espécie de quarto recreativo. Brincávamos, líamos, tirávamos um cochilo depois da escola, ouvíamos música. Quando alguma visita vinha dormir, ficava aqui, no "Quarto da Floresta". Era assim que seu pai e eu o chamávamos, depois de nossos pais repetirem tantas vezes esse nome, com certo orgulho até.

Outra lágrima caiu e Magnólia olhou para baixo, apertando ainda mais a mão de Muriel, mas sem machucá-la.

– As fotos que compunham o papel tinham sido dimensionadas especificamente para o quarto. Foram tiradas por um amigo dos meus pais que morava no Canadá. Um papel de parede exclusivo. Minha mãe e meu pai amavam. Foi um investimento alto, e lembro de ter sido aplicado em um só dia por dois homens que não pararam de falar sobre a estranha sensação que aquelas árvores sombrias transmitiam.

Muriel não compreendia aonde a tia queria chegar, mas apertou sua mão de volta num incentivo que funcionou.

– Ontem, eu lembrei de tudo. E lembrei por que as árvores que vimos a caminho da Noruega me incomodaram tanto. Foi tudo tão intenso, tão rápido, tão horrível... Sempre que via um bosque, uma floresta, a escuridão entre os troncos que sempre me afligira, eu me sentia tonta, fraca, vulnerável.

– Eu me lembro disso – disse Muriel. – Houve um episódio em Bergen, naquela montanha. Você quase desmaiou.

– Não foi só lá. Em vários momentos da viagem, eu senti que aquelas árvores me perseguiram, mas não sabia por quê. Só me lembrei ontem, na casa do Lourenço.

– Lembrou o que exatamente, tia? O que aconteceu?

Magnólia olhou para Muriel como nunca tinha olhado. Não era um olhar humano. Todo o seu rosto estava sombreado por algo que parecia possuí-la, um vulto externo que fez Muriel prender a respiração por alguns segundos e recuar de leve, tomando cuidado para não afastar a tia.

– O Lourenço tem uma cicatriz na virilha. Uma cicatriz perolada que parece uma foice. Ontem eu vi. Meu pai tinha uma cicatriz no mesmo lugar. No mesmo lugar, Muriel. Quase do mesmo formato. Foi tudo tão rápido e tão violento...

Muriel apertou a mão da tia com mais força, sentindo um disparo no peito.

– Meu pai abusava de mim nesse quarto – Magnólia disse com a voz baixa, mas firme.

Foi como se algo se estilhaçasse de repente. O olhar de Magnólia continuava o mesmo, mas o brilho da manhã pareceu murchar num ponto de suas pupilas, como uma flor que se fecha.

– Fui eu que dei aquela cicatriz a ele. Com a unha. Ele me bateu e ficou uma semana sem falar comigo. Depois tudo voltou ao normal, e quase toda semana ele me violentava na cama de solteiro que havia aqui. Eu ficava olhando para as árvores, me sentindo perdida, tentando acreditar que eu estava numa floresta, em outro lugar, protegida por algo que me observava por detrás dos troncos, talvez um monstro que pudesse me salvar...

Muriel chorava, mas não conseguia tirar os olhos de Magnólia. Apertavam a mão uma da outra cada vez com mais força.

– Ele me obrigava a olhar para as árvores enquanto abusava do meu corpo, enquanto fazia coisas que eu não queria fazer. Lembro que tentava esconder o rosto e que às vezes apertava meu pescoço com tanta raiva que eu quase sufocava.

– Tia, pare, por favor... – pediu Muriel.

– Isso durou alguns anos até a minha adolescência – continuou Magnólia, como se não tivesse ouvido a sobrinha. – E quando eu brigava com a minha mãe, acreditava que estaria me vingando dela fazendo com o meu pai tudo o que ele queria. Aos poucos fui deixando de me sentir protegida pela floresta e parei de entrar nesse quarto. Depois disso, meu pai também não entrou. Ele pedia para que eu voltasse, mas eu não conseguia mais. Ele também não. Talvez estivesse arrependido, sei lá. Pouco tempo depois ele morreu de câncer.

Muriel não conseguia mais encarar a tia. Sentia-se tão fraca quanto ela, incapaz de conceber imagens tão violentas.

– O barulho da cama contra a parede o incomodava – disse Magnólia. – Assim como o sangue entre as minhas pernas. Tudo o incomodava. E quanto mais ele se irritava, mais eu me sentia vingada. Era perverso.

– Está tudo bem agora, tia – disse Muriel. – Você não precisa dizer mais nada.

– Quando ele morreu, foi a maior alegria da minha vida, sabe? A maior alegria! Eu queria contar tudo o que ele tinha feito, queria testar o Orlando, descobrir se ele sabia, mas ele nunca soube, ainda que eu nunca tenha perguntado. Não tive coragem. Nunca gostamos muito do meu pai, nunca fomos próximos dele, e talvez essa distância tenha esfriado qualquer nível de percepção sobre ele. A Elisa ainda era muito pequena nessa época, e quando tudo acabou, ela tinha medo do Quarto da Floresta. Eu também temia por ela. Por muito tempo isso me deixou completamente perturbada, eu mal conseguia dormir. Mas ele morreu e então pude respirar aliviada.

Magnólia não conseguia parar. Uma vez consciente de seu passado, era como se uma enorme represa tivesse se rompido, impossível de conter.

– Eu lembrei de tudo por causa da cicatriz. – Ela soltou a mão da sobrinha e ergueu o lençol para sair da cama. – Lembrei de tudo e não sei mais o que vai ser de mim. Eu não queria ter lembrado, Muriel. Não queria. Porque agora não sei como continuar vivendo. Não sei se vale a pena. Guardei isso por tanto tempo que parte de mim acreditou que nunca havia acontecido. Do que mais eu vou me lembrar nos próximos anos? O que eu ainda não sei sobre a minha própria vida? Não sei como continuar...

– Vem, vamos conversar com o meu pai – pediu Muriel, procurando a mão da tia outra vez.

– Não. Eu não quero continuar. Acho que não devo continuar...

Muriel esperou que a tia desse alguma explicação sobre aqueles estranhos sinais que vinha emitindo, mas nada foi dito. Magnólia estava paralisada, e assim, incapaz de encarar a sobrinha depois daquele relato, fez com que ela também fosse tocada por sua paralisia. O entorpecimento não atingira somente seu corpo, seus gestos, sua fala: os olhos de Magnólia também tinham ficado subitamente vazios e escuros, estáticos, como se perscrutassem com cuidado uma nova decisão incontornável.

– Tia Mag – chamou Muriel, e sua voz saiu assustada, embora sem a potência necessária para fazer Magnólia reagir.

Por um instante, considerou chamar pela mãe morta, depois pelo pai. Queria buscar socorro, mas sentia-se enjoada demais para se levantar, e temia que a tia cometesse alguma loucura enquanto estivesse fora.

Magnólia finalmente piscou com força, saindo daquele breve transe, e olhou para a sobrinha. Não era um olhar confuso nem frio, mas triste, como se o silêncio tivesse enfim dado lugar ao alívio quente das lágrimas, que já caíam de forma alucinada.

Ela virou-se para a porta, depois para Muriel, e ergueu-se lentamente, com a leveza de um sonho cujos elementos vão se tornando cada vez mais abstratos e líquidos. Quando chegou ao centro do quarto, seu corpo pendeu para o lado como se fosse cair. Ela correu até a saída, puxou a chave da fechadura e, num movimento ágil, que a sobrinha acompanhou em pânico, totalmente inerte, saiu para o corredor e trancou a porta. Muriel gritou, primeiro sem se mexer, em seguida pulando da cama.

Esmurrou e chutou a porta, sentindo uma imensa onda de ódio vibrar por todo o seu corpo, jogando-o com força contra aquele instante de pavor. Os cantos das mãos e os nós dos dedos já latejavam de dor quando ela parou para respirar. Só então pôde ouvir os passos pesados da tia descendo as escadas.

Magnólia ainda segurava a chave com força quando saiu pela varanda dos fundos, sem perceber que havia derrubado os vasos da sala ao passar trôpega pelas mesas, sem se dar conta do corte que sangrava em sua perna, sem sentir o peso resoluto dos próprios passos. Atravessou o quintal sentindo as pontadas no centro e nas laterais da barriga, depois nas costas, as veias do pescoço inchando e desinchando no ritmo de sua respiração. Depois de descer os degraus de madeira que levavam à praia, ela abriu a mão, um dedo por vez, e soltou a chave na areia. Sentiu-se subitamente mais leve, e sua visão embaçava à medida que ela caía, lentamente, de joelhos.

Entre espasmos de cores e brilhos desfocados que borbulhavam na superfície do mar, Magnólia viu o pai correndo pela praia, afastando-se dela. Vestia apenas uma bermuda larga e suas inseparáveis sandálias de couro, e o caminho escuro deixado por seus passos na faixa úmida de areia parecia segui-lo ao invés de ser produzido por seus pés pesados e grandes demais. A figura paterna trouxe o cheiro de uma antiga maresia, das coisas salinizadas pela memória. Sentiu o vento frio bater em seu rosto e em seus cabelos, na camisola que, olhando para baixo, para o tecido que esvoaçava como um pedaço de cortina, não se lembrava de ter vestido.

De repente, a voz do pai a invadiu em retalhos de gritos que se desfaziam no ar, num eco incessante e desesperado de palavras que Magnólia não conseguia distinguir. Quando conseguiu olhar para trás, percebeu que era Orlando. O vento abafava seus gritos quase que completamente. Ele estava lá em cima, no quintal, e com os braços erguidos, gesticulando para ela, dizia algo que ela não compreendia.

Tudo o que Magnólia ouvia era o chamado do mar, o som espumoso e sedutor que podia quase enxergar entre as ondas, provocado pelo movimento amolecido e constante de uma série de pedidos que se debruçavam diante do seu corpo.

O pai voltava andando devagar, erguia o braço e convidava a filha para entrar com ele naquelas águas. Ela não ouvia nada além do mar, mas sentia as cores, as texturas, a ameaça das ondas e tudo o que a vida revelava, lentamente, como novo e necessário.

O pai entrou no mar, seu corpo encoberto como se não tivesse sequer tocado as águas.

Então, desapareceu.

Magnólia caminhou devagar pela areia, desacelerando ainda mais quando seus pés sentiram a frieza da água. O mar cobriu seus pés, depois suas pernas, mas ela ainda não ouvia direito o pai, nem o via mais. Percebeu que ele havia morrido mais uma vez, agora por afogamento. Como Sara. Aos poucos, foi sendo possuída por uma quietude oca, vazia, despida de sentimentos, que se dissolviam naquelas ondas. Enquanto assistia sem medo à dança das águas, ela levou as mãos à barriga e, pela primeira vez, mergulhada até o pescoço, acariciou dentro dela a vida.

O Hotel da Prainha é uma caixa de dois andares, larga e profunda, rodeada por uma varanda de madeira com colunas pintadas de azul e branco. Para chegar até lá é preciso seguir reto pela rodovia, passar por uma fábrica de malhas, um posto de gasolina abandonado, alguns sítios cercados onde, entre os telhados, se afunilam ao longe triângulos de mar, até finalmente chegar a uma plantação de eucaliptos clonados que brotam de uma série de outeiros, como uma curta cabeleira verde ardendo no meio do pasto.

Ele olha para os eucaliptos e percebe o tom queimado de verde, os caules finos e encurvados pelo vento numa prolongada reverência aos passantes.

A luz da manhã é forte como o vento, e passada a plantação, ele vira à direita, atravessando uma entrada ladeada de sebes baixas e escuras, até chegar ao hotel, diante do qual se estende um pátio de cascalho novo margeado por pedras cinzentas que delimitam as vagas dos carros. Há apenas um veículo estacionado em frente à recepção, sobre cuja entrada pendem bandeirolas em tons de azul e branco. Elas se agitam, cintilantes, dando à construção o frescor genuíno da alta estação, convidando os visitantes para o interior do hotel, para a praia, para as varandas no andar superior, onde as portas de vidro dos quartos às vezes se abrem sozinhas, batem, fecham-se outra vez num estrondo espelhado que reflete um lado do mar, um quadrado de céu ou o beiral do telhado, construído no último aniversário do hotel para melhorar a ventilação do ambiente. Às vezes uma gaivota pousa ali, na balaustrada de madeira caiada, e com a batida de outra porta, o movimento da camareira ou de um hóspede, leva um susto, se desequilibra, desenha um voo branco no céu e desaparece.

O sol arde no cascalho, lançando sobre as paredes da fachada uma luz caramelizada, quente, que vibra como os fios luminosos, azuis e ondulantes de uma piscina. Ele não olha diretamente nessa direção, não agora, com os olhos pesados de sono, embora a potência daquela luz provavelmente fosse capaz de fazê-lo despertar não apenas do sono, mas do torpor que vinha se instilando nele nos últimos dias.

Um funcionário do hotel passa correndo, fazendo aquele barulho corrosivo das pedrinhas sendo mastigadas pelos sapatos, num primeiro sinal de vida daquele lugar. Mesmo reformado, o Hotel da Prainha luta contra a umidade, cujas marcas, mal disfarçadas com tinta branca, aparecem nos cantos e na sobreposição das camadas de madeira como mariposas escuras, talhadas sombriamente pelos próprios vãos. A tinta também está descascando embaixo, perto do gramado, e alguns balaústres do alpendre azul que leva à recepção nunca foram trocados, só pintados sobre a madeira podre que poderia se desfazer em pó apenas com um peteleco. Somente as cortinas brancas são substituídas a cada dois anos, seja porque amarelam com o tempo, seja porque também não suportam a salinidade do ar, desfazendo-se, finas e moles, como teias de aranha sobre o fogo.

Enquanto caminha em direção ao alpendre, ele observa tudo isso. Não é um hotel ruim ou mal-administrado, apenas uma construção de beira de estrada, tocada continuamente pelas línguas verdes e salinas do mar.

A mala vai atrás, mais silenciosa do que a televisão ligada logo acima da recepcionista. Ele sobe um trio de degraus curtos e adentra uma pequena sala com dois sofás e dois vasos com plantas tropicais de plástico. Uma porta à direita leva ao salão de café da manhã, que dá numa varanda. À esquerda, há uma escada e um corredor, ambos levando aos quartos. Ao contrário do que esperava, a mulher atrás do balcão não lixa as unhas nem masca um chiclete cor-de-rosa com cheiro artificial de morango. Ela também não está vestida de azul-marinho, mas de laranja, contrastando com as cores claras do lugar como um aviso de alerta na sala branca e iluminada. Sem erguer os olhos, ela vira uma página de um romance italiano que vinha lendo desde que começara naquele emprego.

O funcionário que havia passado correndo por ele na entrada retorna com um sorriso e, sem dizer nada, espera que ele se apresente. Ele não sabe o que fazer enquanto a mulher não lhe dá atenção. Só quer subir, tomar um banho, dormir e, se possível, nunca mais acordar. Espera que o homem, constrangido pela recepcionista distraída, que não ouvira as rodinhas da mala batendo nos degraus da entrada, o chame pelo nome ao ver o imenso "TOMAS" escrito com corretivo na parte de cima de sua mala, perto do puxador.

O homem dá uma tossidinha discreta, chamando a atenção da mulher, que espia ambos com o canto dos olhos e finalmente fecha o livro. Ela não olha diretamente para ele, mas ao menos sorri, procurando alguma coisa em sua mesa bagunçada. Encontra o controle remoto, que aponta para a televisão, diminuindo o volume do primeiro jornal da manhã.

– Bom dia, seja bem-vindo ao Hotel da Prainha – diz a recepcionista, fazendo o homem atrás dele sorrir. – Você tem uma reserva?

Ele não responde. Seus olhos estão voltados para a televisão.

– Senhor? Moço? – pergunta ela, sem saber como tratá-lo, e o outro funcionário revira os olhos, embora também esteja atento ao jornal.

Ela se vira para olhar a tela e então retorna para ele.

– O senhor tem reserva?

– Não – ele responde, sentindo as pernas fracas, as mãos frias e o estômago enjoado, tomado por uma intensa vontade de vomitar.

– Não tem problema, temos vários quartos disponíveis. Os "tripulantes" ficam neste andar, com camas de solteiro e frigobar, e os "capitães" ficam no andar superior, com camas *king size*, frigobar, mesinha, e... O senhor está bem? Parece um pouco pálido. Seu corpo tomba para o lado e o funcionário atrás dele o segura com os dois braços. A mulher quase grita, mas se segura, respirando fundo. Ela olha dele para a televisão, tentando se comunicar com o colega, que também parece estranho.

– Senhor, vamos abrir seu cadastro e o senhor poderá comer algo no restaurante e descansar. Qual é o seu nome?

A recepcionista tem a voz ensaiada e parece confusa. Ficando na ponta dos pés para ver o nome escrito em sua mala, ela começa a digitar.

– Tomas do quê? – pergunta de forma apressada, temendo que ele desmaie antes de chegar ao quarto.

– Meu nome é Alister – responde ele, sem tirar os olhos da televisão. A manchete em vermelho, escrita em caixa alta, noticia que um avião a caminho da Noruega, com escala em Londres, caiu no Oceano Atlântico levando 311 passageiros.

– Alister do quê?

Mas Alister não ouve mais nada. Tudo gira e fica escuro, como se somente agora, longe do acidente, ele mergulhasse na cegueira noturna do mar.

Este livro foi composto com tipografia Electra e impresso
em papel Soft 80 g/m² na Formato Artes Gráficas.